天下文化
BELIEVE IN READING

科學天地 191

拒絕變老

讓人更長壽、更健康的新科學

Age Proof

The New Science of Living a Longer and Healthier Life

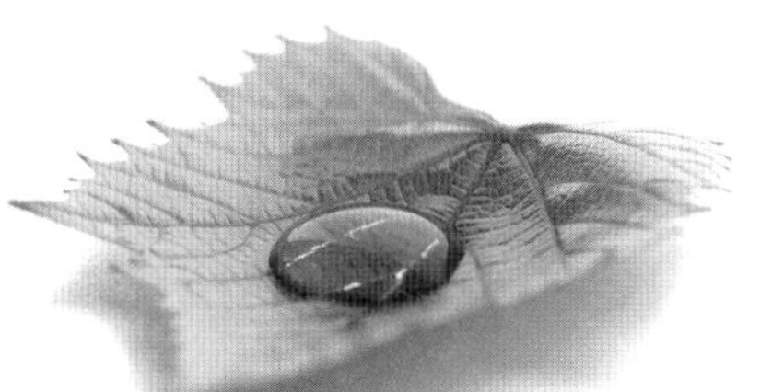

by Rose Anne Kenny

蘿絲・坎尼／著
林俊宏／譯

拒絕變老

讓人更長壽、更健康的新科學

目錄

Age

The New Science of Living a Longer and Healthier Life

獻給我的母親與父親：
凱依·坎尼與比利·坎尼
（Kay Kenny and Billy Kenny）

序言

感覺多年輕，你就是多年輕

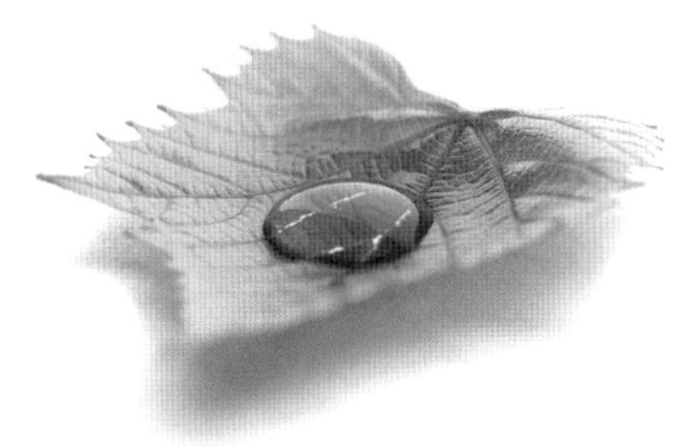

2018 年 1 月，夜色昏暗，空氣潮溼，我在一條到處是水窪的黑色柏油路上艱難前行，要前往愛爾蘭中部的一座小鎮，跟鎮民談談老化與保健。在這段悲慘的旅途上，想到今晚天氣這麼差，大概不會有多少人捧場，也讓我心情更加沮喪。演講所在的飯店，風格肅穆莊嚴，通常舉辦的是喪禮和婚宴，但今晚飯店的宣傳用詞寫的是〈一位三一學院學者巡迴全愛爾蘭，分享最新研究的第一場講座〉。

宴會廳場地空曠又冷清，彷彿莫名其妙冒出一個孤孤單單又格格不入的小講臺，俯視著一大堆空蕩蕩的金色婚宴座椅。投影機型號舊到跟我的 PowerPoint 不相容，助理還得衝進夜色裡去想辦法。我喃喃自語：「我一定是瘋了。」害羞的飯店經理還向我道歉，說真是不好意思，今天對街在辦宣教大會，可能會和我們搶人。我好久沒聽到「宣教大會」（Mission）這個詞了，年度宣教大會是愛爾蘭的一項悠久傳統，由當地天主教教會接待來訪修會的修士，安排盛大的佈道活動。我一顆心向下沉：在愛爾蘭鄉間，哪有活動搶人搶得贏宣教大會？

但是慢慢的，演講廳愈坐愈滿。不同年齡層的人潮蜂擁而至：從 30 幾歲的媽媽（還帶著孩子），再到 50 歲、60 歲、70 歲的男男女女。兩輛巴士在門口停了下來，湧出許多閒聊笑鬧的乘客，來自四周的鄉間與村莊。接著，附近一家療養院的住客拖著腳步走進來，還有一位友善的當地警察，身穿全套制服接送。現場逐漸響起歡聲笑語，瓷器清脆的叮噹聲此起彼落，全場氣氛開始升溫。當地的蓋爾運動協會（GAA）足球隊提供了茶、咖啡和蛋糕，還擺上愛爾蘭最重要的兩座體育獎盃：麥奎爾獎盃與麥卡錫獎盃，讓人數不斷增加的聽眾，照起更多照片，也愈來愈熱鬧。一支當地的兒童樂隊擺起樂器，聽眾開始入座，我在歡快的捷格舞曲與利爾舞曲節奏中入場，開始了一系列講座的第一場。

在講座後的交流時間，聽眾提了許多問題與評論。有人說他們以前「除了週日早上牧師佈道」之外，從沒聽過其他講座（但想到他們這下錯過了對街的宣教大會，真是有點諷刺），讓我嚇了一跳，也意識到該把內容講得更簡單易懂一些。很多人問我有沒有把講座內容寫下來，也問我有沒有哪本書提到了我分享的那些資訊，而這就播下了這本書成書的種子。這本書是講座內容的精華濃縮，也可看出我分享這些知識、踏上這場人生公路之旅有多麼快樂。

人的壽命愈來愈長

總是有病人、同事與朋友，一次又一次提到他們有多討厭變老。40 歲、50 歲的人說，變老聽起來就很糟糕，所以他們盡量連想都不去想。但目前這個領域的科學不但涵蓋廣泛，進展還非常迅速。想當初我還是個年輕醫師的時候，沒什麼人在談老化科學，但在過去二十年間，這門科學卻呈現爆炸式成長，並充分證明，在人生跑到這「最後一圈」（我的一位病人就是這麼稱呼它）的時候，其實可以成為我們一輩子最輕鬆、最有價值、也最讓人享受的時期——特別是如果早就做好準備！

而準備工作之一，就是要瞭解老化有什麼決定因素、我們有什麼能做的，而且可得抓緊時機。你是不是也有某天忽然覺得奇怪，現代人的壽命為什麼愈來愈長？今天出生的女嬰，比起去年出生的姊姊，平均能多活 3 個月。人在西元 1800 年的預期壽命是 40 歲；而過了兩百年，數字就翻了超過一倍，現代人的預期壽命已經來到 85 歲以上。我剛開始當醫師的時候，醫院裡要見到百歲以上的人瑞病人，並不容易，會是個大家都想來瞧瞧的大新聞。但如今已經不那麼罕見。

我第一次被臨床老化現象深深吸引，是還在擔任實習醫師的時候，從此就很想瞭解，人究竟為什麼會老化，也不斷深入研究。不論過去或現在，我持續接觸病人、聆聽他們的人生故事，一方面從中得到各種答案解方，另一方面也引出一個再清楚不過的問題：為什麼有些人就是看起來十分抗老、又有些人就是一副早衰的模樣？

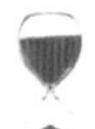 藍色寶地有長壽祕訣

所謂的藍色寶地（Blue Zones），就藏著許多有助於回答這些問題的祕密，分別位於全球五個地點：義大利薩丁尼亞島；日本沖繩；美國加州的洛馬林達（Loma Linda）；哥斯大黎加的尼科亞半島（Nicoya）；希臘的伊卡利亞島（Ikaria）。五個地點

都位於海濱，是全球百歲人瑞比例最高的地區。藍色寶地的人不但活得更久，還活得更健美強壯；他們的老年患病率也較低，更有可能在百歲之後還過著健康、行動自如的生活。

本書就是以研究藍色寶地所獲得的知識為基礎，分享讓人老得優雅又健康的最新科學。藍色寶地成功長壽的基礎在於幾件有趣的事：人生有目標；保持好奇心；生活豐富多變，有歡笑和友誼相伴；有歸屬感，與親友的聯繫密切又牢固，會一起吃飯、品酒等等。

自從發現了藍色寶地、也瞭解有哪些因素使得這些地區的人健康長壽之後，已經有諸多研究試著解開謎團，瞭解為什麼這些因素會影響老化、背後有哪些生物學的道理，讓藍色寶地的人們活得如此長壽又健康。像是「每天都有目標」這種事，到底為什麼就會影響人類的生物機制，讓細胞減緩老化？人類又為什麼會演化成這個樣子，需要有目標才能生存？而知道了這一點之後，又該怎樣確保我們天天都過得有目標？這些就是本書後續會探討的其中幾個問題。

本書能讓人一覽關於老化最新、最先進的知識，根據的正是我身為這個領域臨床醫師暨研究人員所累積的豐富經驗。本書與眾不同之處，在於背後濃縮了全球最全面、也最先進的一項多面向研究（本人為計畫主持人），並搭配我超過 35 年的老化醫學臨床經驗，以及這些年來蒐集到的精采病人經歷。

我十分榮幸能夠創立並主持一項研究老化的開創性研究，追蹤了將近九千名 50 歲以上的成年參與者。自 2009 年以來，這項愛爾蘭高齡長期追蹤調查（The Irish Longitudinal Study on Ageing, 簡稱 TILDA）已經發表超過四百篇研究論文。TILDA 涵蓋了生活的各種面向，包括性活動、食物、身體與大腦的健康、遺傳學、童年經歷、期望、友誼、財務等等，勾勒出一幅複雜的情景，解釋人類究竟為何、又是如何老化。老化絕非單一因素所致，而是結合了多種因素，而且許多都是人力能夠操控的。

以 TILDA 和其他類似的相關研究為依據，我很仔細確保了本書內容嚴謹，言必有據，絕無「假新聞」。我也盡力釐清各項資訊背後的證據是否扎實，只要仍屬於猜測的資訊，便不會列入。我之所以如此強調這一點，是因為在美國的一位好友最近向我推薦，說有一本暢銷著作真是「太棒了」，談的主題就是健康與幸福感。好友的推薦出於一片真誠，覺得我能從那部書籍得到一點「啟發」。我開始讀，卻實在讀不下去，因為作者有太多話雖然講得煞有其事，但根據的只是假設、而不是證據。這位博學多聞的好友，竟然如此容易上當，實在叫我嚇了一跳。

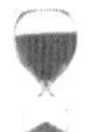

用全面觀點看待老化與健康

我想寫這本書還有另一個原因。我擔任臨床醫師與研究人員的這些年，發現病人的期望與好奇心有了正面的轉變。現代人能得到的資訊更豐富，也就更會參與診斷與治療，無論病人或醫療人員，都緩慢但堅定的朝著共同決策的方向前進，也更瞭解應該用一種全面的觀點來看待老化與健康。醫界也逐漸將「生活品質」與各種影響整體幸福感的因素，納入與病人的討論之中。醫學專業不再是傳統的臨床孤島，而開始學著探索還有哪些更廣泛的生活經驗，會影響疾病與年齡相關的進程。

在我當醫師的早期，醫學比較像是說教：醫師會直接「告訴你該怎麼辦」。而現在有這樣的文化轉變，部分原因就在於更瞭解所謂良好的治療效果背後有哪些因素，包括生活方式、人際關係與態度。

我還清楚記得早期受訓的一次經驗。那天早上一樣是依慣例的大型巡房，有一位資深臨床醫師、一位護理師、三位住院醫師、兩位醫學生，都在一間開闊的十六床病房裡，圍著一位病人的床位——這對任何病人來說都夠嚇人的。那位資深臨床醫師站在床頭，背對著那位中風病人，指手畫腳、眉飛色舞的說這位病人左側（手臂和腿）已經癱瘓，復原的可能性不高，並且照她受傷的程度看來，智力應該也會受到影響，而這一切都是他一看了腦部掃描就知道的事。資深臨床醫師還說，這位病人以後不可能獨立生活了，很可能得住進照護機構。

但那位病人居然就坐了起來，大罵他實在太沒禮貌：「我就在你眼前，你說什麼話我聽得一清二楚，所以要說話就請你對著我說。昨天我的左手臂和手指都能動了，我還在護理師協助下，走了四步。我們家人很多，也很幫忙，我要回家，而且他們已經在幫忙改建房子。我是個成功的藝術家，告訴你，我一定會重回繪畫生涯！」

她那份精神與活力，讓我簡直想為她歡呼鼓掌！我現在一想到那場景，還是喜上心頭。如今，我們已經很習慣讓病人參與照護流程，民眾也很容易在網際網路瞭解相關資訊。此外，醫療從業人員也受到更完整的溝通訓練，在病人提出選項、提供完整資訊的時候，能夠更深入去瞭解這個人，瞭解他們在意什麼、為何在意、有何期許，以及又是怎樣的人生經歷塑造了他們現在的樣子與所下的決定，最後再由醫病雙方共同做出醫療決策。

有愈來愈多病人都想知道自己生病或失調的背後原因，想知道那些問題背後的生物科學因素，再根據這些資訊來做出判斷。所以我在這本書裡，除了會提到與老化相關的臨床疾病，也會搭配討論這些改變背後的生物學原理。

80%的老化是可掌控的

我從來不問病人到底幾歲，而是用一般的體檢與病史來判斷對方的生理年齡，做為後續決策參考。就算一樣是 83 歲，兩個病人也不會完全相同：有可能一個能跑馬拉松，另一個則是住在照護機構、身體虛弱。在臨床治療上，病人會有極大的個別差異，而且也絕不只跟年齡這個數字有關。童年的經歷與環境，都會影響中年到晚年的生理狀況。

事實上，生物很早就會開始老化；只要你年過 30 歲，細胞就能看到老化的跡象。但只要閱讀本書，你就能知道生物的老化原來涵蓋的範圍這麼廣、與單純的年紀又有多大的差異。生物年齡（生理年齡）能以人體內部的「生物鐘」來測量。有一項研究顯示，就算是年僅 38 歲的成年人，生物鐘年齡的上下波動幅度就可能高達 20 年。因此，年紀絕不只是個單純的數字，真正重要的是人體生理心理的變化。

好消息是，大多數改變生物鐘的因素都能夠人為調整或改進——人體的老化生物學，有 80% 都在我們的掌握之中。本書末尾，列出了幾項我們在 TILDA 使用的測驗，也提供了在不同年齡（與性別）預期正常的結果，可供讀者自我測試，瞭解自己在各種已知影響老化速度的指標當中，究竟表現如何。

本書探討與詳細介紹的，正是人類幾個世紀以來，對青春與長生的追尋。我已經等不及要和各位分享扎實的科學證據，讓各位相信：你覺得自己有多年輕，你就有多年輕！面對這人生的「最後一圈」，還是有許多事情可以讓人過得更快樂，並且確保這輩子都能滿足、好奇、幸福滿溢。

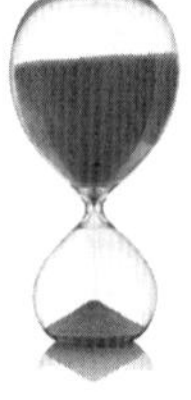

第 1 章

年齡的重點不在數字

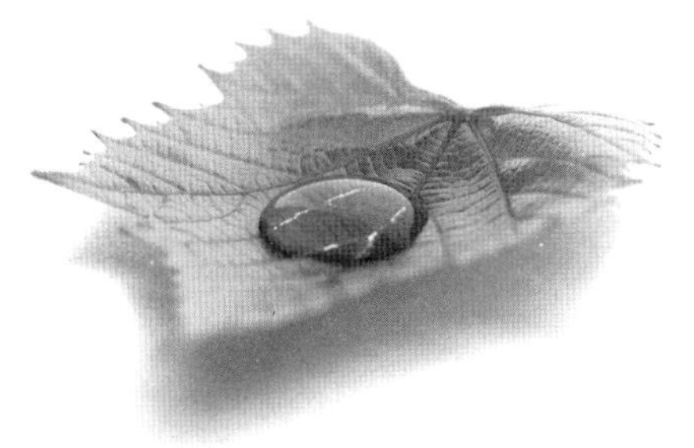

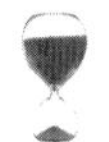 心態影響老化速度

我整個職涯一直覺得很神奇：人的態度不但會影響老化，更會影響健康。最近我有位高齡 85 歲的病人，她有點輕度胸部感染，但一心想要早點好起來，說鄰居有位「老人家」天天都得靠她照顧。而事實證明，那位鄰居根本才 74 歲，但身體很不好，確實需要我那位樂於助人的病人幫幫忙。

聽到這位 85 歲病人說比自己小 11 歲的人是個「老人家」，卻又顯然不認為自己年紀有多大，讓我覺得實在很妙。很多人都「感覺自己沒那麼老」，而她正可做為典型的代表；這些人相信自己實在比那個「照年份算出來的數字」更年輕。在他們看來，「如今的 70 歲是以前的 60 歲」這種流行說法，再真實不過，而且這種態度其實也很符合最新的科學研究結果。

艾琳・艾許（Eileen Ash）也是一個很好的例子。在本書寫作時，她是全英國最年長的女性之一，自從八十年前拿到駕照之後，如今高齡 105 還在繼續上路。我讀到艾許的故事，驚訝的是她不但抱著正面的態度，還一直過著積極又精采的生活。雖然年過百歲，艾許還是每天快走、做瑜伽。大多數人到了 90 歲可能會選擇把生活步調放緩，但她卻是選擇在這個時候開始做瑜伽！她說：「有些日子我比較喜歡做貓式，也有些日子我會做貓式加犬式。做瑜伽讓我身體感覺好多了，能讓肌肉維持活動。」她的態度正面樂觀，充滿勇氣與自信，也就讓她得以擺脫年齡限制，在人生任何階段都能迎接新的挑戰。

艾許不是去「做自己年齡該做的事」，而是不斷繼續熱情享受充實的人生；她按年份算出的年齡，一點也不影響她對人生、對生活的抱負與態度。

艾許這個活生生的例子，讓人看到對老化的態度如何影響身體實際老化的速度。科學研究顯示，她這種態度有助於減緩身體與認知能力的老化。我的研究團隊在老化領域做了一些很有趣的研究，發現一個人「覺得」自己是老或年輕，就會確實影響老化的速度。換句話說，你的態度與感知，能夠控制細胞老化過程。

看到有人 105 歲還熱愛做瑜伽、也有人才 40 歲卻連一千五百公尺都跑不完，我們就知道人可以看起來遠比實際的年齡更年輕、或是更老。為了解釋，在這裡我們可以把年齡的算法分成兩種：第一是實際年齡（chronological age），計算的是從出生到特定日期過了幾年幾天。第二是生物年齡（biological age），又稱生理年齡，計算的是身體機能相對於實際年齡的好壞。

人體生來的基因（我們的 DNA）數量固定，但有些基因可以透過像飲食、運動、心理方法與態度等因素來啟動或關閉。這種啟動或關閉稱為表觀遺傳機制（epigenetics，表觀遺傳學），決定了人體的老化情形（老化在所有年齡層都會發生）；相關基因功能的改變，就會加速或減緩細胞的老化。

表觀遺傳機制能夠解釋，為什麼生理年齡與實際年齡之間會出現差異，讓我們知道為什麼雖然艾許 105 歲了，卻無論在外表或行為上，都比一些實際年齡不如她的人更「年輕」。正因為艾許態度積極、一輩子維持運動，於是「啟動」了保護基因，減緩細胞老化的速度。表觀遺傳學也能解釋為什麼雙胞胎就算擁有相同的基因，卻會因為有著不同的人生經歷與健康行為，也就讓老化速度有所不同。我們啟動或關閉了哪些基因，就會決定細胞是能得到更好的保護、或是受到更大的傷害。

我們能從血液樣本瞭解每個人的表觀遺傳狀況，而從相關結果就能進一步瞭解為什麼會有艾許這樣的人，能夠比一般人更健康長壽。例如我們的研究顯示，童年的負面經歷（例如父母酗酒、家庭貧困）、心理健康問題（例如憂鬱症）、飲食不良、教育程度低，都會影響表觀遺傳狀況，而與成年後的健康問題有關。測量表觀遺傳狀況，就能看出那些可操縱的生活因素如何影響著我們的基因。

由於個人與社會其實有能力控制這些生活因素，也就代表著我們能夠控制人體老化情形，進而控制人類的壽命長短。換句話說，根據表觀遺傳學，就能夠解釋個人對老化的態度究竟與實際的細胞老化有何連結。

找出影響老化的基因

為了深入挖掘表觀遺傳學背後的科學原理、解開讓人老得優雅健康的祕密，首先讓我們來看看人類近期最重要的一項科學研究成就：人類基因體。

2020 年 6 月，人類基因體計畫（Human Genome Project）堂堂

迎來了啟動二十週年的里程碑。多虧這項計畫，我們已經更瞭解是怎樣的基因變化，促成了艾許的長壽健康。在人類基因體計畫啟動時，時任英國首相布萊爾表示，這是「一場醫藥科學的革命，影響甚至遠遠超越抗生素的發現」。當時的美國總統柯林頓用詞還更聳動：「今日，我們正在學習上帝創造生命所用的語言。」這項革命性的科學計畫，無論在範疇或規模上，都極其龐大。

我們每個人的每個細胞，都帶著長度大約 2 公尺的 DNA，而每個人的細胞總數又來到 30 兆個之譜。DNA 由 23 對染色體組成，每對染色體又是由 30 億個遺傳訊息「字母」所組成。人類基因體計畫的成立，就是想要判讀出這所有字母。這整份晦澀難懂的字母表，既沒有索引、沒有注釋，也沒有簡單易懂的判讀方法。全球科學家花了整整七年，不斷努力合作研究，分享相關資訊，就為了讓所有人都更知道這份字母表上究竟寫了什麼。整件事情耗時、費力、而且複雜無比。但經過了四十億年的演化，終於有一種生物（也就是我們人類）有能力解開自己身體裡的指令代碼。這件事情不但對於診斷遺傳性疾病大有幫助，還讓我們更瞭解了那些能讓人長壽的基因。此外，無論是對於基因的啟動和關閉、或是表觀遺傳機制如何受到健康行為和其他外部因素影響，我們的瞭解也有了長足的進步。

到目前，我們發現影響老化過程最重要的一個基因，就是 DAF2。這個基因的活動（也就是它的狀態處於啟動或關閉），就影響著許多控制細胞老化的重要機制。這個基因的作用就連在其他動物身上也很明顯。在動物身上操控這個基因（目前還不能對人類這麼做），就能研究一旦稍微改變了基因功能（也就改變了表觀遺傳機制）之後，對於細胞老化與壽命會有什麼影響。

對於像蠕蟲之類的幾個物種，只要讓 DAF2 基因有些小小的改變，就能使壽命延長一倍。而由於人類與蠕蟲有大量基因相同，很有可能也會有同樣的影響。DAF2 也控制著胰島素與生長激素的活性，而在人體組織成長或是代謝糖而產生能量的過程中（兩件事都是所有細胞生存的必要過程），這兩種激素也都扮演著關鍵角色。更重要的是，能活到 90 歲以上的人、與壽命不足 90 歲的人，他們的 DAF2 基因就是不同。飲食、肥胖、運動與熱量限制等因素，都會影響 DAF2 基因，或許也就能解釋為何這些因素能延緩老化、延長壽命。這些新資訊像是打開了一扇大門，讓我們得以控制老化。

實際年齡不等於生理年齡

表觀遺傳時鐘（epigenetic clock）衍生自人類基因體計畫，是表觀遺傳學成果的延伸。當我們說某個基因啟動或關閉，講的其實是 DNA 甲基化（DNA methylation），也就是在 DNA 上添加一個甲基團（由一個碳原子與三個氫原子組成）。這件事情在人體內一直都在發生，有助於讓 DNA 保持穩定。而甲基化的變化量，就可以用來判斷人體組織的年齡。我們將人類一生的甲基化變化，繪製成圖表，就能得到所謂的表觀遺傳時鐘，可用來判斷生理老化的程度。

這項科學還在發展，而只要在測量甲基化的時候，用了不同的方式標準，就會得到不同的「時鐘」。我們仍在不斷找出新的時鐘，測試哪個時鐘判斷人類生理年齡更為精準。雖然還沒有任何一個時鐘說得上明確無誤，但我們正在不斷接近這樣的理想，應該不久之後就能準確判斷一個人確切的生理年齡。

所以基本上，有了表觀遺傳時鐘，就能計算出實際年齡與生理年齡的差異，也就是能夠得知老化的速度。這件事最近已經引起一些風潮，市場上也有些產品開始號稱能夠準確判斷生理年齡。而在我看來，至少在我寫作本書此時，這些產品仍不可盡信。就我們的研究顯示，到目前為止，這些產品的敏感度或專一性都還不足以準確估計個人的生理年齡，又或者尚未完整考量所有會影響老化過程的種種複雜因素。但這個研究領域確實發展迅速，肯定也很快就會有更準確的生理年齡檢驗方法出爐。

近年來，對於會影響表觀遺傳時鐘的諸多因素，我們的認識已有長足進展。會造成負面影響的因素包括有疾病、不良健康行為（吸菸或肥胖）、以及形成壓力的生活經驗。一旦出現這些事件或行為，時鐘就會加快，也就是加速老化。

心情也是影響生理老化的另一個因素。像是加拿大創作歌手小賈斯汀（Justin Bieber）會特地睡在高壓氧艙裡，據稱就是為了緩解焦慮。而且這件事或許並沒有乍聽之下那麼奇怪。

如果處在持續的壓力與心情起伏，例如沮喪或焦慮，就可能因為過度接觸壓力激素及其造成的不良生理狀態，而帶來長期傷害。紐西蘭著名的但尼丁研究（Dunedin Study）追蹤了一千位參與者，這些人出生於 1972 年 4 月到 1973 年 3 月之間，從出生起每隔一段時間，便進行各項詳細檢測。在他們 26 歲、32 歲和 38 歲的時候，都安排了詳細的健康檢查，也有血液檢測來瞭解生理老化狀況。另外，也會詢問參與者對自己老化狀況的感知，也就是瞭解他們對自身老化情形的態度與想法。

但尼丁研究計畫的主持人貝爾斯基（David Belsky）與莫菲特（Terrie Moffitt）指出，研究中一樣是 38 歲的人，有些人的表觀遺傳生物年齡僅為 28 歲，但也有些人已經高達 48 歲（見下圖）。

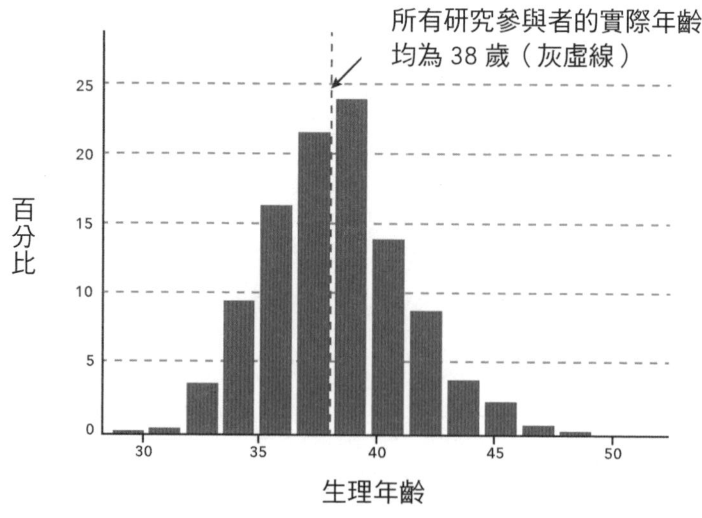

但尼丁研究計畫中，實際年齡均為 38 歲的參與者，
生理年齡的分布，卻是從 28 歲一路到將近 50 歲。

是什麼原因，讓一群根本還在 38 歲壯年的參與者，卻有了 20 年的生理老化差異？一大原因在於情緒是否低落、心理壓力是否沉重；這件事在童年時期的影響格外明顯，但就算到了 20 歲、30 歲也仍會有所影響。

此外，貝爾斯基和莫菲特還測試了一項假設：一樣是實際年齡 38 歲的人，如果生理年齡比較「老」，未來也會老得比那些生理年齡比較「年輕」的人更快。他們發現，比起實際年齡與生理年齡都是 38 歲的人，那些實際年齡 38 歲、但是生理年齡 40 歲的人，等於是在第一次健康檢查（26 歲）和第三次健康檢查（38 歲）相隔的十二年期間，老化速度加快了 1.2 歲。換言之，在第一次蒐集數據時，生理年齡就比較老的參與者，在接下來這些年也會老得快一些。

而且，生理惡化的速度會顯現在各種器官系統上：肺、口腔、牙齦牙齒、心率與血壓、腎臟、肝臟、眼睛、免疫功能、骨骼、血脂、糖尿病標記、身體質量指數（BMI）、體脂與大腦。那些老化較快的人，是所有器官的老化都更快，而不只是某個系統的老化較快而已。而這就顯示，應該是有某個共通的機制主宰著生理老化。只要找出這項機制，就等於找到了青春靈藥的鑰匙。

年輕成人如果老化速度較快，甚至還沒到中年，身體能力可能就已經落於人後。舉例來說，可能是平衡能力較差，單腳站立的時間不如那些老化較慢的人；精細動作的能力也較弱，較難完成將小物件放入釘板孔洞的測試；他們的握力也沒那麼強。雖然那些年輕成人在檢測時尚未患病，卻已經能從某些身體系統看出一些小問題，未來可能發展成與年齡相關的疾病。

例如眼睛，這可說是大腦的窗戶。眼睛中的小血管與通往大腦的小血管有著同樣的源頭，所以從成人的眼部血管也能瞭解腦血管的狀況。而從視網膜影像發現的變化，就能看出未來可能罹患中風與血管性失智症。在但尼丁研究中，生理年齡較大的年輕成人，眼血管明顯「較老」，未來罹患中風與失智的風險也更高。

在一項平行實驗中，找來一群不認識這些參與者、也不瞭解其詳細資訊的大學生，對這些參與者的臉部照片進行評分。這些學生能夠準確看出臉部老化的差異，而臉部的老化又能精準反映生理老化的情形：那些生理老化較快的人，在學生眼中確實看起來「更老」。生理老化較快的人，也表示自己確實感覺老了，同時也認為自己的健康狀況較差。

千萬不要覺得自己老了

這些發現告訴了我們幾項重要事實，例如老化其實很早就會開始，而且會同時影響大部分的身體系統。但到底是什麼因素，讓某些同樣是 38 歲的人，無論在行為、外表或感覺上，都比較老（甚至年近 50 歲）？這種來到將近 12 年的生理年齡差異，主要是由於年輕時的不良經驗所致。

但情況也不是從此就再也無力回天。那些會讓表觀遺傳時鐘加速的因素，都是能夠改變的—— 人類有能力加以控制，調整那些在表觀遺傳機制上造成老化的環境因素，而且是在人生的各個階段，都能加以控制調整。

改變永遠不嫌晚，不過當然是愈早改變愈好。此外，也不是所有 38 歲、覺得自己情緒低落或壓力沉重的人，都會遇上老化加速的問題。有許多人雖然也接觸到這些影響生理老化的心理因素，卻能有堅強的韌性來抵抗。值得一提的是，整體而言，具有這種韌性的參與者，他們雖然身處逆境，但仍然能夠維持正面的感知、積極的態度、樂觀的想法。

不論是對老化的感知、對事物的控制感、對變老的情緒反應，都是重要的影響因素。所以我們繞了一圈，又回來談到我那位 85 歲的病人與 105 歲的艾許，她們兩人都有正面的感知、積極的態度、自尊與樂觀。有人認為，那些「覺得自己老了」的人是確實患有某些會加速老化的疾病或失調情形，於是影響了他們對自身老態的感知。但許多我們或其他研究團隊的研究結果都證實，我們「覺得自己多年輕，就是多年輕」，而這點與疾病狀況無關。

換句話說，雖然也有其他因素可能延緩身體老化，但都比不上你自己的「感覺」這項感知因素。不管你是否患有疾病或失調，光是「覺得自己比實際年齡年輕」，就能夠減緩老化的速度。而這正是因為，單單是對於老化狀況抱持樂觀，就能讓細胞的化學物質出現有益的變化，可能是減少細胞發炎、進而改變細胞的甲基化狀態與表觀遺傳機制。

我們的一項研究顯示，那些覺得自己與實際年齡相同或大一點的人，未來幾年內面臨身體虛弱、大腦健康不佳的可能性，要大於那些覺得自己比實際年齡年輕的人。而且，就算調整分析結果，把在研究開始時就已經患有的各種疾病都納入分析，情況依然不會改變。人一旦感覺老了，就會使自信、自尊與生活滿意度下滑，身體與大腦的健康也會惡化。而感覺自己老了，也會讓人更有可能罹患疾病（例如心血管疾病）、或是早逝。

這讓我清楚看見，語言、媒體、以及親友與社會的態度，深深影響著我們對自己的看法；面對各種負面的刻板印象，要能夠維持韌性實在並非易事。要是有某些人或某些事不斷提醒說你老了，就很難不覺得自己還真的老了。

耶魯大學研究顯示，一旦覺得自己老了，生理機能就會迅速發生變化，而且如果反覆接觸負面的刻板印象，這些變化就會變得根深柢固，揮之不去。

在他們的實驗中，會讓成年受試者接觸一系列描述老化的詞彙。有些是正面的刻板印象，包括：「事業有成」、「有見識」、「機敏」、「精明」、「有創意」、「開明」、「指引」、「改進」、「見解深刻」、「有知識」和「睿智」。也有些負面的刻板印象，包括：「阿茲海默症」、「困惑」、「衰退」、「老朽」、「失智」、「依賴」、「疾病」、「垂死」、「遺忘」、「無能」、「東西亂放」和「老糊塗」。接著讓受試者接受數學與詞彙測驗，看看他們在接觸刻板印象後承受壓力的情形，並且也進行一些生理測試，以瞭解這些壓力測驗造成的生理影響。

接觸到負面刻板印象的受試者，會出現不良的過度生理反應：血壓升高、心率加快、皮膚血流量減少，顯示負面的老化刻板印象會讓他們比較不能應對壓力。另一方面，接觸到正面老化刻板印象的受試者，面對壓力時的生理反應則比較和緩。換言之，正面的刻板印象有助於受試者應對壓力。

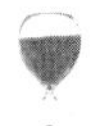

凡事抱持正面態度

而在我們研究團隊的另一項研究中，是請 50 歲以上的成年受試者，表達自己對十七項說法的同意程度，其中包括：「關於變老對我的社交生活有何影響，這件事不是我能控制的」；「年紀愈大，我能參加的活動也變得愈少」；「年紀愈大，我也變得愈聰明」；「隨著年紀愈來愈大，我還是有很多方法能夠維持自己的獨立」。這些較年長的成人愈是同意前兩種負面說法、愈不同意後兩種正面說法，就是對老化的態度愈負面，在接下來八年內，他們也愈有可能發現自己在身體與認知能力上加速老化。

舉例來說，如果對老化抱持負面態度，就比較容易出現步行速度下降、記憶力下降，在其他一些大腦檢測項目也比較容易表現不佳。就算把整體健康狀況、藥物、心情、生活環境等等諸多其他因素都列入考量，結果依然不變。換句話說，光是對老化的「感覺」，就會影響身心的老化速度。

其他的科學研究也顯示，如果抱持著負面態度，會影響各種健康狀況之間的互動。身體虛弱的受試者，如果還抱持著負面態度，心理能力將不如那些身體強健的同輩。但如果一樣是身體虛弱的受試者，卻能抱持著正面態度，他的心理能力並不下於身體強健的同輩。所以我要再次強調，正面的態度與正面的感知都能形成保護作用，讓人感覺自己有多年輕、就真的是多年輕。而且即使是健康真的出了毛病，態度仍然有著無比的影響力。

我把這些資料數據，拿去和一位著名的心臟病學家同事分享，他表示自己相信「心智比心臟更強大」，也知道壓力與感知甚至能夠左右心臟病的發作。他和我分享了下面這個故事：「1980 年的一天下午，有位病人私下來找我，我很快就知道他有嚴重的心絞痛。我給他做了運動心電圖，發現心肌有缺血的問題。我告訴他，我覺得他應該做一下冠狀動脈造影，看看心臟血管的情況。他看起來很不高興，因為他就是不想做任何侵入性手術。我大費唇舌，好不容易才說服他確實有這個必要，還幫他在倫敦一家教學醫院的私人樓層安排床位，只是當時那裡並沒有心臟監測系統。我隔天早上七點接到電話，護理師發現他已經在病床上過世。當然這很有可能只是心臟病的自然發展，但他當時的負面情緒讓我印象深刻，也覺得他會這樣猝然離世，與他的情緒應該脫不了關係。」

我們改談談不那麼沉重的事吧。一般人常常會低估性生活與感覺老了之間的關係。對大多數夫妻與伴侶來說，性生活都是生活的重要部分，也與生活品質密切相關。性生活很活躍的人就算年紀大了，生活品質也不落人後。在我們的研究中，性生活仍很活躍的較年長成人，對自己的感覺比較正面，比較不覺得自己老，也比較不認為變老是件壞事。這些態度因素加起來，就讓那些性生活很活躍的夫妻伴侶，生活品質更高、生理年齡也更年輕。

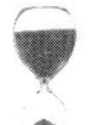

強制退休是年齡歧視

從我同事的病人身上就能看到，較年長成人如果感覺自己老了，會比那些感覺自己還年輕的人短命 7.5 年，主要是因為心臟病發病率較高。而我們的研究也證實，感覺老了與死亡之間確實有關。由於我們的研究蒐集了許多生活及健康相關面向的詳細資料，也就能證明，光是「感覺老了」這項因素，就足以對早逝造成影響。所以，我們自己對老化的感知、加上社會對這些感知的影響，實在大大左右了人能否活得健康長壽。我們「覺得自己老不老」，其實是個生死攸關的問題。

瑪麗蓮・夢露在 1951 年主演的喜劇片《荳蔻年華》，英文片名就是「如你感覺的一樣年輕」（*As Young as You Feel*）。片中的印刷工霍奇斯（由蒙蒂・伍利飾演）因為公司政策，被迫在 65 歲退休，他決定來搞點事情，於是染黑了頭髮，假扮成前雇主母公司的總裁克利夫蘭，前來巡視自己以前的工作地點，旁邊還有緊張又一頭霧水的公司高層作陪。之後，霍奇斯指責公司竟然沒有經驗豐富的年長員工，這使得總裁麥金利（由艾伯特・戴克飾演）決定改變公司政策。霍奇斯發表了一場激動人心的演講，細數年長員工的種種好處，讓全場起立鼓掌、各報廣為讚揚，就連股市也因為他帶來的樂觀情緒而上漲。等到騙局被拆穿的時候，霍奇斯已經讓公司業績谷底翻身，克利夫蘭還想請他擔任公司公關，但遭到霍奇斯婉拒。他已經改變了公司對年齡歧視的態度與政策，達成了自己的目標，而感到心滿意足。

像是強制退休之類的政策，讓雇主能夠要求員工在來到一定年齡時（通常是 65 歲）退休。強制退休曾經常見於 1960 年代與 1970 年代的美國，如今許多歐洲國家也依然有這樣的制度。但在美國，隨著 1978 年擴大《就業年齡歧視法》，國會已經宣布企業不得在 70 歲前強制員工退休，更在 1986 年完全廢除強制退休的做法。「退休」從此得到了全新的定義，不再是到了一定年齡、就自動從工作轉為不工作，而是在最適合自身能力、興趣與職涯規劃的年齡，自願退出勞動人口。要是這種做法能更普遍，實在會是一大福音。

在許多歐洲國家，就算有一大部分勞工希望退休制度能更有彈性，但公部門依然有強制退休的制度。在日本，43% 的勞工希望在退休年齡後繼續工作；但在法國，會這麼想的勞工只有 15%。歐盟公民有三分之二比較希望能一邊領部分的養老金、一邊繼續做點兼職工作，而不是完全退休。在某些程度上，各國對於退休彈性的喜好之所以會有不同，可能是由於養老金制度的差異。在哪個歲數能領到哪種等級的養老金、以及多工作幾年能多得到的好處，都會大大影響勞工對於退休彈性的看法。

舉例來說，如果規定了退休後的工作收入超過多少，就會讓養老金被打折，民眾自然就不會想在官方退休年齡之後積極工作。然而，很多人之所以願意工作到更大的歲數，其實經濟利益並非唯一考量——工作也能讓生活滿意度有所提升。幾個歐洲國家與美國的調查顯示，比起年輕勞工，45 歲以上勞工的平均壓力比較小、生活滿意度也比較高。而且不論是全職勞工、自願兼職勞工或是自營業者，都是如此。

「能夠選擇何時不再工作」是件重要的事，會大大影響生活滿意度以及是否覺得自己老了。我自己就曾親眼看著同事的這種哀傷：原本的研究工作不但愉快，更不斷產出豐碩成果，卻只能戛然而止，被迫退休。這不但會讓個人感到痛苦，對他們所屬的機構與社會來說，也是巨大的損失。在我看來，強制退休就是一種年齡歧視，彈性的工作選擇才是更公平的政策。

破除負面刻板印象

但很遺憾，強制退休的做法與社會其他對老化的負面態度不謀而合。文學與媒體上都常常看到各種與年齡相關的刻板印象，彷彿較年長的成人就是身體虛弱、健忘、固執、又自私，而且各種文化與世代似乎都有同樣的共識。但根據世界衛生組織的說法，這些關於老化常見的「事實」，背後根本找不到什麼客觀的醫學證據或心理學證據。在較年長成人當中，只有一小部分在身體、認知或精神上出現嚴重障礙，大多數人其實依然獨立，享受著良好的生活品質，就算在 50 歲之後還是不斷提高。此外，對老化的負面態度還會造成社會的不平等。

「他說我太老了，不該做那件事」、「只因為我的年紀，她就覺得我不會懂」、「就因為我老，他們就不願意請我」，這都是一些日常年齡歧視的案例，受訪的英國較年長成人，有 77% 都表示自己碰過類似的事。這些負面態度還會延伸到我們的社交生活。

歐洲社會調查（European Social Survey）2018 年調查二十八國共五萬五千人的態度，結果顯示英國有嚴重的世代分裂，接受調查的年輕世代與中年世代，有半數人承認，自己在 2018 年沒有任何一位超過 70 歲的朋友。而在葡萄牙、瑞士與德國，只有三分之一表示他們有較年長的朋友。

因此，在有年齡歧視的社會裡，較年長成人比年輕人更難參與社交場合，也比較難以就業。籠罩在這種負面態度的雲霧之中，很難讓人覺得自己還年輕。令人擔憂的是，在某些醫療情境中，單純因為年齡因素，就可能讓較年長成人無法得到如年輕人一般的治療。

這一點在新冠疫情期間看得特別明顯，當時由於預料需要大量的加護病房床位與呼吸器，有些國家就訂定了一項政策：若病人超過一定年齡（多數訂在 70 歲），便不提供重症照護服務；相較之下，也有一些國家的做法較為正確合理，是依據存活的可能性與「生理健康」這樣的標準來判斷。

至於在英國，當時的判斷方式含糊不清。如果根據《平等法》，其實不得以年齡為由，拒絕讓較年長成人取得醫療照護服務。但英國的國民保健署又採用了一項「衰弱」（frailty）篩選測試，來判斷誰更有資格獲得較積極的治療，而年齡就占了評分的 50%，也就讓這項評估對較年長病人極為不利。

貝爾法斯特女王大學名譽教授阿查德（Dave Archard）就認為：「不能以醫療負擔過重，做為歧視較年長成人的藉口。」阿查德也認為：「在提供病人照護的時候，根據年齡而有所差別，其實會傳達出一種關於人類價值的訊息。這樣的歧視是在公開表示，較年長成人的價值或重要性不如年輕人，視其為次等公民。」善老中心（Centre for Ageing Better）的證據主任福特（Catherine Foot）也同意這種說法：「實際年齡絕不該成為左右一個人是否有權取得照護的主要因素。就醫學而言，實際年齡並不能準確代表一個人接受重症照護後的成效與復原情形。」

好好享受長青人生

我們對於老化相關的思考、言論與書寫，都會直接影響我們的健康。問問自己：你是否有年齡歧視？前面討論到的各種刻板印象，有沒有哪個是你也暗暗同意？

人人都會變老，而如果我們一輩子就這樣一直對老化抱持負面的態度，就會對社會、對我們自己變老時的境遇，造成明顯的不利影響。如果我們希望社會在現在與未來，都能更加公平，人人就都該負起責任，確保在看到自己或其他人變老的時候，不要展現出年齡歧視的態度。

社會上的各個領域，都必須意識到這種負面態度的危險。媒體工作者在談到年齡的時候，應該要有具體做法，避免使用帶偏見的詞語。醫師也該審視自己的治療策略是否存在偏見。至於學界與政府也該共同努力，鼓勵找出創新的辦法來強化正面態度。至於好消息是，由於很快就會有大量人民「成年」或是「成老年」而要求社會平等，改變應該已經就在眼前。隨著嬰兒潮世代都步入老年，他們對老化的態度也已經與前人有所不同。

嬰兒潮世代（baby boomer）一詞，指的是出生於 1946 年至 1964 年之間的人。目前全球人口有一大部分是由嬰兒潮世代組成，特別是在已開發國家。二戰結束後，世界各地出生率飆升、新生兒人數爆炸式成長，形成所謂的嬰兒潮。在那段期間光是美國就有將近七千七百萬嬰兒出生。嬰兒潮世代早期的平均壽命為 63 歲，但來到近期，預期壽命已延長到 79 歲。

嬰兒潮世代不但人數眾多，再加上壽命自然延長，就會是個深具影響力、而又不斷變得更年長的群體。嬰兒潮世代中，很多人會比父母足足多活 25 年，那些在 60 多歲退休的人，也預計至少還有 25 年好活。這是屬於胡士托音樂節、權力歸花（flower power）、嬉皮、擴大受教、解放運動與新音樂類型的世代，這些人的聲音可絕對壓不下來。

嬰兒潮世代有許多高遠的期許，而在有了更多的財富、更好的健康、更充足的精力、孩子現在也已經成年之後，他們很可能更有能力好好享受退休人生，完成旅行的夢想、以及其他在願望清單上的項目。而在他們達到退休年齡的時候，也更可能依然十分健康，能跑馬拉松、蓋房子、甚至創業。

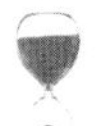 丹麥擁有「潛能實現的幸福」

講到各國與各文化如何面對老化問題，丹麥會是個絕佳的學習典範。這個社會提醒我們，別讓年齡歧視的態度滲入我們的生理，也要小心童年環境影響成年後的健康與福祉、造成長期的影響。如果想讓社會更加平等，就必須格外重視人民的童年與老年，而丹麥正是這樣的社會。

所謂的社會進步指數（Social Progress Index），衡量的是一個社會滿足公民基本人類需求的能力，而背後的根據則在於多項反映該國生活品質的社會指標與環境指標。簡言之，這項指數計算的是整體的人類福祉。

目前，社會進步指數以五十項指標計算著一百二十八國的數據，而丹麥在過去四十年，一直穩居歐洲幸福快樂的榜首，實在是非凡的成就。在丹麥，很容易就能過著有趣又充實的生活，而且年齡也能得到尊重。

丹麥花在兒童與較年長成人身上的每人平均支出，幾乎可說是世界第一。年輕國民能夠得到良好的教育與健康照護。而靠著扎實的博雅教育，丹麥也培養出效率極高的勞工。成人很少把時間花在擔心退休生活，而比較是專注在追尋自己喜歡的工作，並且很清楚未來的基本生活開銷有國家保障，絕對可以安享晚年。這就是個良性循環。

丹麥人實施了一種「在家變老」（ageing in place）的政策。三十多年前，丹麥開始關閉照護機構，重新分配資金與人力，讓民眾能夠繼續住在自己家裡，到必要時，再由國家提供健康照護的支持。於是，雖然丹麥和愛爾蘭的人口分別是五百三十萬與四百四十萬，但丹麥住在照護機構裡的人數還不到愛爾蘭的十分之一。而對於那些少數住在照護機構裡的丹麥人而言，機構的形式是一棟一棟的房子，每棟分成幾間套房，並配有一個中央護理站。夫妻能夠一起住在套房裡，就算其中一方先過世，另一半也能繼續住下。這裡就像是他們的「家」。

丹麥人過的是一種目標使命導向的人生，從這點就能看出他們過得幸福快樂。正如其他形式的幸福快樂一般，這代表的是各種基本需求都已經得到滿足，而讓人無論年齡大小，都能在工作或休閒中，追求自己的熱情所在。

學術界將這種幸福快樂，稱為 eudaimonic happiness（潛能實現的幸福），而其詞源也正來自古希臘語的「幸福」。蓋洛普全球民意調查機構調查這種幸福感的時候，做法是詢問受訪者：「昨天有沒有學到或做了什麼有趣的事？」這個概念是因為亞里斯多德而為人所知。亞里斯多德相信，如果想得到真正的幸福，唯一的辦法就是要實現有意義的生活、做些真正值得做的事。

丹麥的冬天又暗又長，在 11 月，下午 4 點 45 分就已經天黑了。而做為補償，丹麥人會點起蠟燭、溫暖的壁爐，與來自不同年齡層的朋友聚會，為自己創造舒適的環境。年齡歧視在丹麥並不常見，而其他各種歧視也少之又少。丹麥讓我們看到確實可能存在一種更平等的社會，讓人在每個人生階段，都享有讓潛能實現的幸福。因此，丹麥是全球預期壽命最長的國家之一，每年還持續成長 0.18%，目前來到 81.11 歲。

這種平等主義的傾向，在各個藍色寶地也都十分明顯。這些地方的人尊重彼此的世代，他們的友誼能夠超越年齡、社會地位與個人歡愉；無論到了什麼年紀，友誼與幸福還是一樣對所有人都有極高的重要性。

少用年齡歧視字眼

人類的語言帶有力量，而從語言與詞彙，就會透露出年齡歧視。英文的 senile（老糊塗）、demented（痴呆）和 aged（老了）都不是什麼好聽的話，也幸好都在逐漸遭到淘汰。但還有一個仍然很常用的詞彙，其實也該淘汰：elderly（老人家）。有些詞雖然用起來方便，但太過包山包海，反而會助長刻板印象。所以像是「老人家」這個詞，說的既可能是個堅強、獨立的人，也可能是個很虛弱、必須依賴他人的人，並無法傳達出這個人的具體情況，既不準確、也可能造成誤會。

想想看，光是在近來的新冠危機期間，有多常聽到人談到「老人家」或「老人」，而這就已經是年齡歧視了。年齡歧視就像種族主義和性別歧視，代表了一種偏見或成見，會影響我們的感知。帶有年齡歧視的詞彙，會使較年長成人遭到貶低，但這種情形實在極度猖獗。就連在健康照護領域，也是因為年齡歧視，一想到較年長成人，就認為他們又病又弱、需要依賴他人，於是讓他們得到的照護較少、較不健全，造成了很負面的後果。

較年長成人不喜歡自己被冠上「老人家」這個稱呼，然而他們倒也會用這個詞來形容別人，像是前面我那位 85 歲的病人，就說自己有個 74 歲的「老人家」鄰居！

在歐洲的一項調查中，較年長的成人表示比較喜歡被說是 older（較年長）或 senior（年齡較高），強烈厭惡被稱為 aged（上了年紀）、old（老人），而且最厭惡的就是 elderly（老人家）。1995 年，聯合國較年長者經濟、社會與文化權利委員會（Committee on Economic Social and Cultural Rights of Older Persons）便不用 elderly 一詞，而是使用 older persons（較年長者）。

此外，國際長壽研究中心（ILC）出版的媒體指南，也推薦使用 older adults（較年長成人）一詞，而不是 senior（年事已高者）和 elderly。

國際長壽研究中心的報告指出：「畢竟我們可沒把 50 歲以下的人稱為 junior citizen（年輕公民）。」我們的語言也該長大了：用一些精準、正確、不帶價值批判、而且較年長成人也比較喜歡的用詞，絕對是件該做的事。

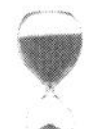 迎接最優雅、最有品質的歲月

且讓我回歸到開始的話題，談談正面態度與老得優雅健康背後的科學。有一項對修女的研究，就很能看出態度對生命後期有如何深遠的影響。

你是否能想像，自己受邀參加的研究不但希望你定期接受詳細檢查，還得在死後捐出大腦做解剖？ 1991 年，美國聖母學校修女會（School Sisters of Notre Dame）的六百七十八名修女，還真的同意參加由斯諾登（David Snowdon）主持的長期研究。她們反覆接受各項健康檢查與心理檢測，直到去世為止，而且所有修女都同意在死後受解剖進行腦病理學研究。透過這種方式，我們終於得以瞭解人類一輩子的健康與生活經歷，會如何對大腦造成影響。

這項修女研究計畫得到的，可說是最接近長期人體實驗的結果了。在做這類實驗的時候，必須盡可能將其他因素都控制維持不變，才更能真正研究到我們想瞭解的項目——以這項修女研究計畫而言，就是大腦的健康與失智症。

就這點而言，這群修女正是完美的受試者：她們都未婚、都沒有孩子，而且幾乎所有人都是一輩子當老師。她們所有人的收入與社經地位都相似，都有著規律的飲食與類似的生活環

境，不吸菸、不喝酒，所得到的預防、護理和其他醫療照護服務也都相仿，甚至連就寢和起床的時間都一樣。換句話說，想做這類研究，通常會有各種實際的背景與條件因素造成干擾，讓後續難以解釋結果；但是在修女研究計畫裡，則能夠盡可能控制住這些因素。

研究發現，有幾項令人意想不到的因素，會影響修女是否罹患失智症，其中就包括早年的生活態度與個人性格。研究裡有一項有趣的資料，是這群修女在 20 歲的時候，過了候選年、但又尚未宣誓時，所寫下的歸檔信件。這讓我們得以一窺這群修女的人生態度，並瞭解這些態度如何影響接下來六十年的老化進程。

人的性格會決定他們如何應對壓力與人生挑戰。但尼丁研究就顯示，正面的態度、良好的性格，都有助於壓力的管理。正面的態度能夠形成一種對大腦疾病的預防機制。

從以下兩封候選年信件，就能看出兩種明顯不同的態度：

1 號修女（正面情緒低）：我出生於 1909 年 9 月 26 日，是我家七個孩子的老大，我們家共有五女、二男。我的候選年是在省會院度過，在聖母書院教化學和第二年的拉丁文。承蒙上帝恩典，我希望盡我所能，服事修會、傳播福音、追求個人的聖潔。

2 號修女（正面情緒高）：上帝賜予我無價的恩典，開啟我的人生。過去這一年，我做為一名候選生在聖母學院學習，度過了非常快樂的一年。現在，我懷著熱切的喜悅，要領受聖母的會衣，過著與神聖主愛結合的生活。

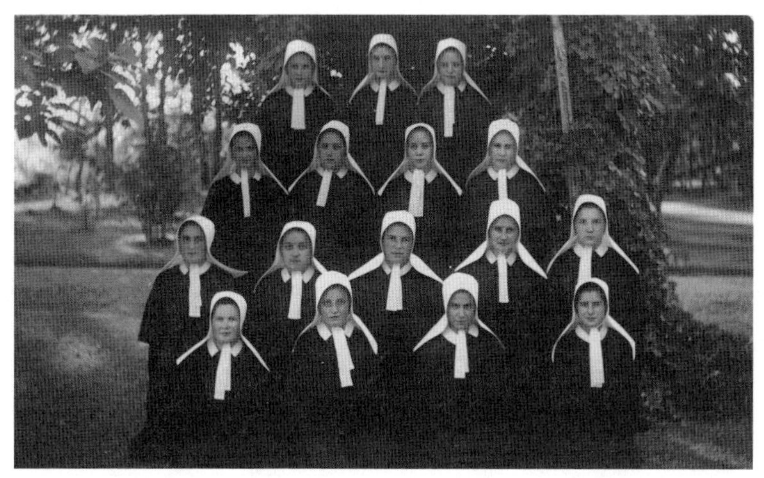

修道院的照片檔案，顯示聖母學校修女會 1927 年入學的成員（上圖），以及該班在六十年後仍在世的成員（下圖）。

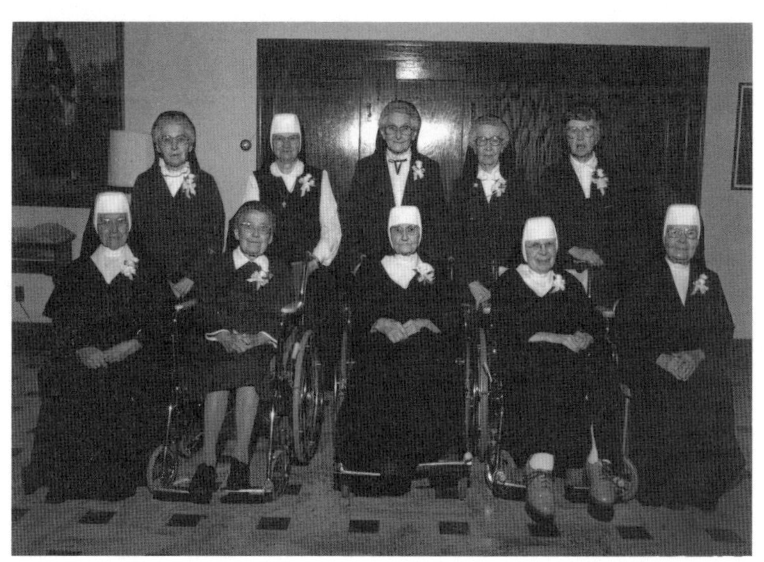

簡單來說，比起那些不那麼樂觀的修女，情緒較正面的修女平均能多活 10 年，罹患失智症的可能性也比較低。等到 80 歲，最不快樂的修女有 60% 已經去世。那些情緒較正面的修女，存活的機率始終高出一截。

我們感覺自己老不老，就會影響生理上老化的速度，而這些感覺可能受到社會態度、年齡歧視與人生經歷的影響。我們如果感覺愈樂觀、愈正向，就愈有可能活得更長、更健康、更快樂。而這能透過生理老化的變化來解釋，從全身細胞 DNA 的甲基化就能夠證明。

我希望在大家意識到這一點之後，就能用最優雅成功的方式來變老，甚至讓最後這幾十年，成為人生最有品質的一段歲月。

第 2 章

人為什麼會變老

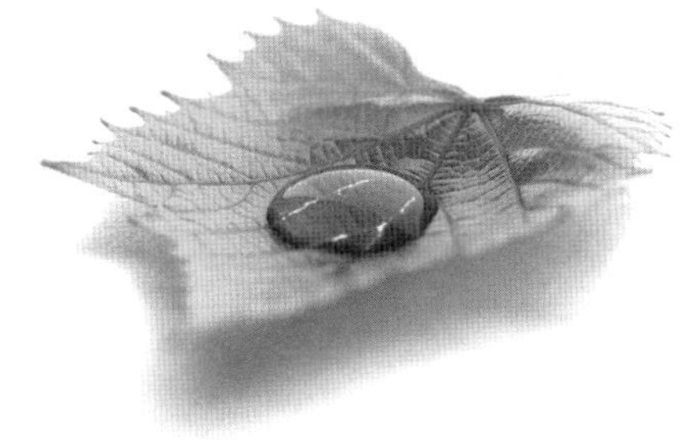

藍色寶地百歲人瑞多

二十五年後，歐洲與北美每四人就會有一人在 65 歲以上，其中成長最多的是 80 歲以上這一群，預計將會足足翻三倍，從 2019 年的 1.43 億人，成長到 2050 年的 4.26 億人。而在 2018 年，全球 65 歲以上人口也是史上首次多於 5 歲以下的兒童。

世界上有些地區，無論男女都壽享遐齡，百歲以上人口比例高於其他地區。我們把這些地區稱為藍色寶地。

藍色寶地的概念出自 2004 年的幾篇論文，社會生物學家佩斯（Gianni Pes）與普蘭（Michel Poulain）發現，在薩丁尼亞島的某個省，百歲人瑞的集中度遠高於他處。兩位學者找出最長壽的村莊聚落之後，在地圖上以漸層的藍色同心圓加以標示，把圓內的區域稱為「藍色寶地」，這個稱呼也從此在科學界與社會大眾之間流傳起來。

布特尼（Dan Buettner）這位記者雖然不是科學或老年學專業出身，卻對普蘭的藍色寶地研究深感興趣，最後在他們三人的努力之下，「藍色寶地」一詞的定義持續擴大，開始納入其他經過證實的長壽地區：日本位於太平洋上的島嶼沖繩；位於美國加州聖貝納迪諾郡洛馬林達（Loma Linda 在西班牙語是指「美麗的山丘」）的基督復臨安息日會（Seventh-day Adventist）社群；哥斯大黎加位於太平洋沿岸的尼科亞半島；以及希臘位於愛琴海上的伊卡利亞及附近群島。

這個擴充後的概念於 2005 年登上《國家地理》雜誌，成為該雜誌被引用次數最多的文章之一。科學家根據資料數據以及對當地生活的第一手觀察，開始解釋為什麼這些人活得更健康長壽，也成為我們如今對長壽的理解基礎。

值得注意的是，雖然這幾個藍色寶地彼此相距甚遠，甚至根本就位於不同的大陸，卻有著類似的生活特色。最重要的一點在於他們的日常都有充足的身體活動，像是散步、園藝、家務勞動。對於這些藍色寶地的百歲人瑞來說，所謂的運動並不是像去做重量訓練或上健身課那樣固定而刻意的活動，而是融入生活的各種機會當中。像是在我最近聽的一場演講裡，普蘭就播了一段很驚人的影片，是一位年齡近百的女性還在砍柴，說那是她成年後每天早上的固定行程。

藍色寶地百歲人瑞生活的另一個特點，則是人生有目標。沖繩人對「目標」有一個特殊的詞，叫「生き甲斐」（ikigai）；至於尼科亞人則稱之為 plan de vida（在早上醒來的時候，知道自己當天有何計畫、將會成就什麼事情）。後續研究也顯示，如果人生有目標，會過得更健康、更快樂，平均來說，竟能讓人多活 7 年。在那些藍色寶地百歲人瑞的生活史當中，常常都會提到他們的人生很有歸屬感，與配偶、父母、祖輩與孫輩之間，也有強烈而密切的家庭連結，而讓他們人生有目標。至於像那些基督復臨安息日會的教友，他們的「目標」就是成為這個信仰社群不可或缺的一員，而這就能讓預期壽命延長 4 年到 14 年。

雖然人人的日常生活都會遇上壓力，但就是有些人應付得更吃力。至於在藍色寶地，長期以來，那些百歲人瑞的日常生活裡都「內建」著抒解壓力的行程活動。伊卡利亞島民會睡午覺；薩丁尼亞島民有「歡樂時光」，和親友一起喝酒聊天；復臨安息日會的教友則會集體祈禱。這一切都算是「停機休閒」時的減壓活動。他們有很多人，一輩子的生活作息都充滿著放鬆、社交、歡笑、友誼與冥想。我在後面就會提到，這樣的停機休閒不但有益於神經與心血管系統，還能延緩生理老化。

飲食是長壽的重要因素。但是經驗告訴我，只要專家開始談食物與飲食，聽眾就會開始眼神呆滯。還記得有一次廣播訪問，我一說到飲食，主持人立刻跳出來阻止我：「拜託別再提

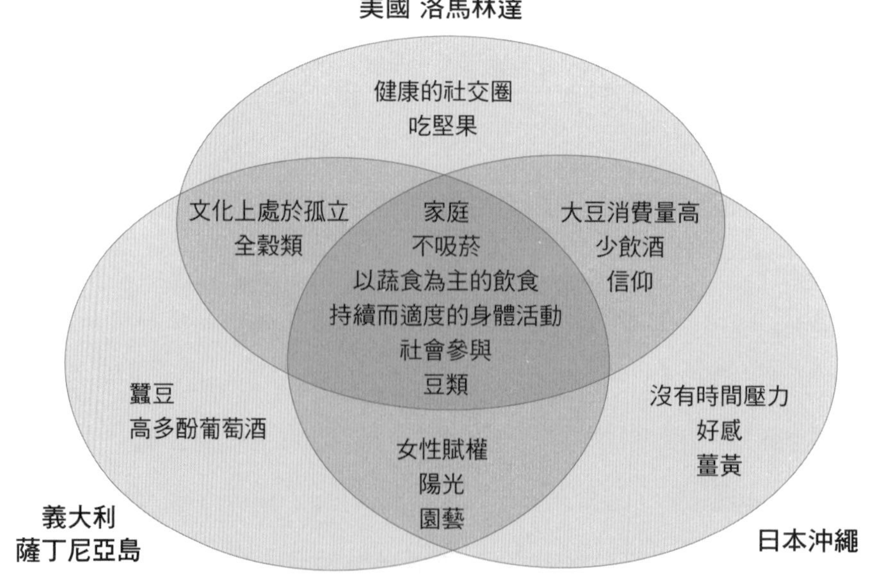

三處藍色寶地有一些重疊的健康行為

那個講到爛的內容了！」

許多科學家都認定，食物是人能否老得健康優雅的關鍵。藍色寶地飲食的特別之處，在於這些社群雖然相隔千里，文化上也大有差異，但飲食卻極為相似：主要都是植物，以豆類為基礎，輔以蔬菜、水果與全穀類，至於肉類則只是少量攝取。進餐時，藍色寶地的百歲人瑞遵循 80% 原則：只吃八分飽，而且晚餐不但吃得最少，也在傍晚就已經進食完畢。

但我的成長過程（我相信很多人也一樣）聽到的訓示可不是這樣，而是：「碗裡的東西就要吃完；你知不知道世界上還有多少人在挨餓啊？」就算在我小時候，也覺得這話實在沒什麼道理。

以下列出各個藍色寶地百歲人瑞共同的生活行為，這些行為讓他們活得更長壽、也更健康：

1. 人生有目標
2. 抒解壓力
3. 熱量攝取適度
4. 蔬食為主的飲食——半素食
5. 適度飲酒，特別是葡萄酒
6. 參與靈性活動或宗教活動
7. 參與家庭生活
8. 參與社交生活
9. 規律進行身體活動

值得強調的是，藍色寶地的年長者並不是只有活得更長，而是也活得更健康，不像其他地方有那麼多的老年疾病。所以藍色寶地的人可說是活在最理想的狀況，比其他地區長壽、也比其他地區健康。究其因素，有一方面在於這些地區達到了一種微妙的平衡，既維持著傳統的生活方式，但也有一定的現代機能（財富增加、醫療照護的改善）。

但另一方面，「快樂」也是關鍵。整體而言，這些藍色寶地百歲人瑞都是一群快樂、性格正面的人。

全球最長壽的人

你可以想像，想研究某個長壽地區的時候，挑戰之一在於如何確認那些所謂「活很久」的人究竟幾歲。畢竟，誰沒在某個時候謊報過年齡呢？我們到底該怎樣才能確認一個人究竟幾歲？就算有所謂的出生「紀錄」，造假的情況也確實存在。從以下事件，就能看到這種挑戰會造成多大的麻煩。

在 1973 年 1 月號的《國家地理》雜誌，醫師利夫（Alexander Leaf）詳細記述自己造訪了幾個據稱極為長壽的社群：巴基斯坦的罕薩人（Hunza）、蘇聯的阿布哈茲人（Abkhazian）、厄瓜多小村維爾卡班巴（Vilcabamba）的厄瓜多人。利夫認為這些社群的百歲人瑞比大多數西方國家多了許多倍。而且利夫也指出，這些國家其實衛生條件差、傳染病肆虐、嬰兒死亡率高、文盲多、又缺乏現代醫療照護，也就讓這些居民的極端長壽更顯得非比尋常。但很遺憾，雖然我相信利夫確實一片真心誠意，但幾年後證實當時有許多「年齡誇大」的現象，主要是在維爾卡班巴，有許多人刻意誇大年齡，可能是想提升社會地位，也可能是為了促進當地旅遊發展。後來利夫也承認，並沒有實質的客觀證據能夠證明維爾卡班巴小村的長壽。而進一步的研究證實，一經細察，以上地區都露了餡。

有鑑於利夫的教訓，普蘭等人對藍色寶地做了嚴格的監測與驗證，證實這些地區確實有更高比例的民眾，得以健健康康活到高齡，無論是關節炎、心臟病、失智症、憂鬱症的發病率都低於世界其他地區。對於藍色寶地的觀察與細節，確實通過了嚴格審查的考驗。

截至本書撰寫期間，全球人類長壽紀錄保持者是法國女性簡恩．卡爾門（Jeanne Louise Calment），活了 122 歲又 164 天。我很愛她的人生故事，因為對我來說，裡面剛好集結了所有老得優雅健康的必備要素。

卡爾門是在 1875 年 2 月 21 日，出生於普羅旺斯隆河口省的亞爾鎮，擔任造船工的父親活到 93 歲，母親則享壽 86 歲。她的哥哥佛朗索瓦（François）也活到高齡 97 歲，可見其家族有著長壽的歷史。卡爾門在 21 歲嫁給一位做窗簾生意的世家子弟，搬進位於亞爾鎮精華區的家族店面樓上的寬敞公寓。卡爾門從來不用工作，有僕人供她差遣，過著上流社會悠閒的生活，平常的休閒包括擊劍、騎腳踏車、網球、游泳、溜滑輪、彈鋼琴、以及和朋友一起創作音樂等等。這對夫妻在夏天還會去爬山。她就這麼享受著恬靜、相對沒有壓力、充滿種種樂趣的生活，非但不用擔心錢的問題，還有各式各樣愉快的活動與運動。她只有一個女兒，在 36 歲時因為胸膜炎而去世。至於她的丈夫，據稱死於櫻桃中毒，享壽 73 歲。

時至 1965 年，簡恩．卡爾門已經高齡 90，名下又無其他繼承人，於是和律師拉弗雷（André-François Raffray）簽了一紙公寓的「以房養老」合約，卡爾門可以在公寓住到過世，每月還能從拉弗雷那裡領取 2,500 法郎（約合 380 歐元）的生活費，死後公寓則歸拉弗雷所有。

拉弗雷在三十年後去世，卡爾門當時領得的金額已經超過公寓價值的兩倍，而且拉弗雷的遺屬還得繼續付錢。卡爾門對這件事的說法是：「人生裡，有人有時候就是會做到幾筆很爛的交易。」卡爾門就這樣自己獨居到 110 歲，才在 1985 年搬進療養院。

就算住進療養院，卡爾門一開始還是維持著很規律的日常生活。每天早上她會在 6 點 45 分起床，在窗前長時間禱告，來開始新的一天，感謝上帝讓她還活著、並賜予她這即將到來的美好一天。從這就能看出她正面的態度與看法。她會坐在扶手椅上，戴著立體聲耳機做做體操，彎曲與伸展手臂、雙手、再到雙腿。護理師發現，比起那些可能小她 30 歲的住戶，卡爾門動起來更快速靈活。而眾所周知，光是從一個人的步行速度，就已經很能預測他是否能夠健康長壽。至於卡爾門的早餐吃的是咖啡配牛奶，還有一些脆餅乾。

卡爾門並不淋浴，而是用澡巾擦澡，而且無須他人協助。臉上除了會先用肥皂清潔，還會塗些橄欖油、撲點粉。她在吃午飯之前，會自己把玻璃杯和餐具洗得乾乾淨淨，也會每天用香蕉和柳橙給自己做水果沙拉。她愛吃巧克力，飯後會抽一支登喜路香菸，喝一小杯波特酒。（這裡我也想提一下我丈夫，他又愛喝波特酒、又愛抽雪茄，常常就在我唸他抽雪茄唸到一半的時候，他就拿卡爾門當藉口，說這種習慣搞不好是好事，而不是壞事！）

卡爾門下午會小睡個兩小時，然後去找那些一樣住在療養院的鄰居聊聊天，談談她在廣播裡又聽到什麼新消息。等到夜幕低垂，她會快快用完晚餐，回自己房間聽聽音樂（她有白內障，看不清楚，又不願意動手術，所以很難享受做填字遊戲的樂趣），抽最後一支菸，接著在 10 點上床睡覺。她會在週日去望彌撒，週五也會參加晚禱。

除了用來治偏頭痛的阿斯匹靈之外，她沒吃過藥，甚至連花草茶也不喝。她沒有高血壓、沒有糖尿病，最後一年的抽血檢查也是一切正常。很遺憾的是她在 114 歲的時候跌倒，髖部骨折，從此只能坐輪椅，但她還是又活了將近九年。直到生命最後一刻，卡爾門都維持著「思維清楚敏銳」。在 1995 年，還有一部談她一生的紀錄片《與簡恩．卡爾門一起跨越 120 年》上映。

但是就連卡爾門的故事，也免不了受到科學界的仔細檢視與質疑。2018 年 12 月，任職於莫斯科大學的俄羅斯老年學家諾伏西羅夫（Valery Novoselov，他當時是助理教授，屬於學術階梯的起步第一階）與實驗室技師扎克（Nikolay Zak）就對卡爾門的長壽紀錄提出質疑。他們的質疑是發表在一個網站上，而非發表於經過同儕審查的期刊；他們也在 ResearchGate.net 發出一份初稿來質疑卡爾門的故事。這些文章認為卡爾門家族背後有一場欺詐陰謀，偷偷讓母女調換了身分。而且他們也認為，光從數學角度來說，簡恩．卡爾門根本不可能活這麼久。

雖然他們的主張完全未經驗證、也沒有同儕審查，但還是在媒體與老年學界掀起一場不小的風波。我還記得在這項主張發表出來的前一天晚上，我和一位知名的英國老年學家共進晚餐，他就眉飛色舞的說，這個精采的故事「明天就會爆出來，讓卡爾門和她的家族信譽受損、名聲掃地」。連他都沒有想過要質疑這套故事的真假！

但這套說法根本就不是事實，一年後有人提出了經過驗證的反駁，以完整的細節，在一篇經過同儕審查的論文裡確認了簡恩．卡爾門的年齡，信譽掃地的反而是扎克與諾伏西羅夫。

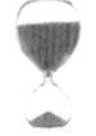 壽命長短是可以操縱的

卡爾門的人生，可說是許多藍色寶地生活特色的典範，也包含了所有老得優雅健康的祕訣。她在經濟上有安全感，相對沒什麼壓力，過著多元又充實的生活，有大量的戶外活動，一生都抱持好奇心，擁有許多朋友與社交活動，吃健康的食物，

過世前都還從事各種有益的日常行程及活動。要是拉弗雷早知道她的家族史與生活方式能大大有益於健康長壽，可能就不會在 1965 年簽訂這筆房產交易，後續也就不會損失如此慘重。

大部分人讀到卡爾門的故事，都會以為她長壽是因為「基因好」，但這裡有許多理論值得討論。

早期研究結論認為，老化過程與生育能力有關——也就是認為隨著生育能力下降，死亡率就會上升，而所有生理狀態都與這種關係有關。雖然有許多物種（例如人類）的死亡軌跡確實與這套理論一致，但例外的也不少。有些物種的死亡率其實是隨著年齡的成長而下降（例如沙漠龜），也有某些物種的死亡率是一直維持不變（例如水螅這種小型淡水生物）。所以，我們無法用生育能力來解釋為何所有動物都會老化。

此外，讓人意想不到的是，死亡軌跡的走勢與物種壽命長短的相關性並不明顯。換言之，無論物種壽命是短或長，死亡率都有可能是逐漸增加、減少或維持恆定。舉例來說，人類和其他哺乳動物是年紀愈大愈可能死亡，但植物就有許多大不相同的可能。

壽命長短也是可以操縱的。或許這個領域目前最重大的突破就是能改造基因，從而操縱壽命及其可塑性（也就是延緩或加速老化）。像是我們知道，如果去改造小鼠（mouse）的 DNA 修復系統，有時候就會使老化加速，而如果關閉某個基因，例如關閉生長激素受體基因，則有可能讓小鼠的壽命顯著延長。目前已有許多研究投入這種「開關基因」的方法，希望能夠減少疾病、延緩老化。但這些研究目前都還在動物實驗階段，尚未安全到可以進行人體實驗。

然而講到人類為何會老化，還有其他與基因無關的理論，讓我們知道就自己個人而言，怎樣就能減緩老化，像藍色寶地的民眾一樣過著健康長壽的人生。

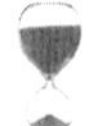 80歲以前，基因影響力只占三成

講到細胞為何會老化，除了基因遺傳之外，還有許多理論和解釋，但沒有哪種理論明確占據主流地位。有一派理論認為細胞老化是因為毒素、自由基與壞蛋白質在細胞中累積，造成傷害，最後就會害死細胞。而另一派理論則認為，老化是早就設定好的，也就是人體有個內部時鐘，早已注定你會活到哪個年齡。至於最近流行的一派理論則認為，隨著我們年紀愈來愈大，免疫系統會有所改變，開始「攻擊」人體，最後致我們於死。

這裡我會簡單談談每一種可能，因為這與後續章節談到如何老得優雅健康的時候，都有相關。這裡的科學解釋都經過我簡化，盡量長話短說，也不兜圈子。

讓我們先談談基因理論，因為就我的經驗看來，這是一般大眾最相信的一套。在我們 80 歲以前，對於人能活多久，基因的影響大概占了三成；而在 80 歲以後，基因的影響還會變得大得多。

不久之前，我還曾經好聲好氣的勸著一位病人，因為他深信「基因就是一切」，而且因為他父母分別活到了 94 歲與 87 歲，就讓 68 歲的他，向我言之鑿鑿，認為雖然他每天抽 20 支菸、體重超重、甚至還每天至少喝半瓶酒，健康也不會受到什麼影響。他笑著告訴我：畢竟「我的基因那麼棒。」但他的這套說法並不全然正確。人體的老化，其實只有一小部分取決於我們繼承的基因。

人的每個基因都有兩個副本，分別來自父母。所有人類的大部分基因都是相同的，只有一小部分（不到 1%）是每個人稍有不同。我們每個人都有大約 20,000 個到 25,000 個基因。而所謂的等位基因（allele），指的是雖然是同一個基因，但在 DNA 上有微小的不同。正是這些微小的差異，讓每個人擁有獨一無二的身體特徵。

「雙胞胎研究」為我們提供了許多基因與老化的知識。同卵雙胞胎就像是一場天然的實驗：兩人在出生時，擁有一樣的基因，照理來說，根據基因的「設計」，兩人的老化情況也會相同。但事情的發展並非如此！原因就在於，生活經歷與環境因素（包括生活行為，像是我那位病人的吸菸、飲酒與飲食習慣）會大大影響老化的速度，深深左右我們能活得多久。

早年有一項針對 2,872 對丹麥同卵雙胞胎的研究，比較了基因遺傳和其他環境因素的相對影響。這些雙胞胎出生於 1870 年至 1900 年間，而研究發現：基因遺傳造成的影響在前期並不突出，要到成年晚期才逐漸顯現，而且之後愈來愈強。

換言之，在人生的前幾十年，會影響老化的主要是人的童年經歷、社經條件、婚姻狀況、飲食、睡眠、吸菸習慣、飲酒、憂鬱、壓力與身體活動。基因遺傳是到了人生晚期，才會愈來愈重要。

後來的其他雙胞胎研究也證實，基因對於 80 歲以前的老化差異，只有 20% 到 30% 的影響力，要到 80 歲以後，才會發揮更大的作用。而 80 歲以前的老化差異，有高達 70% 至 80% 的影響都是外部因素或環境因素所致。因此，要是我那位病人能活到 80 歲，那套「基因會保護他」的假設或許在那之後確實有道理。但他更有可能會因為生活行為所帶來的問題，讓他根本活不到 80 歲。

所以，如果談的是極端長壽的例子（百歲以上的人瑞），基因確實很重要。然而，極端長壽本來就非常罕見，在美國，每五千人只有一人，能達到高齡百歲以上；而超級百歲人瑞（110 歲以上）的比例，更只有七百萬分之一。

令人印象深刻的是，如果是百歲人瑞的兄弟姊妹，比起其他同齡的人，活到百歲的機率也更高。因此，就超高齡而言，基因扮演了極重要的角色，而且我們也已經找出了其中一些基因，例如 DAF2。許多與極端長壽相關的基因，影響的都是血糖與食物代謝的調節，以及細胞能量的產生與代謝率。也就可以想像，很多人會想操縱這些基因，好讓所有人都能減少在晚年出現健康問題的頻率。

生理年齡都寫在臉上

讓我們再回到環境因素與老化的關係。英文有句片語 wear your heart on your sleeve（把心放在袖子上），指的是一看外表就能知道你現在的情緒。而講到老化，我們則可以說是把年紀都放在臉上了！

從臉部的老化，很能看出細胞老化的情形。臉部皮膚的細胞與組織會展現各種關於老化的特徵，而且展露在外也就無所遁形。我母親相信，因為吸菸會加速老化，所以光看皮膚就能知道某個人抽不抽菸。最近的另一項雙胞胎實驗，就能證明她所言不虛。

俄亥俄州的一項研究，在一場每年舉辦的雙胞胎慶典上，找來將近 200 對同卵雙胞胎，給每對雙胞胎都拍了照。再請另一群獨立的評判人員，根據照片中的外表，判斷其中哪一位看起來比較老，以及猜測他們各是幾歲。研究人員發現，有幾個因素會影響外貌與臉部的老化，包括吸菸及過度日曬：如果有吸菸習慣，菸齡每增加 10 年，看起來就會比雙胞胎的另一位老了 2.5 歲。

另一項會影響年齡判斷的因素是壓力：如果離婚，看起來平均會比已婚或喪偶的另一位雙胞胎老 2 歲。服用抗憂鬱藥物的雙胞胎看起來也會比較老，這可能是因為憂鬱本身就會讓臉部老化，又或者是抗憂鬱藥物會讓臉部肌肉放鬆，看起來就比較老。

臉部的老化也與體重有關。在 40 歲以前，體重比較重，看起來也會比較老。但女性到了 40 歲以後，雙胞胎裡比較重的那一位，反而看起來會比較年輕。我記得十幾年前聽過女演員凱斯琳·特納接受採訪，提到「在一定年齡之後，想要臉好看，就得犧牲一點屁股」—— 這種說法似乎就得到這項研究的支持。

所以，講到同卵雙胞胎有哪位看起來比較老，實在是有許多外部因素所導致，不能全怪基因。

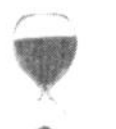

端粒效應

每個細胞都有一個細胞核，就像是細胞的「圖書館」，存放著一切指示細胞該如何活動的指令，其中包括老化的調節。細胞核裡有染色體，而染色體裡又有基因、也就有 DNA，決定了我們的一切。

我們這一輩子的細胞分裂，都是由 DNA 負責處理。每個細胞都有 46 條染色體，由蛋白質和 DNA 組成。如果是肝臟細胞就會只用到「肝臟 DNA」、而關閉其他的 DNA。至於眼睛細胞就只會用到「眼睛 DNA」，以此類推。

在染色體的末端，會有端粒（telomere），常有人說它就像是鞋帶末端的塑膠保護頭。端粒在老年科學領域是個很熱門的話題，因為端粒能夠保護染色體，避免染色體散開、互相沾黏或變形，而無法有效將資訊從細胞核送往其他細胞結構。每次細胞分裂（複製）的時候，雙螺旋狀的 DNA 都必須先解開，才能複製遺傳資訊。在複製過程中，雖然 DNA 編碼會複製，形成副本，但端粒卻會有一小段複製不到。於是，每次複製完成，副本的端粒都會愈變愈短，直到最後不能再保護染色體，細胞也就會凋亡。

根據端粒所剩的長度，我們就能判斷細胞的年齡、以及該細胞還能再分裂多少次。因此，老年科學對端粒特別感興趣。老化的一項特徵，就是細胞核裡的染色體有部分斷裂，於是細胞核或「圖書館」裡的重要資訊無法再傳到細胞的其他部分，讓指令變得有缺陷。而這些指令就包含了細胞該如何複製、產生能量與清除廢物的資訊。如果指令有缺陷，就會讓細胞功能緩慢、效率低落，最終凋亡。

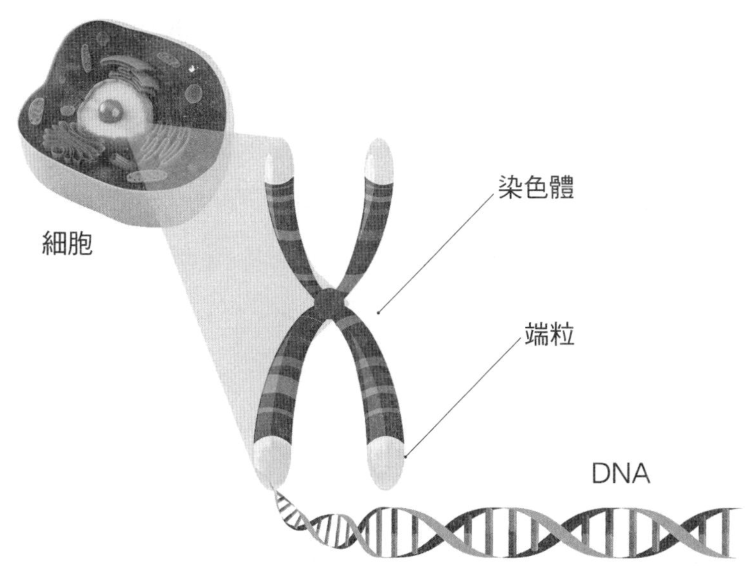

最後，人體所有細胞都會凋亡，但有一種除外：癌細胞。癌細胞不像一般正常細胞總有注定走向凋亡的結局，癌細胞能夠一直增殖下去，最後就會接手所有其他細胞與身體器官，形成我們所謂的癌症轉移（metastases）。癌細胞不會出現端粒縮短的現象，可能正因如此而得以存活。如果能夠更瞭解癌細胞的端粒為何不會縮短，或許就有助於我們操控正常細胞端粒縮短的狀況，進而得以延緩老化。我們目前還無法操控人類的基因或端粒長度。但如果講的是小鼠的基因，情況就不同了。

目前，科學家已經能操控小鼠染色體分裂的情形，而使細胞變得更年輕。正是這個發現，讓山中伸彌（Shinya Yamanaka）在 2012 年榮獲諾貝爾生理醫學獎。當時他成功逆轉成熟細胞的時鐘，讓細胞回歸為較年輕、有能力轉化為多種不同細胞類型的「富潛能細胞」（pluripotent cell）。人類早期的胚胎主要就是由這些富潛能細胞組成，後續再分化為神經細胞、皮膚細胞、心臟細胞或肝臟細胞，並在胚胎中開始成長為該器官系統。

山中伸彌成功找出在小鼠體內控制相關機制的基因，使成熟細胞回頭轉化為富潛能細胞。只要「啟動」這些基因，就能將皮膚細胞重塑成尚未成熟的富潛能細胞，後續再成長為科學家所選擇的細胞類型。這項重大發現的潛力無窮，在未來不但可能控制老化，甚至也可能研發出新的器官移植方式。

在細胞內，有些蛋白質會擔任垃圾車的角色，將廢物與毒素運送到細胞內外的回收站，而這些功能也是依據細胞核的指令而啟動或關閉。有些動物經過基因改造，能產出更多清運廢物的蛋白質，壽命也延長了 30%。這是非常了不起的成就。

西方世界的男性平均壽命為 80 歲。要是我們能夠操控這些清運廢物的蛋白質，就能讓平均壽命延長到 105 歲。目前，英國史上最年長的男性活到 111 歲，若是我們能夠操控這些蛋白質，就可能讓他活到 141 歲。

而且，許多與年齡相關的疾病，例如關節炎、心臟病、癌症與失智，起因都在於這些垃圾車清運廢物的速度不夠快。細胞用來消除與回收細胞廢物的過程，稱為自噬（autophagy）。日本細胞生物學家大隅良典（Yoshinori Ohsumi），正是因為發現了自噬的運作方式以及與老化的關聯，讓他榮獲 2016 年諾貝爾生理醫學獎。目前學術界也熱切希望能夠操控自噬作用，好讓人更健康、更長壽。

老化理論一籮筐

還有一種理論，認為我們的老化都是人體早就設計好的：根據我們所繼承的基因，每個人一出生，就已經設定好會在某個年齡去世。支持這種理論的證據在於，只要同屬某種物種，壽命都大致相同。大象都在大約 70 歲死亡，蜘蛛猴在大約 25 歲，而人類則大約是 80 歲。

技術上而言，要是人體能夠不斷自我修復更新，就不該有老化這件事發生，於是每個人都能長生不死，除非發生什麼事故或外部事件，才會讓人丟掉小命。但隨著人類年齡成長，事實是幾乎所有生理功能（包括激素、免疫系統、肌肉功能、心臟功能、肺功能、血液系統、大腦功能）都會慢慢改變。所以老化一定還有除了時間以外的因素。而這種認為老化都是設計好的理論認為，人類的設計本來就是如此，就是會老化、就是會在某個時間點死亡。

生命率理論（rate-of-living theory）認為，人類和其他生物的呼吸、心跳或其他各種次數，都有上限，用完之後就會死亡。

不同動物平均壽命的差異

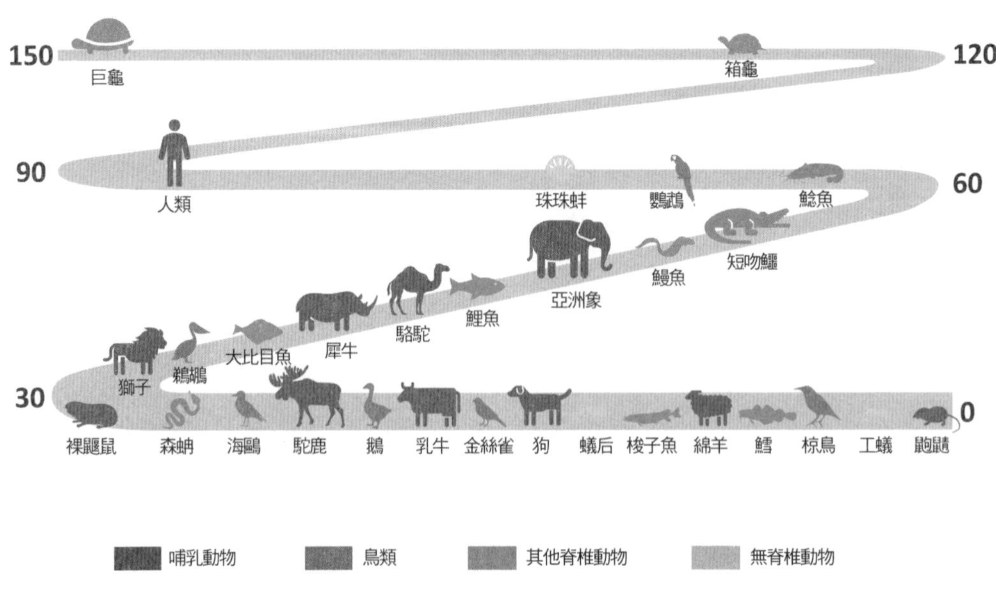

（獲得 Silvin Knight 2020 許可使用。資料取自 S.S. Flower, 'The Duration of Life in Animals' in Proceedings of the London Zoological Society.）

這是一個很有吸引力的理論，也能找出一些證據支持。大多數動物的心率與壽命有明顯的關係。小動物的心率較快、壽命較短；較大的動物則是心率較慢、壽命較長。而到目前為止，雖然安靜心率（resting heart rate）較快的人確實死得較早，但還沒有明確的證據顯示人類一生的心跳次數有上限。

自由基理論（free-radical theory）則是一種廣為人知、也得到大力宣傳的老化理論，特別是那些手中握有各種保健食品既得利益的公司。在細胞產生能量的時候，也會產出不穩定的氧分子，稱為自由基，這也是前面提過的細胞「廢物」產品之一。自由基理論認為，若是自由基過多，就會使老化加速。在植物中發現的抗氧化物，則能夠像海綿一樣吸收自由基。在實驗室實驗中，如果抗氧化物濃度較高，就能大大減少自由基造成的損害。然而，在各種抗氧化物營養補充品（常見說法為「保健食品」）的人體研究，目前並未顯現同樣顯著的效果。原因為何，目前尚未可知。關於各種營養補充品的細節，後面還會再詳細談。

蛋白質交聯理論（protein cross-linking theory）則認為老化是由於細胞內的蛋白質之間出現過度連結，形成像梯子一樣的僵硬結構，使結構產生變化，並加劇各種與年齡相關的失調症狀，例如動脈硬化、白內障、皮膚皺紋、肺部纖維化。

最後一種流行的老化理論則認為，老化主要是因為隨著年齡成長，而使免疫系統運作出現問題，讓身體出現發炎反應。免疫系統只要覺得身體出現感染或任何「外來」的異物，就會開始反抗。免疫系統的效率在青春期最高，之後逐漸下滑。而一旦免疫反應受損，會導致細胞發炎、最終細胞凋亡。

新冠疫情使全世界經過一場彷彿雲霄飛車的洗禮，所有人都變得很清楚免疫系統多麼重要、又多麼脆弱（特別是對老年人而言）。由於老化的免疫系統比較無力抵抗感染，老年人一旦感染新冠病毒，演化為重症的機率高達兩倍。如果是 20 多歲的人，感染新冠病毒後的死亡比例不到 1%，但如果是 80 歲以上，死亡比例則高達 20%。整體而言，新冠病毒造成的死亡，有 80% 都發生在 65 歲以上。義大利是全球人口高齡化程度最高的國家之一，因新冠疫情而死亡的平均年齡高達 81 歲，這與確診者的平均年齡相比，竟有 20 年的差距。

因此，如果能夠延遲老化或是逆轉老化，無論在現在或未來，都有可能大大有益於我們的免疫系統。近年來，我們已經更加瞭解細胞的變化如何導致免疫功能下降，各種增強免疫力的方法也開始進入臨床試驗；而因為新冠疫情，這些研究已經一躍成為顯學。

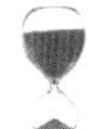 老化過程延緩 7 年，疾病少一半

總之，以上列出的種種理論，都很有可能以某種方式影響著細胞的老化與凋亡。老化的背後，不太可能只有單一因素，而是有許多因素，共同造成了老化。好消息是，我們後面會討論的各種介入方式，例如食物、激效反應、運動、性、笑、友

誼、睡眠，都能透過與這些理論相關的各種方式，對老化產生在細胞等級的影響。

在西方國家，衛生預算有一大部分都消耗在與年齡相關的議題。有些人認為就算能夠延緩老化，不過就是一次的好處，後續還是得面對各種健康照護上的費用。但證據顯示不然，我們從動物實驗得知，若能延緩老化，將能夠大大壓縮人在過世前患有各種疾病的時間。換句話說，只要減緩細胞老化速度，動物在過世前受到各種年齡相關疾病所苦的時間，就會縮短。

舉例來說，如果限制動物攝取的熱量，除了會降低死亡風險，許多年齡相關疾病的風險也會隨之降低，例如白內障、腎臟疾病、關節炎、失智等等。要是對人類也是如此，就能立刻為健康與活力帶來好處，也能減少那些在死前又病又殘、所費不貲的時間。如果能縮短這種病殘時間，對經濟也將是一大好處，不但高齡人口有能有更多時間做出貢獻，需要使用各種老年照護與保健方案的時間也能夠減少。

世界各地人口老化的速度各有不同。對於 60 歲以上人口從 10% 成長到 20%，法國有將近 150 年的反應時間，但巴西、中國與印度卻只有 20 年，這會對這些國家的衛生與社會照護體系造成巨大的壓力。因此，世界確實面臨重大挑戰，衛生與社會體系都必須設法應對人口老化的問題。

在歐洲，65 歲以上人口最健康的是瑞典和瑞士。這是為什麼？瑞典和瑞士有何不同之處？原因包括了飲食更健康、健康照護更完善、身體活動更頻繁、社會更平等。換言之，都是出於一些個人與社會完全可以控制的因素。瞭解老化過程，不但能讓我們知道每個人自己該做些什麼，就能活得更久、也更健康，還能讓我們知道社會該做些什麼，才能在人民老化時，提供更好的協助，並確保社會的公平。

只要能將老化過程延緩 7 年，在每個年紀可能遇上的疾病就會減少一半。這將會對人類的壽命與健康照護費用產生巨大影響。

萊特兄弟打造並駕駛了世界上第一架成功升空的飛機，當時他們看著鳥類，心想：「這些鳥比空氣重，但牠們也飛得起來。要是鳥能飛起來，我們就一定能做出飛機。」他們就這樣成功了。而現實上，也沒有哪條自然律規定老化是個無可改變的過程。所以，有鑑於既有、以及各種即將到來的新發現，請對我們能為自己做的事保持樂觀。

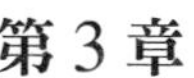

第3章

友誼萬歲

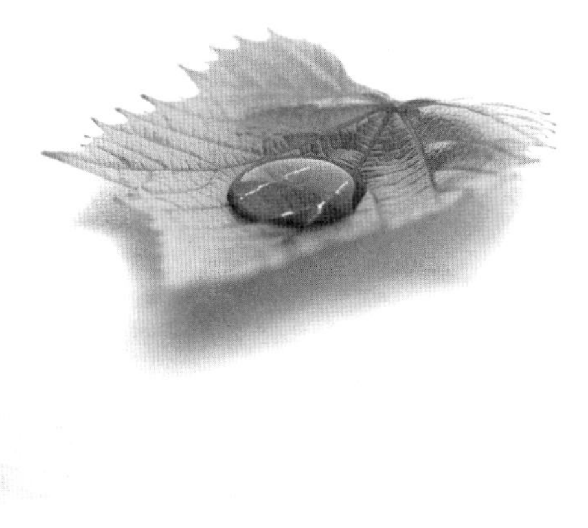

友誼有助於延年益壽

人生想充滿活力，還真的不能沒有朋友與人際關係。就連愛因斯坦也體認到友誼的重要：「無論真愛多麼罕見，真摯的友誼都還更加稀有。」我則是在 TILDA（愛爾蘭高齡長期追蹤調查）研究開始調查家庭連結、友誼與健康的關係之後，才驚覺友誼竟然對身體有這麼大的影響，以及良好的友誼能帶來多大的差異—— 不但會影響幸福感與生活品質這樣的抽象概念，也會左右像是心臟病這樣再具體不過的事情，甚至是決定我們過世的早晚。良好的友誼，有助於延年益壽。

我最近聽說一個可愛的故事，講的是一對聽起來很荒謬的朋友，很能點出為何友誼不只是對我們人類，而是對所有哺乳動物都很重要。

故事主角有一隻獲救的長尾獼猴，還有一隻流浪的黑白小貓。那隻小貓晃呀晃的，走進泰國佛丕府的野生動物之友基金會公園，很快就由公園裡的長尾獼猴喬喬（Jojo）收養。至於喬喬，則是幾年前，有人在一家餐廳發現牠被殘忍的單獨關在籠子裡，當作給顧客拍照消遣的道具，之後由野生動物之友救出。

獼猴和人類一樣是群居物種，喜歡活在社群、有組織的群體當中，所以不用說，被這樣獨自關起來會格外痛苦。但六年後，喬喬宛若新生，不但成了野生動物救援中心其他獲救獼猴的領袖，還收養了一位新的好朋友，就是那隻流浪小貓。這對毛茸茸的朋友跨越物種差異，互相分享食物、擺姿勢拍照，甚至還會互相抓蝨子。讓我們看到，就算是在不同的物種之間，友誼也能解鎖各種意想不到的連結與快樂。

2020 年，各地政府為了應對新冠肺炎危機，長期鼓勵或強制人民採取隔離措施。這樣不近人情的做法，對於有群居習性的人類會造成怎樣的長期影響，目前尚未可知。而在本章，我們就會談談孤立隔離對人類來說是怎樣違反直覺，而且也像對喬喬的影響，將會有害我們的身心健康。

講到友誼的本質與力量，羅馬演說家西塞羅（西元前 106 年至西元前 43 年）提出了精闢的見解，他的經典文章〈論友誼〉指出：

> 若將朋友間的自然之愛從世上抹除，就無任何一個家庭、任何一個國家能夠繼續存在；就連農業也將消失。若覺得有點難以理解，不妨觀察友誼與愛的對手：敵意與惡意，就不難看出友誼與愛的力量是多麼強大。若是沒了友誼，有哪個家庭能夠真的如此穩固、哪個國家真的如此無可動搖，絕不會被仇恨與內部的分裂摧毀呢？從此就能瞭解友誼有多大的好處。

西塞羅出生於阿爾皮諾鎮，沒多遠就是傳統山間小鎮羅塞多．瓦佛多爾（Roseto Valfortore），這裡曾進行過一項關於友誼與健康最具開創性的研究，確認了友誼對於生物變老的影響。這座小鎮位於義大利福賈省的亞平寧山麓，鎮中心是一個大型廣場與教堂，山坡有窄窄的階梯向上伸展，兩側有紅瓦為頂的雙層石屋櫛比鱗次。幾百年來，羅塞多鎮民就在附近山麓的大理石採石場工作，或者在下方山谷裡的梯田耕作，早上得走個六、七公里下山，晚上同樣得大老遠走回山上。鎮上生活艱苦，鎮民識字的不多，又極度貧困，經濟前景一片黑暗。直到十九世紀末，忽然聽說在大西洋彼岸有一片充滿機會的土地。

1882 年 1 月，一群羅塞多人啟航前往紐約，最後在賓州班格鎮（Bangor）附近的板岩採石場找到工作。接著其他家庭紛紛仿效，加入採石行列。消息再傳回羅塞多，於是到了 1894 年，已經有大約一千兩百名羅塞多人申請護照前往美國，故鄉小鎮街道變得一片死寂。但等他們來到新的土地，又開始把熟悉的小鎮蓋了回來，山坡上建起了二到三樓的房子，長長的後院整地種起了洋蔥、豆類、馬鈴薯、瓜類、以及果樹。小鎮變得生機勃勃，開始養豬，也種起葡萄，自釀葡萄酒。鎮上開始有了學校、公園、修道院與公墓，各種小商店、烘焙坊、餐廳和酒吧也一一開張。

至於附近的班格鎮，住的多半是威爾斯人和英格蘭人，再下一個鎮則多半是德國人。在那個年代，英、德、義之間關係緊張，也就意味著這個「新」羅塞多鎮完全只會有羅塞多人，在這裡講的也完全就是義大利福賈省南邊的方言。賓州的羅塞多就是個自給自足的小世界，對周圍的社會來說，就像是不存在一般，而且要不是伍爾夫（Stewart Wolf）來到這裡，可能還會就這樣繼續不為人知。

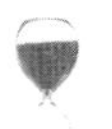

羅塞多效應

伍爾夫是心身醫學的先驅，1914年在巴爾的摩出生，2005年因阿茲海默症去世於奧克拉荷馬城，享耆壽91歲。1960年代初，一位羅塞多醫師告訴伍爾夫，自己在羅塞多執業這些年來，幾乎沒見過50歲以下的心臟病人，這讓伍爾夫決定開始研究賓州羅塞多的居民。因為這和鄰近城鎮與美國其他地方簡直有天壤之別：在其他地方，40歲以上男性死於心臟病的比例，堪比是一場流行病，而羅塞多的心臟病死亡率竟只有美國其他地方的一半。統計數據看來，羅塞多顯然是比較健康的居住地點，但沒有人能猜得出是什麼原因。伍爾夫認為，這個鎮上的居民多半是義大利移民，有可能是他們的生活方式有特殊之處，特別有利於健康。

伍爾夫的論文提到，賓州羅塞多就是個美麗、但似乎也沒什麼特別的小村莊，居民將近兩千人。他和研究團隊在1962年帶著全套科學研究設備來到羅塞多，想查明究竟為何心臟病發作的機率會出現如此顯著的差異。但經過多年研究，廣泛詢問病史，也做了各種詳細的體檢與血液分析，卻還是找不出明顯的原因。而且事情也無法從遺傳學來解釋，因為附近有些城鎮也住了一些羅塞多人，但這些人就會出現因為心臟疾病而早逝的情況；至於從飲食、吸菸、運動或體重的差異，也無法提出合理的解釋。一切就成了謎。

但接著在某個禮拜日，伍爾夫坐在廣場上，看著羅塞多人湧出教堂，閒逛、聊天、談笑，準備回家和家人朋友共進一場長長的午餐，伍爾夫忽然想通了：羅塞多的祕密，正是羅塞多人他們自己。真正讓他們與眾不同的，是這裡瀰漫在空氣中的那種態度、友誼、對家庭的重視，以及持續的社會接觸（social contact）與歡笑。

1964 年，伍爾夫等人在《美國醫學會期刊》就此主題發表論文，結論認為：確實就是與朋友和家人的社交互動，使這裡的心臟病發病率低於其他地方。伍爾夫與長期合作的研究夥伴暨社會科學家布魯恩（John Bruhn）共同提出了「羅塞多效應」（Roseto effect）一詞。

伍爾夫指出，羅塞多常常是三代同堂，並且與家人、鄰居及社群互動頻繁。雖然小鎮人口不過兩千人，民間社團卻高達二十二個。羅塞多人與家人朋友的關係緊密，保留了傳統那種大家凝聚在一起的家庭與社群關係。這裡沒有犯罪，申請社會救助的情況也極低。整個小鎮崇尚平等，不論收入與教育程度高低，都能在以家庭為中心的社交生活當中表達自己的想法，而富人也完全沒有炫富的習慣。雖然鄰近的城鎮是有一些更大型的商家，但羅塞多居民幾乎是完全支持當地的小店家。而且這些在羅塞多的義大利人也是與義大利各地的城市通婚。雖然各個家族自立自強，但如果遇上困難，也會請求更大的社群提供友善協助。

在羅塞多，沒有人是孤獨的，也沒有人看起來心情不好或壓力沉重。至於在附近那些比較有錢的城鎮，雖然無論是醫療設施、飲食或職業都優於羅塞多、或至少是不相上下，但心臟病發病率就幾乎是羅塞多的兩倍。

我誠摯推薦伍爾夫與布魯恩的著作《氏族的力量》，書裡就談了這座小鎮從 1935 年到 1984 年的故事，特別強調鎮民如何透過分享資源、共同承擔憂慮與情緒，於是避免了壓力內化的問題。

然而，隨著他們與義大利本土通婚的情況逐漸式微，家庭和社群之間的社會連結也開始瓦解，有錢的羅塞多人出現炫耀性消費和其他現代行為，心臟病機率也就明顯開始上升。到最後，羅塞多的心臟病發病率已經與美國其他地方殊無二致。

儘管如此，羅塞多已經讓我們看到了社會參與及健康之間的科學連結；也從反面看到，社會孤立與孤獨會與早逝有關。

從獼猴研究看人類

獼猴（像喬喬）給我們提供了難得的機會，能夠研究這樣的友誼與關係。猴類的基因體與人類基因體有 93% 的序列是相同的，無論就解剖學、生理學、神經學、內分泌學或免疫學而言，都有許多面向與人類極為相似。

獼猴能活上幾十年，而且發育、成熟與老化的方式都與人類相似。以老化為例，獼猴跟人類一樣會出現毛髮變白變稀疏的現象，身體脂肪重新分布，膚色變淡、活力減退、肌肉變得鬆垮。隨著年齡成長，獼猴也會出現各種和人類相同的疾病，包括糖尿病、癌症、肌肉無力（肌少症）、骨質流失（骨質疏鬆症）等等。

猴類的進食模式與睡眠行為也和人類很相似。正由於無論在遺傳學上或行為上都如此相似，代表著對猴類的研究通常也能轉化成對人類的觀察與研究；從猴類研究的結果來推斷人類的狀況，能得到很珍貴的洞見。

以猴類進行研究的另一項關鍵優勢，在於能夠控制那些人類研究難以控制的因素或變項。像是在飼養猴類的時候，我們可以提供完全相同的飲食與棲地。但對人類，則幾乎不可能像這樣去控制生活中種種可能影響心臟病的因素。舉例來說，如果想測試的因素是猴類吃的某種食物，就能選擇讓一半的猴子吃這種食物，而另一半的猴子就不吃，除此之外的棲地與飲食條件完全相同。這就是所謂的隨機對照實驗。

聖地亞哥島（Cayo Santiago）位於波多黎各，面積十五公頃，環繞著棕櫚樹，宛如一座小型島嶼天堂。這裡有一個很活躍的獼猴研究站，以及多達一千隻自由放養的恆河猴（獼猴屬）。這群恆河猴的祖先是在 1938 年帶到島上的四百零九隻恆河猴，而目前是由加勒比靈長類動物研究中心與波多黎各大學，負責猴群的管理維護。

這個環境就像是學校的操場。獼猴的社交性強，無論是集黨結社、好友成對、或是趨炎附勢的情況，都十分明顯，也讓科學家得以近距離觀察人類是出於怎樣的靈長類起源，才會這麼愛與人相處、愛結交朋友。

經過長達七十年的實地研究，當地猴群對於人類實驗者已經習以為常。由於這裡沒有飢餓或遭到捕食的問題，也就成了一個完美的系統，能讓我們好好研究這種演化近親，瞭解牠們的社會關係與友誼。結果與觀察人類的研究得到了類似論點：獼猴的長壽與否，也與社會連結的強度有關，而連結就包括要花時間相處、互相理毛，正如喬喬和小貓的情況。

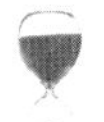

友誼能提供身心保護

聖地亞哥島的獼猴是個絕佳的研究良機，讓我們得以一探個體友誼和人際關係如何影響老化，並瞭解這些影響會從何時開始、又要經過多久才會成效顯著。

成年雌性獼猴近親之間的關係就像是友誼一般，而隨著年齡成長，擁有的雌性近親或朋友數量也會改變，背後的動力在於所需受到的保護程度。在生育力高峰期（壯年）的時候，雌猴的朋友數量來到高峰，也能夠從牠們那裡得到保護；相較之下，朋友較少的雌猴，存活率也會較低。但等雌猴年齡更長，有了更豐富的社交經驗，不太容易成為攻擊目標，需要的朋友數量也就減少。

從這裡可以看出，對動物來說，社會支持（social support）有利於生存，而在整個生命過程中學到的策略，到了晚年會非常重要，能讓牠們用較少的社會支持就得到「保護」。社會關係除了對獼猴很重要，對於許多其他也會相親相愛的物種，例如狒狒、海豚、老鼠，社會關係都與壽命的延長有關，也就是說，在許多不同物種上，「友誼」都有著共同的演化基礎。

那對於人類來說，生命過程中的社會關係又有何影響？雖然到目前為止，大部分的研究都還是集中在較年長成人社交行為與長壽之間的連結，但科學界已經在試著找出這些連結會在何時出現、又會延續多久。人類與獼猴不同之處在於，不論是年輕或是年長，社交網路的規模都會影響身體健康。對人類來說，不管在早年或晚年，都需要友誼為我們提供「保護」。

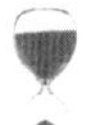 社交強度影響死亡率

我的朋友伯克曼（Lisa Berkman）是知名的耶魯大學社會流行病學家，他有幾篇研究可說是開領域之先河，談社交互動的重要、以及哪些類型的社交網路會影響我們的健康、甚至影響死亡。

伯克曼團隊的研究資料包括有 2,229 名男性、2,496 名女性的家庭資訊，這些參與者的年齡在 30 歲到 69 歲之間，須先填答一份關於生活方式與社會接觸的詳細問卷，後續再追蹤 9 年，取得包括過世時間與死因在內的各種資訊。整體而言，經過 9 年，填答者分別有 10% 的男性、6% 的女性已經過世（在已去世的人當中，30 歲至 39 歲的男性占 2.2%，60 歲至 69 歲的男性占 28%）。研究人員檢視了四種社會接觸或連結：婚姻、親朋好友、教會成員、其他社團或團體成員。除了少數例外，

只要擁有任何一種社會連結，死亡率都明顯低於沒有這些社會連結的人。而在後續許多的長期研究，也都再次點出社會連結對於死亡率的影響。

所以，究竟為什麼社會接觸及社會參與的強度，會影響人類的死亡率？有些解釋認為，如果缺乏足夠的社會連結，會讓壓力升高、壓力激素濃度升高，也會出現更多心臟病與發炎的問題，而這些都可能推升死亡率。像是哈佛大學最近一項針對社交網路的大型研究，就能支持這樣的說法。

哈佛大學的研究發現，單單從友誼與家庭連結的強度，就能預測人體纖維蛋白原（fibrinogen）的濃度。纖維蛋白原是血液裡的一種凝血因子，可能造成血栓、心臟病發作，還代表有發炎的情形存在。纖維蛋白原與社會孤立之間的相關性，極為顯著，其影響程度又與吸菸相同，而吸菸已經得到公認，是造成血栓與心臟病的主要危險因素。

壓力激素也可能影響社會參與和死亡率的關係。生物學家布倫特（Lauren Brent）指出，在聖地亞哥島上，社交網路最弱的獼猴，體內的壓力激素濃度最高。壓力激素濃度太高，會引發一系列生理反應，而若是一再發生，就可能導致心臟疾病及大腦疾病、以及早逝，這也進一步解釋了為什麼友誼有助於我們抵抗疾病。

加州大學心理學家卡皮塔尼奧（John Capitanio）從離群的猴子取得淋巴結切片，與還在群內的猴子淋巴結切片做比較。淋巴結是發炎與免疫反應的引擎。切片檢查的結果顯示，如果是脫離了猴群的猴子，發炎基因（inflammatory gene）的活性較高，而防禦病毒的基因活性則比較低。換言之，要是沒朋友，就會啟動那些已知將增加發炎症狀的基因，讓猴子更容易染上許多年紀相關的疾病。所以，慢性發炎、加上較容易受到感染，就成了友誼會影響疾病及死亡率的另一個原因。對這些靈長類動物的觀察結果，也與在羅塞多及其他社交網路研究對人類的觀察結果一致。

科學記者丹維斯（Lydia Denworth）在肯亞南部的報導提到，她在狒狒（也是一種群居的哺乳動物）當中，觀察到類似人類的社交動作：這些狒狒一天有一大部分時間是在互相擁抱、理毛、和彼此的嬰兒玩。丹維斯也提到，在波札那共和國有一隻叫做希維婭（Sylvia）的狒狒，科學家把她喚做「刻薄女王」，因為她「在團體裡橫行霸道，會趕跑手下，咬傷或毆打那些擋到她路的動物」。希維婭最好的朋友是她女兒，但不幸死於獅口。而在女兒去世後，希維婭的態度也出現軟化。沒了最親密的同伴之後，她開始主動去為那些她以前鄙視過的同儕理毛，就像是有個學校惡霸，開始試著去跟自己以前欺負過的同學交朋友。

這個故事讓我們看到友誼的機制實在是與生俱來，不是什麼選擇、或少數人才能擁有的奢侈品，而是我們要成功與茁壯不可或缺的必需品。會演化出這種機制，是因為這能夠對我們的身心健康提供直接的保護。正因為希維婭也是天生就需要友誼，所以在失去女兒後，也就有了結交新朋友的必要。

相關研究也打破了「女性交友就是得聊個不停，男性交友就是得靠並肩活動」的刻板印象。有研究人員請男性朋友兩兩成組，詢問彼此的夢想、價值觀及人際關係這些深刻的問題，而後續這些男性就表示，這讓他們對彼此的友誼更滿意。研究結論認為，不同於社會上普遍的看法，許多男性友誼其實也需要閨蜜般的深度，只是可能並非一眼可見。

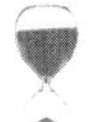

基因相似，更容易看對眼

友誼的機制，在基因上可說源遠流長。我們最親密、那些會覺得志趣相投的朋友，其實也在生物學層面上，與我們自己十分類似。

朋友之間 DNA 的相似程度，會比和其他人之間的相似程度更高。有一項在加州的研究顯示，我們與朋友之間同樣的 DNA，會比和普通陌生人多 0.1%。雖然這聽起來可能不多，但其實可不少。在遺傳上，這樣的相似程度相當於有著同樣「曾曾曾祖父母」的堂表親。對大多數人來說，可能根本不認識這樣的堂表親是誰，但不知為何，在茫茫人海中，我們會挑上的朋友就是和我們的親戚相似，於是我們就是會和那些與自己相似的人打交道。

在另一系列的研究裡，研究人員找來五千對青少年朋友，做了許多次的基因比較，希望更瞭解這些朋友與同學。整體來說，朋友之間的基因相似程度會高於隨機配對的人，大約會達到已婚夫妻之間相似程度的三分之二。所以，除了朋友之間的基因會比較相似，配偶之間的基因還會更相似。這點想來也很有道理，人自然會想去接近那些與自己有共通點的人，就連挑另一半也不例外！

孤獨死

基因會決定你怎麼挑朋友，也會影響你是否落入孤獨。從我臨床醫師的角度看來，孤獨是一種最具挑戰、也最讓人哀傷的情境。但是很遺憾，這種流行病不但在所有年齡層都愈來愈嚴重，而且對較年長族群而言，又特別明顯。

針對孤獨這種深具毒性又愈演愈烈的局面，美國第十九任公共衛生局長莫西（Vivek H. Murthy）談得十分生動具體。他明確將孤獨視為一大公衛問題，認為有許多如今席捲世界的流行病（酗酒、毒癮、肥胖、暴力、憂鬱和焦慮）的根本原因正是孤獨，莫西也分別針對個人與社會，提出對孤獨的處理方式。

就像是對獼猴的情況，孤獨也會對人類的健康造成不利，原因就在於人類也是天生就希望和別人有連結。人的演化結果讓我們想要參與社群、想與他人建立持久的關係、互相幫助、分享生活的點點滴滴。簡單來說，人就是有伴會更好。

想緩解孤獨，好辦法很多。雖然很多只是老生常談，但我還是認為值得贅述一番：每天花點時間和你愛的人相處。把注意力放在彼此身上。不要想同時做其他事，讓對方享有你全部的注意力、眼神交流、以及真誠的傾聽。還有，雖然這可能乍聽之下很違反直覺，但你應該要能夠獨處；因為如果想與他人建立更牢固的連結，第一步就是要與自己建立更牢靠的關係。冥想、祈禱、藝術、音樂與戶外活動，都能夠成為你在獨處時舒適快樂的泉源。去幫助他人、也要接受幫助。看看鄰居最近怎樣、去詢問他人的建議，甚至只是向隔了幾步之遙的陌生人微笑一下，都能讓我們更快樂，幫助我們排解孤獨。

遺憾的是，有些新冠疫情時的因應措施（像是自我隔離與社交距離），就讓許多人的孤獨感更為加劇。目前我們還只能猜想這些全球公衛措施將會造成怎樣的長期後果與影響，但也就應該推出對應的公衛策略，試著緩解那些或許難以避免的負面結果。

2018 年 4 月，英國政府任命孔芮忻（Tracey Crouch）擔任全球首位孤獨事務大臣。這職位是在該年由首相梅伊所創，當時梅伊表示：「對太多人而言，孤獨都是現代生活叫人悲傷的現實。」之所以會創立這職位，是因為先前有一份委託研究的報告發現，英國有超過 900 萬人（約占總人口 14%）經常或總是感到孤獨。

根據估計，光是因為孤獨感，就讓英國雇主每年損失高達三十五億英鎊。而根據我自己的研究，愛爾蘭成人有 25%「有時候」感到孤獨，5% 是「經常」感到孤獨。但如果處於獨居狀況，感覺孤獨的可能性更會翻倍。而獨居男性又比獨居女性更為孤獨。孤獨感會隨著年齡增加，孤獨的人也比較容易罹患憂鬱症。但是與預期相反，我發現愛爾蘭鄉村的居民感受的孤獨，並不比愛爾蘭城市的居民來得高。

說到對孤獨的文化體驗，日本或許是最令人驚訝的例子。日語已經有了「孤独死」（孤獨死）一詞，描述較年長的成人孤獨死去、長時間無人發現的情形。這種情況在日本第一次登上全國新聞是 2000 年，一名 69 歲男子死後三年才被發現。由於每月的房租與水電費都是從銀行帳戶自動扣款，所以是直到帳戶餘額不足，才有人在他家中發現他的遺骨，而肉體已經被蛆蟲和甲蟲啃食殆盡。

光是在 2008 年，據稱東京就有超過 2,200 人孤獨死，2011 年的報導數字也不相上下。大阪一家民間搬家公司就表示，他們的業務有高達 20% 正是在處理孤獨死的遺物。而在 2006 年的葬禮總數當中，也有大約 4.5% 屬於孤獨死的案例。

孤獨死主要影響的是 50 歲以上的男性。對於這種現象的增加，目前已有人提出幾項解釋。隨著日本較年長成人愈來愈常獨居、而非多代同堂，社會孤立的情形也在加劇。這些人與家人鄰居缺少聯繫，也就更有可能落入孤獨死而無人發現。

日本是全球長壽人口比例最高的國家，而我們只能希望，這種可怕的孤獨局面（特別是孤獨死的狀況）不會在其他人口老化愈演愈烈的國家重演。

社會孤立常常與經濟困難同時出現。許多孤獨死的事件，當事人都是需要領取救濟金、或是手頭沒什麼財務資源的人。日本人那種不抱怨的隱忍（日文稱為「我慢」）習慣，讓即使有需要的人也不願尋求協助。談到那些孤獨死的受害者，就有人說他們是從政府和家庭支持「之間的縫隙滑落」。未來的政策，就該把重點放在這些高風險指標上。

孤獨問題是所有年齡層皆然，絕非老年的專利。美國最近有一項針對超過兩萬名 18 歲以上成人的調查顯示，所有年齡層的人都覺得自己感到孤獨。與低孤獨感最相關的因素，在於有社會支持、具備有意義的日常互動、有良好的家庭關係、良好的身心健康、友誼，以及有情侶夫妻關係。至於與高孤獨感最相關的因素，第一是社會焦慮，其次是過度使用社群媒體、以及每天閱覽各種以文字為主的社群媒體。

你或許也能想見，現代家庭結構的變化也與孤獨感密切相關。現代家庭的規模不斷縮小，目前歐洲單人成戶的比例已經高於所有其他家庭類型，這剛好也呼應著所有年齡層都覺得孤獨感是個問題。我們在人際關係投入多少，得到的支持與長期好處就有多少。這點不分任何年齡層，而且這樣的好處也會伴隨我們一生。

維繫兩種親密關係：友誼與親情

所謂親密關係，常常同時包括家人與朋友兩種，但這兩者對健康與幸福感的影響，是否會有差異？真要投資的話，該多投資在朋友還是家人身上？

我們所謂的家人，多半指的是手足、孩子、父母與配偶。

長久以來，不論講的是配偶或是其他直系親屬，我們都知道和諧的家庭關係對人有好處。但我們也知道，友誼能使我們身體更健康、感覺更幸福。於是，密西根州立大學心理學家喬比克（William Chopik）做了兩項大規模研究分析，希望瞭解就人一生（包括晚年）的健康與幸福而言，家人與朋友這兩項因素相對各有多大的貢獻。

第一項研究調查了來自九十七個不同國家、超過 27.1 萬名出生於 1900 年到 1999 年（年齡從 15 歲到 99 歲）的民眾。研究詢問參與者，覺得家人和朋友在自己的生活有多重要，並對自己的健康與幸福感做出評等。就幸福感而言，詢問參與者的題目是：「在考量所有因素之後，你對於自己這些日子的整體生活有多滿意？」接下來，喬比克將這項研究在美國再做一次，這次的調查對象是 50 歲以上成人，平均年齡 67 歲，並且取得這些調查對象的慢性健康狀況資訊（如高血壓、糖尿病、癌症、肺病、心臟病、心絞痛、心臟衰竭，以及情緒、神經或精神問題，關節炎或風溼、中風等等），用來判斷人際關係的品質是否會持續影響較年長成人的長期健康。

就人際關係品質而言，詢問參與者的題目包括「他們（親密的朋友或家人）是否真的瞭解你對事物的感受？」以及「在你依賴他們的時候，你失望的程度有多高？」而在兩項研究分析中，配偶、子女及友誼所提供的支持，都會影響到個人主觀的快樂與幸福感。這種情況的發生不分年齡，而且到晚年依然持續。而在這些關係很緊張的時候，人就更可能罹患慢性病。

事實上，講到要預測未來罹患慢性疾病，一大預測因素就在於家庭與友誼關係是否帶來壓力。先前也有其他研究探討了親密關係的整體益處與長期益處、以及人際關係的重質不重量，這些研究的結果也都與喬比克的兩項研究相符。

所以，如果親友給人帶來壓力，人就可能罹患更多慢性疾病；但如果親友給人帶來支持，人就會更健康。雖然隨著我們年紀愈大，社交網路的規模往往是愈來愈小，但我們也會將更多注意力與資源，用來維持現有的關係、從中得到最大的幸福感。所以隨著時間過去，我們在人際關係投入更多，也就更可能不斷累積從中獲得的好處，而在較年長時更健康、更幸福。

友誼之所以會大大影響晚年的健康與幸福，是因為我們與朋友的互動都是出於自己的選擇；最能友誼長存的，通常正是那些相處起來最舒服的朋友。而與朋友有正面互動的時候，我們就會感覺更快樂，情緒也更為正面。友誼與幸福感兩者關係緊密，原因就在於朋友常常會共同參與休閒活動，而且在一定程度上是出於自願。要離開給你造成壓力的朋友，可比離開給你造成壓力或不愉快的家人，簡單多了。這也就能夠解釋，為什麼友誼會比某些家庭關係，更能提升人的快樂幸福。

家庭關係緊張，對健康會有負面影響。雖然許多人的家庭關係能給他們帶來快樂，但也有些人與家庭的互動是讓人感覺緊張、或者是負面或單調。如果想追求長期的愉悅，以及更好的健康、快樂與幸福，投資培養一些親密的友誼，絕對值得，而且這有時候還能協助你，緩解家庭關係緊張所造成的負面影響。我們實在應該有意識的投入時間與心力，培養一些優質的人際關係。否則，代價還真的是我們所承擔不起。而在面對未來的全球疫情時，這也是我們應該牢記的科學原則。

還有婚姻呢？在直到死亡將我們分開之前，婚姻對我們的健康與幸福又有何影響？

過去的大型研究顯示，平均而言，已婚人士在晚年的幸福感會高於未婚人士。幸福感最低的是分居及離婚的人，至於未婚及喪偶的人則落在最高與最低之間。不論男女，結婚都能夠提升人的幸福感。然而，已婚人士之所以較快樂，會不會是因為他們一開始就是一些比較快樂的人？雖然研究確實顯示，快樂的人比較可能結婚（以及維持婚姻），但這點並不足以完全解釋這種關係。那些快樂又結了婚的人，最後還是會比那些快樂但未婚的人來得更快樂。

婚姻與快樂這兩者間的關係，正如心理科學裡的許多事一樣，都是會互相影響的。換句話說，這裡真正的重點在於你這個人和配偶做了什麼事來製造快樂，而不在於婚姻本身。並不是婚姻能讓我們快樂，而是「快樂的婚姻」能讓我們快樂。抱歉，這看起來實在太像廢話，但研究結果就是這樣！

事實上，根據研究結果，比起「是否已婚」，更能預測快樂程度的會是「婚姻滿意程度」。這說來也是理所當然，陷入一段有毒的關係，當然快樂不起來。如果是個單身人士選擇不婚、但能夠透過其他方式獲得強大社會支持，肯定也能過得很快樂；而要是一段糟糕的婚姻畫上句點，人的幸福感也絕對是有增無減。而且這點無論對男女都同樣適用。如果只是為了維持某種理想標準，不論是為了表象、孩子或基本生活，就緊抱著已經變質的婚姻關係不放，就算維持著已婚的身分，還是會有害於快樂與健康。

總而言之，經過這幾十年對人類發展、心理、神經科學和醫學的研究，無可反駁的結論就是：如果能有一段長期、忠誠的關係，從中得到可靠的支持以及支持他人的機會，並且也有社會情境能夠有意義的分享各種經歷，這點絕對有益於人的幸福感。

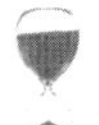

頻繁而優質的人際關係，對大腦有益

友誼就是會有風險、需要投入承諾，但真正成為知心好友所能帶來的回報，就能讓這些風險與時間都再值得不過。哈佛大學一項歷經數十年的研究顯示，那些到了80多歲依然擁有強大社會連結的人，晚年認知能力下降、罹患失智的可能性都較低。

密西根州立大學的研究，找來超過一萬名50歲到90歲的受試者，測試了社會關係的哪些方面與人的記憶力最為相關。這些受試者每2年接受一次測驗，持續6年。最後發現，已婚或有伴侶、與孩子及朋友接觸較頻繁、人際關係壓力較低，都與更好的認知功能有獨立的相關性，例如隨著時間過去，這些人記憶力較佳，記憶力下降的幅度也較低。因此這裡明確的結論是：頻繁而優質的人際關係，對大腦有益。

我在這裡還是想強調，我每天都會碰到有人擔心自己會失智，特別是在他們出現記憶問題的時候，而我也瞭解大家都想求個心安。

並不是只要記憶出了問題，都是失智症。大多數的記憶力下降是與年齡有關，再常見不過，而且也多半不會發展成失智症。所謂的認知功能，包含了我們一天常常會用到的各種心理能力，像是學習、思考、推理、解決問題、下決策、集中注意力。孤獨與孤立都會讓這些心理能力下降。而社會參與、與親友有聯繫、參與各種活動與組織，都有助於避免認知功能不良與失智。

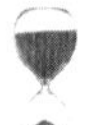 友誼有助於預防失智

朋友與大腦的關係，又該如何從生物學來解釋？

2019 年，倫敦大學學院的幾位學者對現有文獻進行大規模回顧研究，探討三項生活方式因素對於認知功能及失智的影響，分別是：社交網路、運動休閒、非運動活動。他們總結所有證據，並考慮那些研究當時的局限、以及生物學上的合理程度，發現這三種生活方式因素都顯然有益於大腦運作及心智能力，也有助於預防失智。而且這三種因素似乎也有著相同的反應途徑，呼應人類為何罹患失智症的三種主要假說：認知存量假說（cognitive reserve hypothesis）、血管假說（vascular hypothesis）、

壓力假說（stress hypothesis）。我們以下會逐一簡要介紹，以解釋為何友誼能改變大腦健康，以及為什麼這從成年早期開始，就已經十分重要。

讓我們先談談一項關於大鼠（rat）的實驗，好讓我們更容易解釋認知存量假說。認知存量假說認為，人類擁有「儲存起來的大腦容量」，就像是在銀行裡有個終生儲蓄帳戶，平常不一定要用，但需要的時候就有。在大鼠實驗裡，一種情況是給牠們提供一個「大鼠烏托邦」：環境條件豐富，如同在野外一般，有充分機會能夠進行身體活動、學習與社交，這就有助於建立大鼠大腦的「儲蓄帳戶」，也就是提升認知存量，並避免大鼠成年後出現認知問題。相反的，如果讓大鼠活在一個匱乏的環境（孤獨、缺乏活動），會看到牠們的大腦功能受損。好消息是，只要讓匱乏的環境變得豐富，這種情況也有部分逆轉的機會。

無論是人或大鼠，大腦都有能力生成新的腦細胞、血管、以及腦細胞之間的溝通橋梁，而這一切就構成了大腦的認知存量。各種心理上的刺激，像是社會接觸、身體運動與創意活動所提供的刺激，就有助於新生大腦內的這些結構，進而提升認知存量。新腦細胞的形成（也就是能提升認知存量）主要發生在三個關鍵的大腦區域：(1) 海馬體，這是大腦左右兩個半球都有的構造，負責將短期記憶轉化為長期記憶；(2) 嗅球，位於大腦前端、鼻子上方，控制我們的嗅覺；(3) 大腦皮質，影響注意力、理解、感知、思維、記憶、語言、以及意識。

因此，講到新的腦細胞生成及認知存量，影響的幾乎就是絕大部分的重要大腦功能。核磁共振（MRI）腦部掃描證實，認知存量較高的人（由於社會接觸所提供的心理刺激），對大腦病變的耐受度也會比較高。也就是說，這些人就算已經出現失智的病理（腦細胞出現異常的蛋白質），表現出來的大腦功能卻像是一切正常，並沒有失智的跡象，原因就在於他們有更多「儲備存量」可供運用。

血管假說：透過友誼與人際關係所形成的社會、心理與身體刺激，也會透過血管系統產生作用。晚年是否會出現阿茲海默症，與高血壓、高膽固醇、心律不整（特別是中年後的心房顫動）都有關。社會參與及人際關係，有助於減少這些血管疾病，也就能減少因此而造成的失智；這也進一步解釋了為什麼社會接觸能夠保護大腦。

壓力假說：社交友誼有助於減少失智，關鍵就在於壓力的減輕與放鬆。如果某人總是活力四射、常與人接觸、有機會與他人往來，他也就更可能擁有正面的情緒，例如更肯定自己、更有社交能力、更有好心情，而這些都能減輕壓力、降低壓力激素。因為如果對壓力的感受性較高，會讓皮質醇（cortisol）這種壓力激素長期處於較高的濃度，而使失智的風險加倍。

就算你在這本書裡完全沒學到其他內容，也請你要下定決心好好交朋友。這不但能降低你的生理年齡，對你交的那些朋友也會有好處。

第 4 章

歡笑與使命感，讓日子從來不無聊

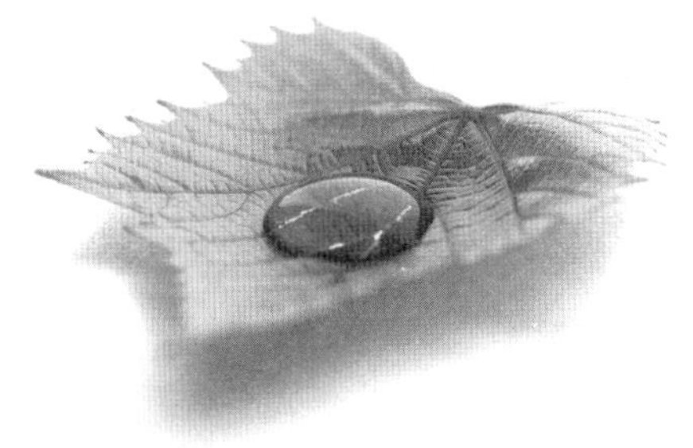

一笑治百病

不論大笑或淺笑，都正是兩個人之間最短的距離。我們生來就喜歡快樂，也喜歡透過笑聲和他人分享快樂。歡笑是一種社會行為，能讓人互相連結、彼此溝通。事實上，光是從笑的聲調與類型，就足以判斷人與人之間關係的強弱。而且大家肯定早就懂了！

小孩被搔癢的笑聲、老闆講笑話而不得不笑的員工笑聲、好朋友之間的笑聲，非但各有不同，也很能看出其中關係的類型。我們年紀愈大、笑的次數也愈少，但笑的好處實在是終生受用。靠著「笑」這件再簡單不過的事，就能刺激許多與年齡相關的細胞化學反應；所以隨著我們年紀愈來愈大，笑對我們也格外重要。笑除了能讓人感覺快樂，還能鍛鍊許多部位的肌肉，增加呼吸與血液循環，促進消化、宣洩情緒、提升歡樂，而讓人更為健康。健康的小孩每天可能會笑到 400 次，但較年長成人常常每天只會笑 15 次。像我邊寫這一段，邊回想自己今天的情況，卻想不起來自己今天上次笑是什麼時候，而且現在已經下午 6 點了！

大多數時候，我們之所以笑，不是因為幽默，而比較是一種社會責任。笑聲和幽默是我們因應局面的方式，可以展現自己有參與的意願，也讓在場人士知道我們有跟上話題。而且，我們也是在旁邊有人的時候，才比較會開懷大笑。平均來說，朋友聊天的時間有 10% 是在笑聲中度過，而且如果我們彼此熟識、喜歡這些在一起的人，笑的比例還會更高。

我們眼中最重要的景物就是其他人類，看看這些人如何與我們互動、對我們有什麼看法。人與人之間的關係，不但與生存息息相關，也會影響各種身心狀況，包括老化，而笑又正是推進社交互動的一大利器，重要性可見一斑。

可以說，笑能夠把我們與他人連結在一起。人的笑容與善意會向外傳播，我們能「感染」別人的歡笑，而且如果彼此認識，感染力還更強。歡笑能提振心情，也就讓相關各方的壓力都得以減輕。

就連其他動物也都有關於牠們會大笑的記載。這件事當然很有道理，因為笑聲就是哺乳動物演化的一部分。如果你仔細想想，笑聲其實也很像是動物的叫聲，而且有些人的笑聲就是比別人更像動物的叫聲！各種大猿在社交玩耍的時候，就會發出笑聲。各種狗狗也會笑，而且為了要準備好和對方一起玩、一起笑，牠們還會先做出邀玩動作（play bow）。

甚至連老鼠也會笑：鼠媽媽會給小老鼠搔癢，逗小老鼠笑出來。搔癢其實就是一種建立社會關係的動作，若沒有兩個人或兩隻動物，那可做不到。如果你試著給自己搔癢，會發現這是難以達成的事，搔癢是一種社會互動，且需要彼此的信任。一個街上的陌生人，可不能突然走到你面前給你搔癢。搔癢該是好玩的、安全的、沒有威脅的，希望帶來的就是歡笑。

所以，幽默、歡笑、學習、連結與健康之間，可以說是環環相扣。幽默和歡笑的好處，史上早有詳細記載，早在西元前

971 年到西元前 931 年的所羅門統治時期，《箴言》就已經提到：「喜樂的心乃是良藥；憂傷的靈使骨枯乾。」可見大家早在那個時候就已經瞭解，愉悅的心情有正面的治療效果。

古希臘醫師也認為，病人的康復過程除了要接受妥善的治療，「看喜劇」也是一種重要輔助。早期美洲原住民也會結合傳統巫師與小丑的表演，同時運用幽默與歡笑的影響，來治療病痛。十四世紀，法國外科醫師蒙德維爾（Henri de Mondeville）也曾以幽默來分散病人對手術過程疼痛的注意（麻醉劑是到 1847 年才終於發明），當時就算是截肢，蒙德維爾也是在手術期間與過後，用笑聲來協助病人康復。蒙德維爾在著作《外科手術》（*Cyrurgia*）裡讚許這種做法，提到：「讓外科醫師小心調整病人的整個生活規律，允許他的親戚與朋友來為他打氣，好讓他感到快樂幸福。」

一笑解千愁

到了十六世紀，英國牧師兼學者伯頓（Robert Burton）再加以延伸，開始以幽默來治療精神疾病。伯頓在著作《憂鬱的剖析》中，對此有所討論。

同一時期，德國司鐸暨路德教派創始人馬丁·路德也用幽默來治療精神疾患，以此做為教牧輔導的重要部分。路德建議有憂鬱症的人別讓自己孤立，而要讓身邊有一群能開玩笑、逗得自己開懷大笑的朋友。

在醫學上，「笑」就是有著悠久而成功的歷史。所以，人在笑的時候，究竟會發生什麼事？

基本上來說，笑就是一種不同的呼吸方式。我們大笑的時候，是用肋間肌反覆將空氣從肺部呼出，而不吸入。大笑也能有效屏住呼吸、暫停一般規律的空氣進出，進而增加胸部壓力。胸壓增加，就會減少流向大腦的血液，有時會讓人覺得頭暈或昏倒。所以「我差點笑暈了」說得還真沒錯。

我開了一家專科診所，專門診斷有昏厥症狀的成人，偶爾就會遇到某些病人是對大笑有過度生理反應，以致心率減慢、甚至停止，血壓隨之下降，而使病人昏厥。有位讓我難忘的病人，只有在她女婿講黃色笑話的時候，才會出現這些症狀，而且後來情況實在太常見，她的家人甚至還能帶著很多影片到診所，讓我們目睹她大笑引發昏厥的頻率與特徵。我們給她接上儀器，測量她的血壓、心跳和腦血流量。接著，我們又請她的女婿講了一個笑話。她還真的開始大笑，然後昏了過去。原來是她的心臟短暫停止了，一時沒有血液流向大腦。她需要裝上心律調節器來防止昏厥。後來那群歡樂的家人又帶來幾部後續影片，病人已經可以開懷大笑，不用擔心任何不良後果。現在如果她又大笑而讓心跳開始變慢，心律調節器就會啟動，避免心跳暫停。

大笑是一種身體的釋放，能創造出一種「運動」。捧腹大笑能夠運動到橫膈膜，收縮腹部肌肉、活動肩膀，讓肌肉更放鬆，甚至對於免疫系統及心臟來說，也是很好的運動。

再從化學角度來看，「開懷大笑」是否真的有益？答案是肯定的，因為大笑能夠降低皮質醇和腎上腺素這兩種壓力激素的分泌。皮質醇低，就能讓血糖與胰島素更穩定，控制血壓、減少發炎。至於腎上腺素則是一種與「戰或逃反應」（fight-or-flight response）有關的化學物質，會增加血壓與心臟跳動強度，也與心律不整及心臟病發作有關。腎上腺素的作用剛好與放鬆激素相反：降低腎上腺素的濃度，就能讓神經與心臟系統平靜。對於某些曾經心臟病發的病人，已經證實能用大笑來減少或阻斷腎上腺素。要是每天能有一次 1 小時處於歡笑當中，就能讓心臟病復發率降低 42%。

開懷暢笑，有益身心

笑還能增加腦內啡，這是幾種由神經系統自然產生的化學物質，能用來應對疼痛或壓力，也就是會讓人「感覺舒服」。笑會提升血清素和多巴胺，這兩種腦內啡都左右著人的愉悅感、動機、記憶力與報償機制，會讓我們感覺平靜、沉著、自信、放鬆。血清素和多巴胺濃度低，人就會感覺緊張、暴躁、壓力大。有些物質之所以讓人上癮，特別是古科鹼和尼古丁，正是因為刺激了大腦負責調節多巴胺的報償系統。相較之下，用大笑來刺激這些系統不是好多了嗎？大笑沒有什麼副作用，只有好處多多。

腦內啡除了左右疼痛與壓力，也會影響免疫反應，有助於

「殺手 T 細胞」抵禦感染。由於人的免疫功能會隨著年齡成長而下降，所以如果能增加腦內啡，對較年長成人會特別有益。而且，在各種壓力激素濃度高的時候，就會使免疫系統變得虛弱，所以如果想要降低這些激素來提升免疫力、減少感染，就不妨多笑一點。

就算只是「期待」大笑，也會對我們有好處。在你期待自己會哈哈大笑的時候，就算根本還沒開始笑，體內的激素與化學系統已經早早啟動預備了。有人就做過一項實驗：受試者預計待會要看一部喜劇片，研究人員也去測量他們在看電影之前的激素濃度。結果發現，光是預期會看到喜劇片，包括腦內啡在內的各種有益化學物質濃度，就比基準值高出了 87%。同樣的，如果你預期自己將會哈哈大笑，就能讓壓力激素（皮質醇與腎上腺素）降低多達 70%。所以，你下次光是在搜尋想看哪集自己最愛的喜劇影集，其實就已經是在儲存更多健康，累積更多資源。

世界衛生組織預測，憂鬱症很快就會成為全球第二常見的失能原因。而憂鬱症病人是正腎上腺素（noradrenaline）與腦內啡（多巴胺和血清素）這些大腦神經傳遞物質（neurotransmitter）的濃度較低，大腦的情緒控制迴路出現故障。由於大笑能夠刺激多巴胺與血清素、提升腦內啡濃度，因此大笑療法確實對憂鬱症病人有效，既能做為單一療法，也能做為抗憂鬱藥物的補充治療。

在許多網站上，都能查到關於大笑療法及大笑瑜伽的參考資訊。看到大笑有這麼一長串的好處，是不是不管在人生的哪個階段，我們都該努力多加點歡樂和笑聲呢？答案確實是肯定的，雖然隨著年齡成長，人會愈來愈少笑，但是大笑對身心的好處依然存在。只是我們得更努力，才能得到這些好處。

使命感——知道自己為何而活

說到大笑有益身心健康，另一個有類似效果的因素，就是使命感，也就是人生有目標。

使命感是一種很關鍵的心理力量，能帶來許多與大笑所帶來相同的身心好處。最早談論人生目標有何價值的醫師之一，是一位精神病學家，曾經在納粹集中營被關三年，他就在當時記錄下了使命感能如何拯救生命。這位醫師名叫弗蘭克（Viktor Frankl），他根據自己在集中營的觀察，發展出一套心理療法，至今歷久不衰。

弗蘭克在 1946 年出版《活出意義來》，記錄他身為集中營被關押者的經歷與觀察。他應對壓力的方式，就是不論身處何處，都要努力讓人生「有目標」。我們可以想像，都已經被關進集中營了，要找到人生目標會多麼具有挑戰性。但這也正是弗蘭克描述並認定的：「有目標」的被關押者，就更能承受沉重的壓力，忍受可怕的環境。

弗蘭克發展出的心理治療方式，就包括讓病人找出人生的某項目標、某件值得感覺開心的事，接著想像自己沉浸在那樣的結果之中。根據弗蘭克的說法，被關押者對未來有何想像，就會影響他能不能活下去：「如果知道自己為何而活，就幾乎能忍受任何的生活方式。」

弗蘭克堅信：

> 人的一切都可能被剝奪，唯有一項例外：人類最後的自由，就是不論落入任何情境，都能夠選擇自己的態度、選擇自己的方式。而且我們總有選擇得做。每天、每個小時都有做選擇的機會，會決定你是否要屈服於威脅，讓那些外界強權奪去你真正的自我、也就是你的內在自由。這些選擇會決定你想不想成為外在情境的玩物，放棄自由和尊嚴，成為典型的囚犯。

弗蘭克的結論認為，生命的意義就在於生活的每一刻，就算是身處苦痛或面臨死亡，生命也永遠不會沒有意義。在集中營裡的一次團體治療中，當時一群營友為了保護另一位未曝光的同伴別被營方奪去性命，他們的食物配給直接遭到沒收，而讓這群營友的處境更為艱難。然而弗蘭克就點出：無論你情況多糟，肯定還是有人在關心著你。這裡指的人可能是朋友、家人、甚至是上帝，而我們可不該讓他們失望。弗蘭克就是用這種方式來鼓勵這些營友，讓他們覺得自己的各種行動有目標、有意義。

弗蘭克根據自己的經歷和觀察，指出被關押者的心理反應除了是其人生情境所致，也反映著這些人始終都擁有的選擇自由（即使正受到最折磨人的苦痛）。被關押者要維持這種內在的堅強韌性，就必須對未來抱持希望；一旦失去希望，就注定萬劫不復。

這正是對人生目標的價值，最早、也最深刻的一項探索研究。從集中營得到解放後，弗蘭克還是繼續他的研究和治療。他在 1997 年去世，享耆壽 92 歲；《活出意義來》總銷量超過一千六百萬冊，譯成了五十種語文。

人生有目標，生活品質高

如今我們知道，人生有目標，對於能不能活得又久又快樂實在至關重要。有時候隨著年齡成長，家人各奔東西，我們從工作退休，社會參與也大大減少，就讓我們失去了人生目標。這時的生活可能看起來既沒目標、又沒意義。但所謂「有沒有目標」，其實是出於人的反思：思考自己的存在有何意義、生活又有何目標。

人很容易落入一種陷阱，覺得自己的人生沒有目標。要是有人覺得自己沒有人生目標，就該去找一個！有些人一退休就沒了目標，但也有人是一退休就去接受一些新的挑戰，像是各種志工服務，大多數都是由退休人員擔任。許多資料都顯示，做志工的人比較不會憂鬱，生活品質也更高。在如今的世界，許多不同領域都有志工需求，應該是選擇多多。

而像是爺爺奶奶幫忙帶小孩，也是深具各種重要意義，例如讓父母能專心工作、提升國家與個人的經濟能力，這就大大有利於勞動人口，也利於更廣泛的家庭網路。許多百歲人瑞都有一種特點：依然覺得人生充滿目標與意義。這在藍色寶地特別明顯，這些地方的較年長成人對於「每天早上起床的時候，都有明確的當日目標」都有特定的說法，像是沖繩的說法是生き甲斐，尼科亞人則說是 plan de vida。

還有各種活動，像是參加合唱團、做園藝，讀新的學位、課程或取得新的文憑，也都能讓人覺得生活充滿目標意義，這會帶來正面的心理健康好處。而人生的目標也能透過創造力來放大加強。神經學研究顯示，藝術創作除了能改善情緒，更能在腦細胞之間形成更強壯的新連結，而使認知功能得到提升。換句話說，藝術能夠增加認知存量，也就是讓我們有更多備用的大腦能力，就算後續大腦出現病理症狀，也能運用更有效的大腦連結網路、或是足以替代的大腦策略，來積極補償。

創作、甚至觀看藝術，都能刺激大腦產生類似重塑、適應與結構重組的變化。加州大學行為神經學家米勒（Bruce Miller）表示，雖然大腦的老化無可避免，但人的創造力並不會退化，而這也再次強調了這對於大腦認知存量的貢獻。即使生命已經走到後期，想像力和創造力依然能夠生氣勃勃，推動每個人發揮自己獨一無二、而且可能還從未展現的潛力，以及鞏固我們的結晶智能（crystalline intelligence），也就是過去從學習及經驗所獲得的智能。

相較於那些不參加創意活動的人，每週參與藝術活動的人身體更健康、看醫生的次數更少、用藥用得少，心理健康也更好。而且，參與這些活動的好處至少能夠維持 2 年。

將想法化為真實

古希臘哲學家暨科學家亞里斯多德，可說是西方史上最偉大的知識份子。有幾項人類理性最深遠的進步，都是由於亞里斯多德的思維策略所促成。然而，現代社會與教育多半重視的是最後得到的發現，卻忽略了得出這些發現的心理過程。我們會讓學生知道那些偉大的想法、也知道是哪些創意天才提出了那些想法，卻很少讓學生知道「該怎麼思考」，也就是應該用怎樣的心理過程或創意思維技巧，才能在大家都看著同樣的事物時，從中看出一點不同的意義。

愛因斯坦曾說：「創造力就是智力在找樂子。」當然，創造就是要找到新穎的、有想像力的想法，將想法轉化為真實。這件事的獨特之處，就在於要以嶄新的方式感知世界，找出未知的模式，在看似不相關的現象之間建立連結，並產生出解決方案。無論是寫作、雕塑、繪畫、或其他藝術表現方式，都需要運用創造力。

最近在都柏林成立了一所新的研究所，研究怎樣才能老得優雅又健康，我有幸擔任所長一職。該研究所既是臨床機構，也是研究機構，而所裡就安排了一個集中空間，讓病人、家屬及員工都能在這裡發揮創造力。這個實體空間位於一家繁忙醫院的中心，已經成了歡樂和愉悅的泉源，透過詩歌、歌曲、繪畫、音樂等等，不斷產出各種讓人讚嘆的方向與想法。

對某些人來說，是宗教讓他們的人生有了具體的目標。整體而言，宗教參與、信仰、靈性，都與許多正面的心理因素呈現正相關，例如憂鬱及焦慮程度較低、記憶力較高、規劃與組織能力較高，以及大致而言也能活得更長壽。我們的研究清楚顯示，宗教活動與降低心臟病和死亡之間有相對關係，例如虔誠的愛爾蘭成人，血壓較低、免疫力較好。

雖然也有模型強調的是像冥想禪修這種個人靈修與健康之間的連結，但許多其他模型會強調，如果參加的是有組織的宗教活動，還會因為與社會連結和文化因素，而得到更強的附加效果。

宗教儀式也算是一種因應心理壓力的機制；而且，要討論個人如何處理壓力的時候，實在很難將各種社會參與、社會連結與冥想各自帶來的好處，分而論之。雖然宗教與憂鬱、焦慮之類的心理健康問題，關聯實在是千絲萬縷，但整體而言，宗教與心理健康之間，仍然算是有著正向的關係。

在某些國家，像是瑞典，生活品質的幾個重要面向有政府負責（例如健康衛生與教育），宗教因素就不會是能夠有效預測生活滿意度的因素。從這點可以看出，至少在一定程度上，是在某些需求無法以其他方式滿足的時候，宗教就會成為一項重要的手段。

曾有幾項研究，探討了在可能危及生命的重病期間，宗教與健康之間有何連結。例如，對於一出生就患有心臟病的人來說，宗教信仰與更好的生活品質之間呈現正相關。而對於因為嚴重腎疾而需要洗腎、患有心力衰竭、或是曾心臟病發而仍在康復期的人來說，宗教信仰也確實能讓生活品質有所改善。

總而言之，歡笑與人生目標顯然都是長壽與健康的核心要素。更重要的是，人人其實都有能力讓這兩者成為自己生活的中心，並且去鼓勵他人發揮相關潛力。

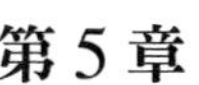

第5章

一夜好眠

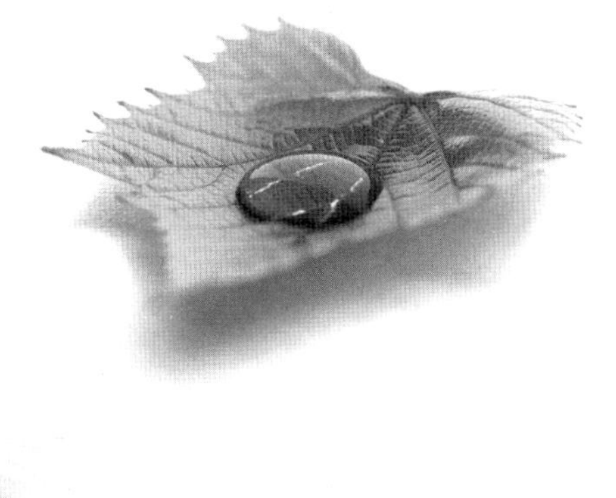

人的一生平均有 26.5 年在睡夢中（至少是躺在床上）度過。有人一碰到枕頭就能呼呼大睡，但也有許多人難以成眠，而且在中年之後的失眠頻率還會增加。隨著年紀愈來愈大，睡眠品質不佳，就成了太常見的問題。

有個常見的誤解，認為大腦在我們進入睡眠之後，也會跟著不再活動。但事實卻正好相反。所謂睡眠，並不是身體及大腦在經過一日勞動之後「關機」休息恢復，進入一種不活動、被動的狀態；大腦在各個睡眠階段仍會經歷特有的活動模式。有時候雖然人是睡著，大腦卻甚至比我們醒著的時候更活躍。如果晚上睡不好，隔天就比較可能覺得情緒低落或憂鬱、注意力不集中，或是事情記不住。本章就會解釋為何如此，並提供一些改善睡眠的解方。

為什麼要睡覺

所以，讓我們先回到根本，討論人為什麼要睡覺。人類天生就是每晚需要睡眠，好讓身心得以恢復。人從清醒到睡眠的過渡，受到兩個互相影響的系統所左右：第一個系統是內部的生物「時鐘」，第二個系統則是光與噪音之類的外部因素。而從這兩個面向，也能解釋為什麼在正常情況下，人類通常是白天清醒、晚上睡覺。

1920 年代之前，科學家都還以為睡眠是一種大腦不活躍的狀態。當時科學家多半認為，隨著夜幕降臨，環境帶來的感官輸入減少，大腦活動也隨之減少，基本上就是關機了。但等到他們開始把感測器放在頭皮，測量腦波的「電流」（這就是腦電圖 EEG），就清楚發現，原來睡眠時的大腦仍然活動不斷。大腦從來不會真正關機，而在整個晚上，睡眠就是不斷經歷幾個重複的階段。

我們根據眼球的動作，將睡眠分成四個階段。既然我們得花那麼多時間在睡眠，自然應該瞭解睡眠期間發生了什麼事。所以，我接下來會簡要介紹一下。

在睡眠的前三個階段（N1、N2、N3），我們的睡眠愈來愈深，而在 N3 達到最深度的睡眠，眼球靜止不動，稱為「非快速動眼期」（no rapid eye movement, NREM）。而第四個階段是我們做夢的階段，眼球在這個階段會快速運動，稱為睡眠的快速動眼期（REM）。每次的睡眠週期（sleep cycle）就是由這四個睡眠階段構成，大約需要 60 分鐘到 90 分鐘。人的身體會自動按順序進入每個階段，而在大約 8 小時後自然醒來（要是幸運的話）。這四個睡眠階段，對於人體的維護與修復都十分關鍵、各有作用，在腦電圖上也能看到不同的特徵。所以這四個睡眠階段究竟有何區別？哪些階段又更為重要呢？

N1 是每個睡眠週期的開始，每次持續大約 10 分鐘。這是睡眠最淺的階段，也是最容易把人叫醒的階段。下一個階段是 N2。整體而言，睡眠時間有將近 50% 處於 N2，我們的生理機能在這段也不算長的時間裡，會逐漸降低，準備要進入 N3 這個屬於睡眠後期、用來恢復的階段。在 N2 階段，心率、呼吸和其他身體機能都會慢下來，體溫和血壓也會降低。處在 N2 階段的人，會比 N1 階段的人更難叫醒。

N3 階段就是我們所謂的深度睡眠（deep sleep），此時大腦的腦波較慢、較長，稱為 delta 波，因此深度睡眠也稱為慢波睡眠（delta sleep）。在這個階段，我們享受著完全無意識的睡眠，幾乎完全不會感受到外界的刺激，包括光、聲音和動作等等。要在這個階段醒來並不容易，而且如果在這個時候醒來，會覺得簡直搞不清楚方向——有時會稱為睡眠醉（sleep drunk）。常見的睡眠障礙，也是發生在這個階段。

深度睡眠是生理上最重要的睡眠階段。身體進入這個階段就會釋放人類生長激素，這種物質威力強大，對於身體與腦細胞的修復至為重要。也是在這個階段，身體累積的廢物會被沖走，組織得到修復與再生，骨骼和肌肉變得更強健（特別是對成長中的兒童），免疫系統也更為強化。

一般認為，深度睡眠是整個睡眠週期最能讓人消除疲勞、精神百倍的階段，能夠有效消除平常清醒整天所累積的睡眠需求，也大大有助於大腦進行整理，迎接隔天新的學習任務。這種能讓我們恢復活力的深度睡眠，在前兩個睡眠週期能夠持續最長的時間。而在接下來的每個睡眠週期，N3 會愈來愈短，時間被 N2 與 REM 睡眠（快速動眼期）取代。隨著我們年紀愈來愈大，深度睡眠時間卻是愈來愈短。N1 到 N3 這幾個睡眠階段在幼兒期最長，接著就隨著年齡增加而逐漸縮短。

REM 睡眠是第四個睡眠階段：眼皮雖然閉著，但底下的眼球快速運動，身體暫時癱瘓無法動作，心跳與呼吸加速，而且人也會做夢。在這個階段，手臂與腿部的肌肉會暫時進入癱瘓，才不會讓夢裡的內容實際「上演」。雖然我們有時候醒來覺得自己做夢做了一整晚，但事實上，只有在 REM 階段，我們才會做夢。

REM 睡眠最重要的作用，包括：刺激學習、處理當天的經歷與想法，以及鞏固記憶、使記憶得以長期保存。人體要能正常運作，充分的 REM 睡眠至關重要。如果 REM 睡眠不足，在精神方面的問題可能包括記憶力減退、出現幻覺、情緒波動、無法集中注意力；而在身體方面的問題則包括核心體溫降低、免疫系統受損，極端狀況甚至可能致死。

各種睡眠障礙

我們值得花點時間來談睡眠障礙，因為有超過三分之二的人，都曾經遇過一種以上的睡眠障礙。根據我的經驗，病人和家屬常常都對各種睡眠問題非常擔心，但這些睡眠問題多半無須多慮，也不會在未來造成影響。這些睡眠問題多半只是大腦在睡眠期間過度活躍，而這些問題也幾乎都會隨著年紀增加而更為常見。

這些年來，我遇過許多有意思的睡眠障礙病人。像是有一位彼得（化名），原本都睡得很好，但是到了 73 歲之後，卻開始會在半夜想吃東西。他會突然從床上坐起來，下樓，從冰箱取出食物，裝滿一整盤，吃完，再回到床上。而到隔天早上，他對這一切毫無記憶。這種情況持續了一年多，幾乎每星期都會發生。對於這種半夜想吃東西的情況，他和太太一直覺得無傷大雅。但到某天晚上，他在半夜想吃的東西變了。太太被吵醒的時候，發現彼得正打算吃掉床邊放的書。她想阻止彼得，卻遭到他猛烈攻擊。隔天早上，雖然彼得同樣沒有半點印象，但太太烏青的眼睛鐵證如山。

彼得來找我，其實是為了血壓的問題，但在諮商問診過程中，他的太太就提到睡眠行為。我們為彼得做了睡眠檢測，包括睡眠期間的腦電圖。根據檢測結果和彼得的故事，我最後的診斷是彼得有 REM 睡眠障礙。還記得我們在 REM 睡眠期間，身體會暫時進入癱瘓狀態嗎？ REM 睡眠障礙就是大腦在做夢時，抑制肌肉活動的區域出現故障，導致病人的身體不會進入癱瘓狀態，於是讓腦中的夢真實上演。彼得的大腦讓他就算在 REM 睡眠階段也能自由活動，所以雖然他完全在沉睡當中，卻能走進廚房。

REM 睡眠障礙隨著年紀愈大，會愈常見，70 歲以上的人就有 10% 會出現這種症狀。但只要靠藥物來調整異常的腦電波就能得到治療。經過治療，彼得晚上也就沒再想吃什麼了。

另一個很多人都聽過的睡眠障礙是「夢遊」，也就是某人雖然看起來是醒著、眼睛也睜得大大的，但他其實還在睡。這種症狀也同樣很常見：我們會在人生某個階段出現夢遊狀況的比例高達十分之一，有些人更是常常出現夢遊狀況。幸好雖然這種行為本身可能造成事故，但它其實與任何重大的潛在健康問題都無關。

尿床也是一種睡眠障礙，常見於兒童，但偶爾也會持續到成年，甚至某些案例是隨著年紀成長而逐漸惡化。有些案例則是雖然在過了兒童期後得到控制，但到後續階段又再次復發。

隨著年紀成長，我們在夜間上廁所的次數也會增加。這個問題對男性又特別常見：攝護腺常常會隨著年紀一起變大，開始壓迫到膀胱、形成刺激，也就讓膀胱需要更頻繁排尿。如果想採取保守療法，可以在下午 4 點以後，就不要再攝入液體。此外，膀胱刺激也有相關的有效藥物能加以控制。

有 10% 的兒童會出現夜驚（night terror）的問題，以 3 歲到 7 歲的兒童最常見。雖然大多數人長大後就不會再夜驚，但也有 2% 的人還會繼續。

我記得很清楚，幾年前在英國曾因為夜驚而造成一場重大悲劇。有一位退休礦工，平時是個正派、愛老婆的先生，卻在夜驚發作的時候，勒死了結婚超過四十年的太太。他從小就一直有夜驚的問題。當時他在做惡夢，夢見有個飆車仔闖入了他們夫妻睡覺的露營車，而自己正在與他打鬥。他一直就在睡夢之中，在「打鬥」期間勒死了太太。他醒來後，自己撥了英國的緊急專線 999，哭著說他殺了自己的太太。後來這名礦工得到無罪釋放，因為他早有長期的夜驚病史，而且顯然所發生的事情讓他情緒大受打擊。英國皇家檢察署相信他當時確實沒有控制自己行為的能力，也相信他不會對其他人構成危險。

當然，這是極為罕見的悲劇案例。對大多數的夜驚病人來說，他們僅會從睡夢中驚醒，感到驚恐、困惑、一時失去表達能力。發作期間，他們可能翻滾扭動或下床走動。夜驚只會發生在深度睡眠期間，並不需要什麼特殊治療，通常也不代表有什麼該擔心的潛在問題。

另一種常見的成人睡眠障礙是睡眠癱瘓（sleep paralysis），也就是在入睡或醒來的時候，忽然感覺身體或四肢無法移動。幾乎有三分之二的人，都曾遇上睡眠癱瘓的情形。但除非過於頻繁出現而造成問題，否則睡眠癱瘓並不需要治療，也不會造成傷害。我有些病人會誤以為自己是不是出現小中風、或是有中風的風險。雖然症狀看起來確實很容易造成這種誤解，但事實並非如此。

另外還有睡眠幻覺（sleep hallucination），我自己就遇過，而且不是什麼讓人愉快的經驗。那時候，我還只是個年輕的住院醫師，排的是「二分之一」（one in two）輪班值，除了上班日的工作時間是早上 8 點到下午 6 點，剩下的時間還有一半得要待命。醫院裡忙得不得了，我永遠處於疲勞狀態，也會睡到一半突然驚醒，以為聽到呼叫器響了，打電話給總機，才發現根本沒人呼叫。這就是一種幻聽，聽到並不存在的緊急呼叫。

等到後來我能有更符合人性的輪班時間、得到更充足的睡眠，睡眠幻覺也隨之消失。我絕不是唯一遇過睡眠幻覺的人；有高達四分之一的人，曾經因為壓力或疲勞而產生睡眠幻覺，而且不分年齡層，都可能發生。

有時候，睡眠幻覺並非由壓力或疲勞引起，而且會重複發生、令人恐懼，病人相信自己看到、聽到、碰到、感覺到某種不存在的東西，這可能是由於一種所謂猝睡症（narcolepsy）的癲癇所致。這時就應該去看醫生、找出病因，因為這種症狀能夠治療解除。

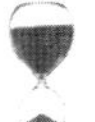 找出適合自己的小睡模式

雖然對許多西方社會來說，所謂的睡眠就是在晚上直接睡上大約 8 小時，但這絕不是唯一的睡眠模式。事實上，對全球許多地方而言，如果只在晚上睡覺、而不午睡一下，反而是很奇怪的事。在一些有著炎熱氣候的文化裡，午後小睡再平常不過，就是一種日常。

下午的小睡時間，通常也是身體內部的警報訊號剛好有點減弱的時候。這種警報訊號在白天會不斷增強，抵消身體想睡的衝動，但在下午 3 點左右則會稍微減弱，這時想睡的衝動就有可能打敗要清醒的衝動。午後小睡也通常是發生在一天最溫暖的時段，而且是在吃了一頓中午大餐之後，這也就解釋了為什麼在午後陽光和煦、午餐豐盛美味的情況下，就是那麼容易讓人昏昏欲睡。這是一天最不適合辦演講的時段，特別是較年長的聽眾，更有可能想在午餐後打個盹。

對某些人來說，午後小睡 10 分鐘就能讓他們精力充沛，也有人只要 20 分鐘就已經足夠。至於一場長達 90 分鐘的午睡

（能夠完成整個 NREM–REM 週期），也很利於恢復精力，讓人重新開機。但這些都是視個人而有所不同，我們總會慢慢找出適合自己的小睡長度。但如果是失眠症的病人，午睡可能會讓生理時鐘混亂，而使失眠更加嚴重。如果你想小睡一會，請盡量安排在下午 3 點之前。

隨著年紀愈來愈大，睡眠也通常會變得更為零碎，而這通常又與白天的小睡脫不了關係。對某些人來說，必須在白天小睡一下，才有辦法恢復精力、正常工作。但對其他人來說，白天小睡反而會讓晚上的睡眠問題更嚴重。我們最好是找出自己適合的小睡模式，並且雖然知道隨著年紀漸長，可能會有不同的需求與模式，但還是不要輕易改變。

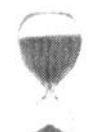

睡眠是一種焦慮自然療法

我們也能運用睡眠來強化學習效果。在學習之後，睡一段時間，有助於我們記住學習的內容。當然反過來說也是如此，而考量到睡眠對於鞏固記憶的作用，倒也不足為奇，因為睡眠不足就會降低認知能力，包括注意力、記憶力、學習力，都會受到影響。

談到睡眠與焦慮症的關係，莎士比亞筆下的馬克白，說得一點也不錯：睡眠就是「受傷心靈的慰藉」。加州大學柏克萊分校的研究顯示，一夜好眠能讓情緒穩定，而一夜難眠則會讓焦慮的程度上升高達 30%。

目前患有焦慮症的美國成人，人數大約高達 4,000 萬人，而且數字還在上升。最能讓人感到平靜、平復大腦焦慮的，是深度的 NREM 睡眠。如果整夜能有充足的深度睡眠，就能夠重組大腦裡的連結，讓大腦「調節情緒、降低心率與血壓的區域」重獲活力，也就能減少焦慮。所以可說，睡眠就是一種非藥物的焦慮自然療法。

光是由前一天晚上的睡眠量和睡眠品質，就能預測我們隔天的焦慮程度。而就算夜間的睡眠只是稍有變化，也會影響我們焦慮的程度。所以，是什麼讓我們無法得到充足的 NREM 深度睡眠呢？

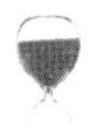 宵夜不該吃哪些食物

如果在深夜做劇烈運動，例如快走，會刺激交感神經，釋放出刺激性的激素與神經傳遞物質，而讓我們的身心更難切換到深度睡眠模式。所以，就算想運動也最好早一點，不要等到睡前才運動。

有些人發現，吃宵夜會讓他們半夜睡不好，但也有些人則是吃了睡得更好，所以還是要找出適合自己的模式。

當然，宵夜的內容也很重要，而且隨著我們年紀變大，能吃宵夜的能力也會下降。陳年起司、番茄肉醬、培根和其他醃製肉類，包括香腸、煙燻牛肉、粗鹽醃牛肉與火腿，都含有大量的酪胺（tyramine），這是一種會讓大腦發動警覺的胺基酸。

一些義大利葡萄酒和幾種啤酒，也都有極高的酪胺含量。酪胺會刺激分泌正腎上腺素，這種神經傳遞物質是交感神經系統戰或逃反應的一部分，會讓我們提高警覺、感到清醒，準備起身迎戰、或是逃之夭夭！

巧克力和咖啡都含有咖啡因，而咖啡因也是一種興奮劑。至於高碳水化合物的食物，又或是酸辣的食物，也都會影響睡眠。如果是青花菜、花椰菜、胡蘿蔔這樣富含纖維的食物，晚上吃可能會不好消化，最好是在白天早點吃。傳統的睡前小酌其實也不利於睡眠，因為雖然喝了酒比較容易入睡，但不管是睡眠週期、或是 NREM 與 REM 的長度都會受到干擾。在酒精代謝的時候，我們會變得更常醒過來，於是酒精就干擾了我們的正常睡眠。

而對這些刺激會有何反應，是由每個人的基因來決定。換句話說，對某些人而言，就算半夜吃了一大堆富含酪胺或咖啡因的食物，也毫無問題。後面還會再回來，談談究竟有哪些食物有益於 NREM 深度睡眠。

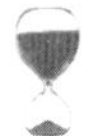

增進睡眠品質的新技術

目前對於各種促進 NREM 深度睡眠的新技術，各方的研究呈現爆炸式成長。運用各種聲音刺激，像是聽粉紅噪音或白噪音，就有可能促進深度睡眠，讓人隔天的記憶功能更強。

所謂白噪音，包含了人耳能聽到的所有頻率。至於粉紅噪音，則是高頻比較少的白噪音，能讓 NREM 腦波提升強度、減慢速度，於是有更多時間能夠排除毒素、提升學習與記憶的效果、減少焦慮。雖然這種技術不是對人人都有效，但確實有些人覺得效果不錯。

還有一些新技術看來大有可為，令人期待，雖然尚未得到充分驗證，但有些已經開始上市銷售。其中一項流行的新技術是一條頭帶，用感測器檢測並追蹤大腦的慢波（slow wave），進而放出刺激，讓這些慢波變得更長、更慢，也就能加深 NREM 睡眠。

成人無論年紀大小，最佳睡眠長度都是 7 小時到 9 小時。我們的 TILDA（愛爾蘭高齡長期追蹤調查）研究顯示，在 50 歲之後，如果睡眠時間少於 7 小時或是長於 9 小時，都會影響未來的智力，例如記憶力、注意力與學習力。

在慢波睡眠（也就是 NREM）期間，腦細胞之間會有更多腦脊髓液，沖洗著大腦與脊椎，清除白天累積的毒素，其中就包括那些與失智有關的毒素：β 澱粉樣蛋白（beta amyloid）與 Tau 蛋白（tau protein）。這些毒素與廢物必須定期由腦脊髓液清除，否則就會不斷累積，開始阻礙腦細胞之間的訊號傳遞。

有一項很巧妙的實驗顯示，對於健康的中年男性而言，就算只是有一個晚上沒睡，Tau 蛋白的濃度就會比一晚好眠的人來得高。

由於只要一晚無眠就能讓 Tau 蛋白濃度升高，如果睡眠是長期反覆遭到干擾，很有可能就會讓大腦與智力受到長期的不利影響。因此，中年失眠的症狀實在應該要像高血壓與糖尿病一樣，得到重視。這些症狀對於晚年的大腦健康，都是必須警戒的風險。

養顏美容覺

我們還是年輕醫學生的時候，每年都會無所不用其極，混進其他科系的舞會。是哪個科系舉辦的都沒關係，只要是舞會就行。所以我們去過藝術系舞會、農業系舞會、商業系舞會、法律系舞會，當然也有醫學系舞會。到現在我還記得當時的美容寶典，所有專業女「舞咖」都會口耳相傳：參加舞會之前，一定得要一夜好眠，才能顯得皮膚白皙水嫩、沒有黑眼圈。這正是我們的「美容覺」。

這項至理名言，目前還有了生物學的解釋。曼徹斯特大學研究發現，英文說一夜好眠能讓人「看起來像雛菊一樣清新」（looking as fresh as a daisy），這可有著生物學上的道理。膠原蛋白是人體最豐富的蛋白質之一，有三分之一的身體結構都是由這種蛋白組成，可謂是身體的基本架構，支持著皮膚、肌腱、骨骼與軟骨。膠原蛋白為身體提供架構，確保全身完整、而有彈性、有力量。膠原蛋白就與睡眠及年齡息息相關。

膠原蛋白分成兩大類：一類很厚，固定在某些地方，另一類很薄，隨時準備「犧牲」自我。打個很好的比方，厚的膠原蛋白就像是房間牆壁的磚塊，永遠就在那裡；而薄的膠原蛋白纖維則像是牆壁上的油漆，需要適時替換。

膠原蛋白纖維需要定期補充，因為這種薄薄的膠原蛋白會在白天率先流失，而在睡眠時得到補充。補充的過程受到基因控制，但隨著年紀愈來愈大，效果也可能愈來愈差。我們的皮膚之所以在一夜好眠之後看起來更棒，是因為補充了那些原本已經流失的膠原蛋白，讓皮膚復原，特別是在眼睛周圍皮膚較薄、容易形成黑眼圈的地方。

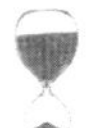 嚴重打呼與睡眠呼吸中止症

醫師有多常問你睡覺會不會打呼？是不是很少問、甚至從來就沒問過？然而，打呼可能是潛藏健康問題的早期徵兆。顯然，如果你身邊有伴，就能有人告訴你是否經常打呼。但如果你是自己睡，或許能觀察的是醒來時，是否會口乾舌燥。

嚴重打呼與睡眠呼吸中止症（sleep apnoea）有關，也就是在睡眠期間會出現呼吸暫停的現象。如果暫停的時間持續 10 秒以上（足以讓人錯過一次以上的呼吸）、而且是反覆發生，就會讓血液裡的氧氣濃度下降。心臟供氧減少，可能導致心臟病、中風、記憶力與注意力下降。而在血氧濃度下降時，壓力激素也會大幅增加，導致高血壓的症狀（睡眠呼吸中止症病人多半都會出現高血壓）。

在 20 歲至 44 歲的族群中，患有睡眠呼吸中止症的比例大約在 3%，45 歲至 64 歲的族群來到 11%，而 65 歲以上的族群

更上升到20%。睡眠呼吸中止症需要透過「整夜睡眠多項生理功能檢查」（polysomnogram, PSG）來診斷，會在頭部與胸部連結裝置，來追蹤腦波、心率及呼吸模式。

如果打呼聲響亮、醒來卻覺得怎樣都睡不夠，或是有高血壓、糖尿病或體重超重的人，都屬於睡眠呼吸中止症的好發族群。睡眠呼吸中止症應該要得到認真對待，因為這種症狀只要好好治療，就能大幅降低造成不良健康後果的風險。

一種極為有效的治療方法是戴上特殊的面罩呼吸器，改變口腔與喉嚨的壓力，避免在喉嚨後方有堵塞；只要持之以恆，九成病人的症狀都能得到改善。這套系統稱為持續陽壓呼吸器（continuous positive airway pressure, CPAP）。而如果只是單純打呼（打呼聲不大、也沒有任何其他症狀），通常只要側睡，就可以得到改善。

睡眠品質好，免疫力更強

睡眠大大影響著我們是否容易受到感染、以及感染後的抵抗力強弱。

免疫系統會在人的睡眠期間，釋放出細胞激素（cytokines）這種蛋白質，主要作用就是在應付感染。某些細胞激素也有助於促進睡眠。睡眠不足會減少產生與分泌具有保護性的細胞激素，所以如果你老是捨不得睡，可會引來雙重的壞處。

此外，睡眠之所以能抵抗感染，還不只是因為細胞激素而已。如果睡得好，免疫 T 細胞也能發動一套黏性策略來對抗感染。殺手 T 細胞對抗像是流感、HIV、皰疹、新冠等病毒的時候，方式是與這些病毒直接接觸、黏附，再加以消滅。其中一項關鍵就是稱為整合素（integrin）的黏性物質，但腎上腺素和正腎上腺素等壓力激素，則會降低整合素的黏性。在睡眠期間，這些壓力激素濃度較低，就會讓體內的整合素濃度增加、黏性也更強，更能協助 T 細胞抵抗感染。

睡眠品質好的人，比較不會在冬天感冒或染上流感，而且就算真的感染，抵抗力也會比較強。至於長期睡眠不足的人，則比較容易感冒或染上流感，甚至就連接種疫苗的效果也比較差。總之，有許多出於免疫系統的原因，都值得讓我們努力使自己睡得更好。

晝夜節律與老化

為了澈底瞭解為什麼睡眠對老化有重要影響，我們得稍微談一下晝夜節律（circadian rhythm），也就是人體內的生理時鐘。晝夜節律是近年醫學研究的熱門主題，所有生物都有這樣的機制，也大大影響著各種加速老化的作用。

每個細胞都會有內部時鐘來管理自己的晝夜節律，並與所有其他細胞同步。生物之所以需要有晝夜節律，是為了充分發揮細胞的能力、不浪費能量，並讓細胞與身體有足夠的機會排除所有毒素，以免毒素累積而使細胞加速老化凋亡。

植物晝夜節律有一個很好的例子，就是生長在沙漠裡的開花植物：多花紫茉莉（*Mirabilis multiflora*），俗名「科羅拉多 4 點鐘花」。這種植物的花朵在白天緊閉，但會在下午 4 點之後開花授粉，並在隔天枯萎。開花時，需要從植株的其他地方將水分移至花瓣，但由於它生長在沙漠之中，水分其實相當珍貴。多花紫茉莉是由一種夜蛾來授粉，所以它靠著這套「時鐘」系統，到了下午 4 點鐘才開花，這時氣溫已經下降，夜蛾也開始活動了。這樣的節律能確保多花紫茉莉在炎熱的白天盡量省下水分，並有效運用夜間的機會，把授粉的可能性提到最高。

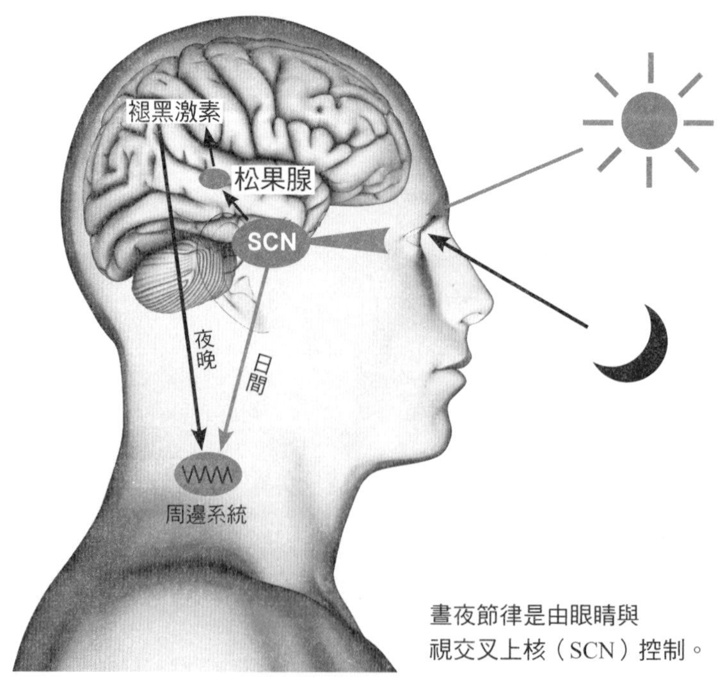

晝夜節律是由眼睛與
視交叉上核（SCN）控制。

就像多花紫茉莉，人類細胞的生理時鐘也會同步運作，方式是透過視交叉上核（suprachiasmic nucleus, SCN）這個位於大腦的中央控制系統，協調所有細胞的節律。視交叉上核可說是人體的主時鐘，能夠根據明暗與食物等外部訊號做出反應，協調體內所有細胞的時鐘，以提高運作效率。

視交叉上核讓我們知道什麼時候該清醒、保持警覺，也能告訴我們什麼時候該吃飯，確保當時腸道處於清醒狀態、做好了要消化的準備，還會告訴我們什麼時候該睡覺了。光線進入眼睛，就會刺激視交叉上核，也因此，明暗就能控制我們的晝夜節律。看醫生時會做的各種檢查，像是血壓、心率、體溫、血脂、褪黑激素（melatonin）與皮質醇的濃度，都有晝夜節律，在全天不同時段就有所不同。例如血壓在晚上睡覺時最低，清晨達到高峰，接著白天維持穩定，有時候會在吃了一頓大餐後或休息時稍稍下降。像這樣的血壓上下起伏，正是視交叉上核與人體的內部晝夜節律所致。而老化的現象，就與晝夜節律、睡眠與清醒、以及飲食時間的平衡，息息相關。

這些時鐘主要是由 Bmal1 基因來控制。在 2020 年以前，我們一直以為只有 Bmal1 基因會控制這些時鐘，但是賓州大學研究發現，就算移除這段基因，皮膚與肝臟細胞還是能維持 24 小時的晝夜節律，也就顯示雖然 Bmal1 基因對晝夜節律有極大的影響力，但還是有其他基因會參與。只要我們能更有效操縱這些基因，就能夠延緩細胞老化。

褪黑激素——人體自己的安眠藥

在明暗刺激、晝夜節律、老化與睡眠之間，有一項關鍵連結，就是褪黑激素。褪黑激素調節著睡眠與清醒的週期，可以想像這就是人體自己的安眠藥。

褪黑激素主要是在遇到黑暗的情境時，由大腦裡的松果腺所分泌，而且作用除了調節睡眠，還能抗氧化，並且有益於免疫系統。對成人而言，褪黑激素主要是在天黑之後產生，最高血中濃度出現在天黑後 4 小時至 5 小時。光線刺激會阻礙褪黑激素的產生，所以白天日照期間的褪黑激素濃度非常低。

褪黑激素的產生，本來就會隨著年紀而減少。而且隨著年紀增加，人的視力會減弱，白內障等眼部疾病也愈來愈常見，於是降低了眼睛對光的反應，導致褪黑激素進一步減少，以及對視交叉上核的刺激也變弱。所以，要是及早診斷並治療各種眼疾，就能夠盡量減少老化對視交叉上核、褪黑激素、以及進而對睡眠的負面影響。因此我們會建議，人在 40 歲之後（正是眼部可能出現各種年齡相關問題的時候），應該定期進行眼部檢查。

隨著年齡成長，從日落到褪黑激素開始上升、再到褪黑激素達到高峰的時間，就需要更久。而年齡成長、褪黑激素分泌減少、失眠增加之間的關係，就帶出了所謂「補充褪黑激素」的假說。研究顯示，如果補充這種睡眠調節激素的不足，能夠改善睡眠。而緩釋型的褪黑激素，似乎又比速效型的褪黑激素更為有效。目前經過核准，對於 55 歲以上患有失眠的族群，能夠使用療程不超過 2 年、劑量 2 毫克的褪黑激素來治療。這是一種很安全的治療方式，幾乎沒有任何副作用。而且對於像是時差或是輪班工作造成的睡眠問題，也能用褪黑激素進行短期治療。

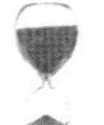 藍光會抑制褪黑激素

用火這件事，深深影響著人類的幸福。坐在「好火」的旁邊實在愜意，不但能提供溫暖，還能讓人覺得舒適放鬆（部分原因在於火焰所放出的黃光）。有了生火與控制火的能力，讓人類得以發展烹飪技術、擴大飲食範圍，也深深影響了人類物種的演化。

烹飪這件事也影響了人類大腦容量的增加。火堆附近會形成社群往來的重心，這也有助於語言發展。目前發現使用燧石生火的具體證據，可追溯到四萬年前，但也有可能早在四十萬年前就已經有了這樣的做法。所以直到不久之前，人類主要所接觸、也是生活與演化所依賴的，其實都是黃光（波長 570nm 至 590nm），而接觸藍光（波長 450nm 至 495nm）的機會大概只有冬季的幾個小時。就算是二十世紀廣泛使用的白熾燈泡，產生的藍光相對也並不多。

但是在過去幾十年間，現代通訊技術愈來愈多使用藍光，像是電視、手機、電腦等設備所發出的正是藍光。藍光會抑制

褪黑激素（抑制程度與藍光的強度與照射時間成正比），也就會導致睡眠障礙與失眠。

下方的圖，顯示藍光對睡眠的影響程度，可以看到睡前接觸藍光的時間愈長，睡眠時間就愈短。其中以「看電子郵件」的影響最為驚人：如果接觸時間從 0 增加到 4 小時，就會讓睡眠時間硬生生減少 1 小時。年紀愈大，藍光造成的負面影響就可能愈顯著，實在值得注意。如果在睡前幾小時佩戴抗藍光的眼鏡，就能提升褪黑激素的濃度。

9,846 名青少年的睡眠時長與螢幕使用時間

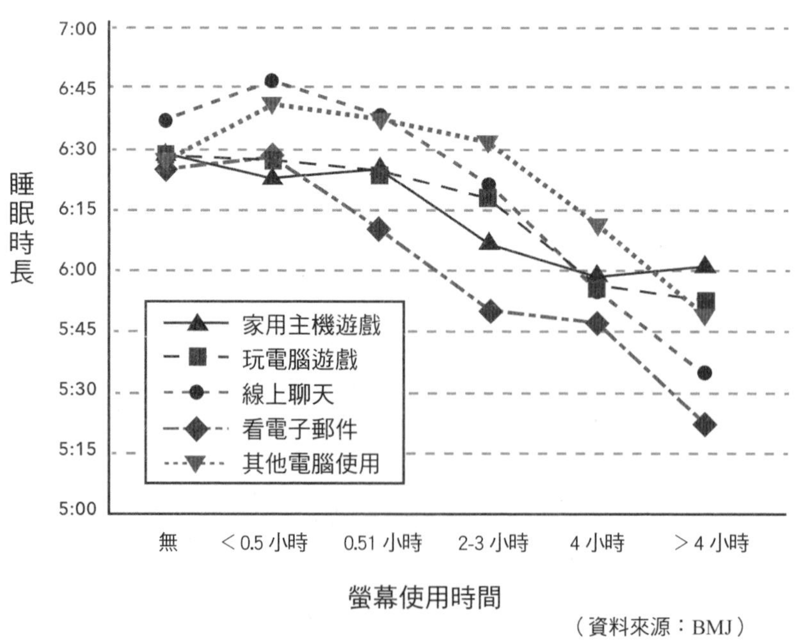

（資料來源：BMJ）

雖然 24 小時的生理時鐘會受到視交叉上核的主時鐘嚴格調控，褪黑激素也會從旁補充協助，但不是每個人的生理時鐘都能和一天 24 小時這件事配合得妥善融洽。有些人天生就有自己偏好的晝夜節律，而與自然天亮天黑的晝夜節律不完全一致。這點之所以重要，是因為這有助於解釋為什麼有些人就是天亮了也難以早起、又有些人天黑了卻又睡不著。而每個人的這種生理時鐘傾向，就稱為「睡眠類型」（chronotype，時型），也就是每個人天生專屬的晝夜節律。

從我們的睡眠類型，能夠描述身體日常基本活動（例如吃飯睡覺）的自然時間表。而我們也根據典型印象，把睡眠類型分成雲雀型與貓頭鷹型。

2017 年榮獲諾貝爾生理醫學獎的三位美國科學家，他們的研究主題正是找出了影響睡眠類型的基因 PER3。霍爾（Jeffrey C. Hall）、羅斯巴希（Michael Rosbash）、楊恩（Michael W. Young）三人發現，人的睡眠類型與睡眠時間息息相關，這就有助於解釋為什麼許多人的睡眠時間難以改變。

PER3 基因屬於「週期基因」家族的一員，負責控制我們在晝夜時段不同的行走速度、醣類與脂肪代謝，以及我們的睡眠行為。正是 PER3 基因決定了我們是雲雀、還是貓頭鷹。貓頭鷹型的人在早上很難全速運作，而雲雀型則是到了晚上就變得遲鈍，要在早上才能火力全開。然而，雖然睡眠類型屬於天生，但確實會隨著年紀而改變。

你的睡眠類型是海豚、獅子、熊、狼？

如果再進一步研究睡眠類型所代表的不同個性與特徵，雲雀型與貓頭鷹型還能再區分成四種亞型：海豚型、獅子型、熊型、狼型。整體而言，人有 10% 是海豚型，20% 是獅子型，50% 是熊型，20% 是狼型。

海豚型和獅子型起得很早，狼型則是起得比較晚，不喜歡清晨。至於熊型的睡眠行為介於早起的海豚型與獅子型和晚起的狼型之間。大多數人都屬於熊型。這前三種類型（海豚型、獅子型、熊型）頗能適應社會強加於我們的學校時間表或工作時間表。

但如果屬於狼型，由於他們的晝夜節律（也就是所有細胞的生理時鐘）與天亮天黑並不同步，因此這群人要等到天亮好一陣子，才會慢慢醒過來，也喜歡熬夜、喜歡晚一點再開始工作。狼型的人相對並不多，而且社會既定的時間表常常並不適合可憐的狼型人。於是，這些習慣在夜間活動的狼型人就很吃虧，常常會長期感到疲勞或「與社會有時差」，因此思考比較緩慢，整天感到飢餓、疲憊，或是明顯覺得懶。

不同的睡眠類型亞型，各種重要生理參數（如血壓、皮質醇、心率、腎上腺素、褪黑激素、體溫）的 24 小時晝夜節律就會有所不同。而相較於其他亞型，狼型人的晝夜節律不但會有所延遲，甚至可能剛好是日夜顛倒。由於狼型人的飢餓與食慾時鐘並不同步，也就更容易出現暴飲暴食與肥胖的問題。因此，狼型人罹患糖尿病、心臟病、中風、睡眠呼吸中止症的風險也更高。而且狼型人也比較容易出現成癮現象，包括暴飲暴食、吸菸、飲酒過量。

海豚型	難以入睡 睡眠時間約 6 小時 醒來精神不振 到很晚都覺得疲累 可能會感到焦慮煩躁 非常聰明 完美主義者
獅子型	需要的睡眠量屬於中等 起得很早 精力充沛 睡前沒剩多少精力 樂觀 出類拔萃 志在必得 注重健康 注重飲食 規律運動 領導者

熊型	睡得又深又沉 和太陽一同早起 努力維持健康 有團隊精神 工作勤奮 容易溝通 社交技能強
狼型	醒來腦袋混沌 早晨昏昏沉沉 晚上活力充沛 容易沒吃早餐 到天黑才像活了過來 充滿創意 悲觀 多愁善感 喜歡獨處 最有可能出現成癮問題的睡眠類型

但不管你屬於哪一種睡眠類型，隨著年紀漸長，都會變得愈來愈像海豚型或獅子型。

雖然社會上通常是獅型人的成就較高、為眾人制定目標、領導團隊，但狼型人往往更有創意。如果你是狼型人，但希望能夠改變自己、適應社會的時間表，也不是絕無希望。如果想讓自己更像早起的鳥兒，可以試著每天將睡眠與吃飯時間微調個 15 分鐘，直到符合自己理想的入睡時間與起床時間。但或許更重要的是：應當瞭解自己所屬的睡眠類型，小心不要出現各種非理性的強迫行為與不良生活方式，也要特別注意自己的飲食、身體活動等習慣。

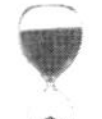 可幫助睡眠的飲食

請別忘了，睡眠類型的重點除了在於睡眠，其實飲食也同樣重要。無論是哪種睡眠類型，將每天的進食時間限制在 8 小時內，都能減少肥胖。

有幾項優秀的大鼠實驗就證實了這一點。在實驗中，一組大鼠是 24 小時都能取得食物，另一組大鼠則是只有 8 小時能夠取得食物，但得到的食物類型與數量都與另一組相同。兩組大鼠都吃完了所有食物，24 小時組的大鼠變得肥胖，但 8 小時組的大鼠卻沒有這種情形。這對人類來說，同樣如此。每晚斷食 16 小時，不但可以讓晝夜節律穩定，也有助於改善糖耐量（sugar tolerance），減輕體重與血壓。

食物的消化會影響睡眠。如果想在睡前吃點零食，有些食物能夠刺激分泌褪黑激素、以及色胺酸和血清素之類的神經肽（neuropeptide），可幫助睡眠。這些食物包括：杏仁、火雞肉、洋甘菊茶、奇異果、酸櫻桃汁、多脂魚（鮭魚、鮪魚、鱒魚、鯖魚）、西番蓮茶、米飯、牛奶、香蕉、燕麥粥、起司。

洋甘菊含有芹黃素（apigenin，芹菜素），是一種抗氧化劑，能與大腦受體結合，引發睡意。維生素 D 與 Omega 魚油也能改善睡眠。在一項收錄 95 名男性的隨機對照試驗中，實驗組每週吃 3 次富含 Omega 魚油的大西洋鮭魚，對照組吃的則是營養成分類似的雞肉、豬肉與牛肉，最後發現實驗組在各個睡眠面向都勝出。另一項收錄 1,848 名 20 歲到 60 歲受試者的研究則顯示，相較於吃麵包或麵條，在睡前吃米飯的睡眠品質會更佳。

雖然我們隨著年紀漸長，睡眠問題也會愈來愈常見，但我們還有很大的進步空間，靠著更瞭解各種睡眠類型、避免不良習慣、從多方因素下手改善睡眠品質，就能讓整體生活品質有所提升。

第6章

抒壓延緩老化

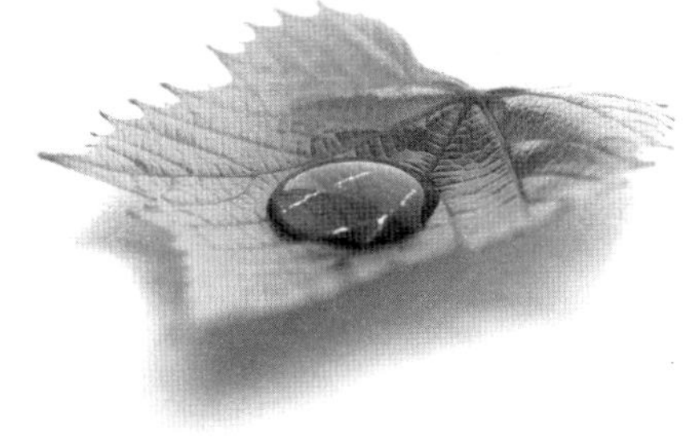

避免科技成癮

過去三十年，人類的生活步調有了翻天覆地的改變。雖然各種電子設備帶來便利，理論上應該會讓人更有時間能和朋友喝喝咖啡、讀讀書、或者就是放鬆一下，但人們似乎是愈來愈忙碌，壓力也愈來愈大。

在電子郵件和其他網際網路工具剛問世的時候，大家還以為從此就能擺脫過勞和壓力了。這些工具承諾要給人類帶來一個烏托邦：讓人工作更有效率，有更多休閒時間，能花更多時間與朋友家人相處，也有更多時間能夠放鬆運動，工作時數將能夠縮短，至於假期則能夠變得更長。但事與願違，生活反而變得更加忙碌，壓力也更大。各種設備就是一直叮個不停、響個沒完。

在我開始研究「壓力」之後，才意識到原來我有多麼依賴這些設備，又有多難讓自己擺脫這些設備、做自己的主人！

科技的進步固然美妙，但也需要付出代價。如今總會有各種通知響起、震動、或發出閃光提示，讓我們不斷受到干擾，要放下手上的事，去看看我們的手機。英國一項研究發現，年輕成人平均每天解鎖手機 85 次、使用時數高達 5 小時，相當於醒著的時候有三分之一的時間都在用手機。然而，民眾對此的意識卻是大大低估。研究詢問民眾使用手機的頻率時，受訪者低估的程度來到 50%。這樣的結果，就是讓人無法專心好好把事情記清楚，於是造成各種困擾。

科技成癮的一項證據，在於有一項研究請年輕成人暫時不要用手機，但他們卻出現了與吸毒成癮者相同的戒斷症狀。另一項可做為佐證的研究則顯示，大量使用智慧型手機和網際網路，與認知能力（注意力、記憶力、學習力等等）的低落呈現相關性。一項回顧研究整理了過去的 23 篇研究論文，也指出在智慧型手機的使用，與憂鬱、焦慮、慢性壓力、自卑之間，出現顯著的相關性。

還有一些問題，則是在睡前還手機用個不停所引起。你是不是很熟悉這種情形：已經上床準備睡覺了，但還是決定瞄一下手機（「一秒就好」）、看一點也沒什麼大不了的小事，結果在一個小時後，卻發現自己還在看個沒完？像這樣放不下手機、難以放鬆，再加上藍光對晝夜節律與褪黑激素進一步造成的負面影響，就成了讓你一夜睡不好覺的完美組合。

一般說到運用科技帶來不良後果，談的都是年輕人；而一旦談到這與較年長成人的關係，就變得格外複雜。一般來說，較年長成人用起網路比較有節制，隨之而來的心理健康與生活滿意度也比較高，所以有些研究會鼓勵這些人多多接觸科技。然而，如果較年長成人對科技太不熟悉，這個變化迅速的數位社會就可能把他們給拋下，使他們邊緣化。如今大多數的服務都需要透過網際網路才能使用，也就讓有些年長成人覺得彷彿被剝奪了這些權利，而感到憤憤不平。

我們都肯定曾在人生某個階段承受過壓力，而較年長的人更是既要面對生活中各種突如其來的壓力，還得面對長期累積下來的壓力。「壓力」歷久彌新的醫學定義是「一種感受，是在人與環境的互動之中，由於心智過度反應或反應不足，而造成心理或生理上的困擾」。

這種囉嗦的定義其實沒什麼必要。誰不知道壓力是什麼感覺？但壓力的判斷除了主觀感受，也有生物學上的一些客觀指標，能夠顯示人體正遭受壓力，包括在神經系統、激素、免疫系統、發炎系統、代謝系統都可能有反應。壓力對健康的影響可不愉快，包括肥胖、糖尿病、高血壓、心率加快、心臟病、中風。

壓力如何讓頭髮迅速變白

一般來說，壓力不會只影響單一系統，而是對多個系統同時造成影響。像是講到因為驟然面對壓力而讓頭髮一夜變白，這種現象就很能讓講故事的人借題發揮，講個不停。其他的疾病很少能相提並論。

頭髮一夜變白或迅速變白，可能的解釋是壓力讓還有色素的頭髮脫落，但沒有色素的頭髮則留著，於是看起來就是一頭白髮或灰髮。頭髮迅速變白，英文的一種常見說法是瑪麗皇后症候群（Marie Antoinette syndrome），指的是法國大革命期間，法國的瑪麗皇后在走上斷頭臺的前一晚，頭髮一夜變白。她喪命那年還年僅 38 歲，顯然那晚讓她遭受了強烈而極端的壓力。歷史也記載，英國殉道者摩爾爵士（Sir Thomas More, 1478-1535）

遭到處決的前一晚，在倫敦塔一夜白髮。

至於比較現代的紀錄，則是提到第二次世界大戰期間，有空襲倖存者的頭髮變白。至於我自己看過的發表病例，則是有一位美國皮膚科醫師提到自己診治了一位 63 歲男性病人，該名男性意外跌落樓梯，事後頭髮變白，顯見這場意外對他造成的震驚與壓力。曾參選美國總統的參議員馬侃（John McCain），從 1983 年起一直擔任國會議員，直到 2018 年在任期間去世。他的傳記也提到，馬侃在越戰期間淪為戰俘，受到酷刑對待，而讓頭髮迅速變白。

哈佛大學的研究，進一步解釋了壓力為什麼會讓頭髮迅速變白，也談到壓力對人體有什麼更廣泛的影響。壓力會刺激到交感神經——這屬於我們戰或逃反應的一部分。交感神經也與毛囊的健康息息相關。科學家研究不同程度的壓力對毛囊有何影響時，就發現壓力會讓交感神經釋放正腎上腺素，壓力愈大、釋放愈多，除了加速脫髮，還會消耗毛髮的色素。

由於交感神經參與了幾乎所有器官的神經支配，研究結論認為：從頭髮變白，就可看出壓力對生理的影響有多麼廣泛。人的頭髮色素有限，而且用完了就無法補充——變白之後就再也不會變黑（去染髮可不算）。正因如此，大家才會覺得老化與白髮有關。人類經過了演化，能夠在許多年間慢慢取用毛髮色素，而不是在短時間內就迅速用光。

哈佛大學這項研究的主要作者表示：「我們剛開始研究這個問題的時候，已經預料壓力對身體有害，但壓力危害的程度還是超出我的想像。光是短短幾天，所有那些會產生色素的幹細胞就消失了。一旦這些幹細胞消失，就無法再生成色素。這種損害是永久的。」

明確瞭解壓力如何影響這些細胞之後，也就能繼續研究壓力如何影響體內其他組織與器官。這等於是找出最終療法的關鍵第一步，希望能夠阻止或逆轉壓力的影響，避免老化加速。

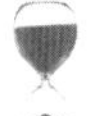

傳承智慧，減輕世代壓力

好消息是，我們年紀愈大，感受的壓力反而會減輕。蓋洛普在一百四十個國家進行的一項大型民調顯示，在 15 歲到 29 歲的受訪者中，有 64% 覺得自己感受到壓力，50% 覺得自己感到憂慮，也有 32% 覺得自己感到憤怒。相較之下，如果是 50 歲以上的受訪者，比較沒那麼有壓力（44%），也比較沒感覺到憂慮（38%）與憤怒（16%）。而在 70 歲以上的受訪者中，這些數字甚至還更低。

南加州大學還有另一項大型系列研究的結論也類似，發現受訪者對日常感知壓力的評等，有某種難以解釋的現象：從 20 多歲到大約 50 歲所感受的壓力很高，但是等到 75 歲左右，就會急劇下滑。相較於年輕族群有 50% 都覺得很有壓力，年老受訪者只有 17% 感到有壓力。可能的原因有很多，像是經濟壓力減輕、退休、家人成年、看法更為正向等等，但都無法完全解釋為何壓力會減輕。

這也與我們對生活滿意度與幸福感的研究結論相當一致。我們的研究結論顯示出一條 U 形曲線：人的幸福感在 20 多歲的時候很高，接著開始下降，在 40 歲到 50 多歲時觸底，然後再次上升，而且持續增加到 70 多歲。

對大部分人來說，從 50 歲到 75 歲左右的日子就是愈過愈好，之後生活品質又會慢慢開始下降，主要是因為身體健康方面的問題。然而雖然下降，在到 80 歲之前的生活品質分數也不會比 50 歲左右的分數更低。所以平均而言，在生活品質於 50 歲來到低點之後，我們其實還有 30 年左右的好日子可過，可不像一般以為的愈過愈差。這是因為隨著年紀變大，我們對事情的期盼愈來愈實際，也更懂得選擇該和誰一起度過人生光陰。

年紀大了之後，變得比較聰明，比較懂得活在當下，珍惜每一天，享受各種好事，笑看各種壞事，比較不會反應過度，也學會了要把目標訂得更實際，知道該更看重哪些人和哪些關係。隨著年歲漸長，我們會更善於應對各種造成壓力的挑戰，也累積了更多智慧，能夠抒解壓力、懂得變通。智慧能發揮的潛力，至少有一部分具有神經生物學的基礎，那是我們與生俱來的。從大腦成像，就能為所謂的「智慧」提供生物學上的解釋：在我們進行與智慧相關的任務時（特別是發揮同理心、做出決策或進行反思的時候），會發現大腦某些區域持續發亮。

在不同世代之間分享、傳承智慧，不但能改善心理健康，提升幸福感，也有助於讓年輕人和老年人減輕壓力。資深研究員希門（Teresa Seamen）主持了一項實驗性質的創新輔導計畫，以實際證據指出，這種「智慧分享」的體驗確實能帶來好處。這項計畫的名稱是「Gen2Gen」（世代對世代），創立於加州聖荷西，由退休人員為貧困兒童與年輕人，提供平均每週15小時的教育，希望「透過提供志願輔導服務，讓較年長成人成就偉大的志業，也讓成千上萬的年輕人有更高的抱負、更好的機會」。這群退休人員會從計畫領到津貼，主動參與一項策略與規劃課程，並且定期向監督該計畫的正規教育工作者，提出意見回饋。

Gen2Gen計畫大獲成功，一方面改善了教育水準，一方面也讓年輕人與退休人員減輕壓力。這就是一個簡單、已證明有效的模式，期待會有其他國家跟進效法。

說出內心的感受

我們得要回頭談談「發炎」這件事，瞭解壓力有哪些生物標記（biological marker）、又會如何影響疾病。不管你信不信，不論是急性或慢性的壓力，都會帶來發炎的連鎖反應。這種發炎會隨著時間惡化，帶來常見與年齡相關的慢性疾病，例如心臟病、癌症、阿茲海默症，還有讓皺紋變多！

雖然藍色寶地的居民也確實會有壓力，但他們已經找出了能夠抵禦壓力的技巧，而我們也能向他們取經。這些全球最長壽的人所擁有、而我們大多數人欠缺的，就是他們的日常生活裡就有抒壓行程，讓壓力不會累積成慢性。沖繩人每天都會花時間緬懷先人；復臨安息日會教友會祈禱；伊卡利亞島民會睡午覺，薩丁尼亞島民則是和親友喝葡萄酒聊天。藍色寶地生活比較緩慢、比較安寧，步調不那麼緊湊。這些地方營造出的日常節奏，不那麼讓人感到憂慮、匆忙，也不會覺得一直需要趕往下一個地點。這些人能活得更長壽，實在並非巧合。

病人想要休息、抒壓、放鬆的時候，我的建議是每天安排一個時段或多個時段，將手機關機，並且關閉其他網路通訊。讓關機習慣成自然，並慢慢把時間拉長。讓身邊的人都知道你有關機時間，這樣在你暫時關機的時候，就不會感覺到壓力。如果可能的話，晚上別把手機帶進臥房，睡前一小時也盡量別用手機。除此之外，如果能夠每天都和朋友聚一聚，一定會讓你覺得大有收穫。

我很喜歡籃球巨星喬丹說過的一句話，當時有人問他擔不擔心接下來的球賽，他說：「如果我連投都還沒投，何必擔心沒投進的問題呢？」難怪大家都說他處事冷靜，打球的時候也似乎沒有半點焦躁。我在擔心某些事的時候，也會用這種想法來轉移注意力。畢竟我們愈擔心某些問題，只會讓它們的鬼影在我們心裡變得更龐大。別一心想著那些問題，問題就不會糾纏著你。

把問題說出來，也能讓人減輕壓力，減少擔憂。南加大就做過一項實驗來檢視一句著名英文諺語：A problem shared is a problem halved.（有人分擔，問題減半。）研究團隊將受試者兩兩成組，請他們發表演講，並由研究人員錄音。在演講之前，研究人員會鼓勵其中一半組別的受試者去討論一下他們對公開演講的感覺，另一半組別則是請他們不要討論相關感受。而在實驗的前、中、後，都會測量受試者感受到的壓力大小。那些能夠說出感受、表達自己的恐懼、憂慮與期望的受試者，感受到的壓力顯著較低。

此外，在每位受試者演講的前、中、後，研究人員也會去測量他們的皮質醇濃度。皮質醇這種激素很能代表生物感受到的壓力大小。而在有討論感覺的組別，皮質醇濃度顯著較低。如果皮質醇濃度長期居高不下，就會加速發炎與細胞老化。

所以，如果想要打敗壓力，最好的辦法就是去把感受說出來，而且如果對方與你處境相同，效果最佳。這是因為在感受到威脅的時候，常常就會讓壓力升高，而與處於類似情緒狀態的人一起談談這些造成威脅的情境，就能抒發掉這些壓力。

園藝有益身心健康

一直有文獻提到園藝是一項最受歡迎的消遣，不但需要發揮創意，還需要精神相當集中，因此能讓人感到幸福與放鬆，是壓力管理的絕佳手段。

看著眼前的牽牛花和小番茄，誰還會急著幹什麼呢？花點時間與大自然相處，不但能夠抒解壓力，還能讓人覺得一切在自己掌握之中。而園藝也能讓我們暫時放下憂慮，別糾結著各種問題。世世代代做園藝的人都知道，種植、澆水、除草、以及由此帶來的各種美景，對人有益無害。而科學也在逐漸認識到這一點，開始有許多研究指出園藝有益身心健康。不管只是窗臺上的幾棵小植物、陽臺上的幾個盆栽，又或是院子裡的花床與花壇、整個菜圃，或是大大小小的庭園，對於做園藝的人或是共享這些園藝成果的人來說，都大有益處。

最近的一篇回顧研究，證實園藝是如何結合了身體活動、社交互動、以及與大自然和陽光的接觸。接觸夏日陽光就能降低血壓、增加維生素D，而園藝產出的蔬果也能讓人吃得更健康。園藝工作能讓人恢復靈活與體力，而且園藝也帶著有氧運動的成分，消耗的熱量很容易就與重量訓練不相上下——像是在挖地、耙地、割草的時候，特別需要消耗大量熱量。

而對於心理健康狀況不佳的人而言，各種集體與做為療法的園藝計畫，能提供社交互動機會，特別有益於健康。也有研究指出，此類計畫也能帶來社交上的好處，有可能延緩失智症狀。心臟病發作或中風後的康復病人也發現，比起在正規的運動環境治療，不如到庭園裡動動身子，不但更有效、更愉快，還更容易維持習慣。

最近的另一篇論文，統合分析了22篇討論園藝與健康的重要研究，把會做園藝的人與不做園藝的人拿來比較。研究報告顯示，園藝對許多健康結果都有顯著的正面效果，例如能夠減少憂鬱、焦慮與身體質量指數，也會提高生活滿意度、生活品質與社群意識。

在一項田野實驗裡，為了測試園藝抒解壓力的效果，找來一群都市菜園的都市農夫做為受試者，給他們一項心理任務造成壓力，再隨機分配為戶外園藝組或室內閱讀組，並重複測量進行該活動期間的壓力激素與情緒狀態。結果顯示，不論園藝或閱讀都能減少壓力激素、改善情緒狀態，但園藝的效果遠遠更顯著，持續時間也更長。這提供了實驗證據，證明園藝能夠抒解急性壓力，並且效果在做完園藝之後依然存在。

另有一項實驗針對臨床憂鬱症成年病人，進行為期 12 週的園藝治療計畫，並測量過程中憂鬱症嚴重程度與注意力集中能力的變化。在園藝治療期間，憂鬱症分數顯著有所改善，而且有四分之三的病人即使在園藝治療計畫結束後，症狀仍然能持續改善。憂鬱症狀在園藝治療期間能有多少改善，要看園藝吸引了病人多少注意力而定。換言之，憂鬱症病人也必須喜歡自己在做的事，才能從中得到好處。

園藝世界裡什麼都有，人人都能找到自己的喜好，不管是逛逛擬植物園、種室內盆栽，又或是在都市菜園種菜、弄幾個高腳花臺，都有證據強烈顯示，園藝很能讓人減輕壓力，改善心情。

對於讓自己在戶外搞得一身土，也有生物學上的原因，解釋為什麼這是件好事。研究發現，一種在土壤裡常見的細菌能夠刺激人體分泌提振心情的激素。或許這也就能講出一部分的道理，解釋為什麼玩土會讓我們這麼開心。這種細菌就是牝牛分枝桿菌（*Mycobacterium vaccae*），能刺激人體分泌血清素，讓人情緒變好、焦慮減少。許多用於治療憂鬱症的藥物，也正是靠著控制血清素在大腦裡的作用，可見血清素對情緒的重要性。

擁抱綠意

就算是在都市環境，要是身邊環繞一片綠意，就能讓人覺得生活彷彿更在掌握之中。有鑑於自然環境有助於身心健康，各國政府也開始重塑都市環境，讓都市有更多綠意，也與大自然更加協調。舉例來說，以野生動物園、植物園為形式的大自然再生，不但有益於人類，也有助於各種小蟲、蜜蜂與鳥類的生存。這樣一來，不但環境受益，眼前可見的大自然也能讓我們感覺壓力減輕。

日本農林水產省創造了「森林浴」一詞，指的是去沐浴在森林的環境當中，並且也開始著手新的植樹造林計畫。日本研究人員也做了田野實驗，請受試者漫步在森林或都市環境中，並在實驗前後測量各項客觀壓力生物標記，包括激素、血壓、心率和神經系統活動等等。相較於在都市中散步，在森林裡散步更能讓所有壓力標記顯著降低。森林能讓皮質醇濃度降低，也讓神經系統負責使心率和其他身體系統平靜的部分（副交感神經），活動得到增強。相對的，在神經系統負責戰或逃反應與壓力反應的部分（交感神經），活動則是減少。對於在森林裡漫步觀賞而言，這都是讓人意想不到的好消息。

全球各地也有許多關於森林與人類健康的類似研究，催生出各種都市造林計畫。國際森林研究組織聯盟（IUFRO）成立於 1892 年，總部位於奧地利，是一個由森林科學家組成的非營利國際網路，每五年舉行一次會議，推動全球合作從事森林相關研究。國際森林研究組織聯盟旗下，有超過一萬五千名科學家，該聯盟一方面促進森林科學家與健康專業人士的跨領域對話，另一方面也努力推動國際社會致力於造林，以提供森林浴，包括在都市環境中植樹造林。

隨著有愈來愈多研究計畫，探索如何以自然環境促進健康幸福，更凸顯目前我們尚未充分運用這項資源，來改善人類的健康。

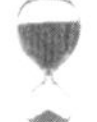

共餐好處多

你每週有幾餐是自己一個人吃？我很清楚，很多人獨自吃飯是因為別無選擇。但讓我們先來談談這會造成的影響，再來談談有什麼解決辦法。

一個人吃飯，在心理與健康上有許多缺點，而與親人朋友一起吃飯，則是很簡單的減壓方式。有一項研究調查了 75 歲以上獨居者用餐的習慣、挑戰與偏好，發現這裡最大的挑戰就在於沒有人能夠共度家庭體驗，包括缺少陪伴。這些老年人絕大多數都希望，每天至少能有一餐不是自己一個人吃。受訪者有超過四分之三都表示，希望能有更多機會和家人一同用餐。在這些 75 歲以上受訪者中，有五分之一自己吃飯時會覺得孤單，有四分之三多半是自己吃飯，還有很多會因為覺得自己吃飯太孤單，所以乾脆就不吃了。

絕大多數人會在和他人一同用餐的時候，吃得更營養，也覺得如果和別人一起吃，食物會變得更好吃。而與人一同用餐的時候，用餐時間也會長於獨自用餐的時間，平均分別是 44 分鐘與 22 分鐘。大多數較年長成人都記得，在自己的孩子還小的時候，一起吃飯會是一家人聊聊天、分享生活經驗的重要機會。高達 78% 的受訪者表示，希望全家能有更多時間一起吃飯。

如今，獨自用餐並不是年長者的專利。幾乎有一半的成人是在電腦前、車子裡、行程中用餐。換句話說，很多成人經常是自己一個人吃飯。

讓我們先退一步，談談有人一起吃飯的好處，也聊聊我們可以有什麼方式來改變單獨用餐這種流行病。不管哪個年紀，有人一起吃飯都有益於心理健康。一起吃飯的時候，不管是和親友談談生活、促進感情，有人陪著放鬆情緒，又或者就是單純有伴可以聊聊天，都等於是讓我們在一天或一週裡，撥出一段時間來社交、放鬆、交流，這能夠改善心理健康。

全家一起吃飯，兒童與青少年就能從中觀察祖父母、父母和兄姊的行為，除了是培養社交技巧的機會，還能學到如何傾聽、在對話當中互動。每當討論到與自己不同的觀點和看法，就能刺激同理心與理解力。而且，用餐時間也是較年長成人分享畢生珍貴智慧的絕佳良機。「共餐」這種不同世代親友一起吃飯的形式，在所有藍色寶地都是標準的做法，也公認是這些地方百歲人瑞健康長壽的原因之一。

有鑑於證據顯示，獨自用餐或在路上匆忙用餐，都會提高肥胖與營養不良的風險，也不利於世代間的關係發展，我們肯定應該重新推動過去全家一起用餐、或是與朋友定期聚餐的好習慣。英國精神健康基金會對共餐，提出以下建議：

約好時間：訂出可行的目標，每週至少留個一天，和家人或朋友一起吃飯。不管是要來頓悠閒的早餐、週五的晚餐、或是週日的午餐，都該當成每週例行必備行程，而不是可有可無的事情。要確保大家都參與其中，不管是在日期的決定、或是確定是否有空。我也建議，就算真的排不出時間讓大家共聚一堂，也不妨運用遠距科技，讓大多數成員每天都能有一頓飯的時間見見面。

別太麻煩：思考要吃什麼的時候，盡量選擇好吃、但又相對簡單好準備的食物。這樣才有助於確保共餐的傳統能持續下去，不會成為一件苦差事。

分擔責任：讓所有人都參與。有人決定菜單，有人負責買菜，有人負責擺桌，也有人負責做飯或洗碗之類。而這些任務也應該大家輪流做。

提前規劃菜單：這長期來說，會有節省時間的效果，也讓人有機會多花點心思，讓餐點有一些有趣的變化。規劃菜單的時候，也不妨詢問他人的想法。

讓兒孫輩也參與：慢慢讓兒孫輩也參與用餐準備的各個方

面，從菜單規劃、到烹飪、再到洗碗之類。

別看電視：把握用餐時間提供的機會，讓大家聊聊天、分享心情。就算只是當個背景，吃飯配電視還是會分散注意力。

要是以上這些方式對你都不可行，那麼至少請試著讓獨自用餐這件事變得更讓人開心。每天至少有一頓是自己動手做，而且要吃得美味又健康；安排一點做菜的時間，搭配你最喜歡的播客，或是來一集精采的電視節目。甚至可以試著做一些你覺得不容易的新食譜。你也可以更常外出、吃頓大餐。如果是一個人吃飯，帶本書，享受這段體驗。

如果你有朋友也是自己一個人吃飯，可以在兩個人同時各自用餐的時候，打電話聊聊天，甚至是試著都做同一份食譜。有很多人其實並不想自己吃飯，而是出於不得已。所以如果可能，就請別猶豫，找人問問要不要一起吃飯，對方很有可能就像你一樣，也想有個伴。

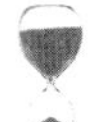

常走路，激發創意靈感

我的同事歐馬洛（Shane O'mara）是都柏林三一學院的神經科學家，寫了一本書《走路的科學》來談散步對情緒與大腦功能的諸多好處。這本暢銷書證明了在戶外自然環境散步有多棒。如果我們已經習慣散步，但忽然不走了，就會少了那份刺激，變得暴躁而不滿。而在被迫不能走路的時候，也會讓性格產生很不好的變化。

身體在動作中的時候，會讓思考更有創意，情緒比較好，感受到的壓力也比較低。史丹佛大學的一項研究，就指出走路能夠激發創意靈感。他們比較了人在走路和坐著這兩種情況的創意高低，發現在走路的時候，人的創意會提高 60%。就算只是在牆壁一片空白的房間走跑步機，創意反應的數量也會是坐著的人的兩倍；而如果是在戶外行走，反應數量還會再進一步增加。

研究也發現，就算已經散完步坐下，短時間內創意的泉源還是會繼續湧現。不論是散步或是創意靈感湧現，都是既能減輕壓力、也有助於提升我們正面的情緒。

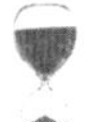 經常深呼吸、正念與冥想

如果我們能夠善用自己的戰或逃反應，能有助於應對突然的挑戰。然而，如果只是日常的壓力與事件（像是金錢難關、交通堵塞、健康疑慮、工作煩惱、人際問題），卻不斷引發戰或逃反應，麻煩就來了。所以在我們討論了壓力造成的問題與原因之後，很值得多談一些有證據支持的減壓方法。

有一位哈佛心臟病專家，在 1970 年代首次提出靠著控制呼吸來放鬆、減壓，就能抒解慢性壓力。呼吸須緩慢、深長、有規律，就能刺激副交感神經，達到放鬆的效果。先是吸氣，要慢一點、深一些，將胃向下推，讓橫膈膜向下撐到最遠，接著短暫屏住呼吸，再開始緩慢呼氣。只要這樣，就能有放鬆效

果。重複呼吸 5 次到 10 次，記得過程要專心，深長而緩慢。深呼吸就是這麼簡單，隨時隨地都能進行。

經過嚴謹的科學研究，已經證實了古老的冥想不但能夠抒解壓力，還能帶來長期的整體健康。腦部掃描顯示，冥想能夠保護大腦的主要結構組織（灰質與白質），還能抑制一些與大腦老化相關的過程，並提供神經保護，也就是避免腦細胞衰弱與凋亡。冥想會增加大腦的血流量與含氧量，減少交感神經系統的戰或逃反應，並且增加副交感神經系統的「放鬆」活動。這樣一來，就能讓神經滋養蛋白（neurotrophin）的數量增加（神經滋養蛋白是能夠提升腦細胞存活率與壽命的蛋白質家族）。

人腦與身體的每個細胞裡都有粒線體，細胞有 90% 的能量都是由粒線體產生，而在冥想期間，這些細胞能量的生產也會增加。所以，有鑑於冥想在整體上有這麼多顯著的好處，每個人都該試試冥想，而且這件事「實在是想都不用想」，做就對了。

越南禪宗的一行禪師，一生堅定推廣正念禪修，在本書寫作的時候已經高齡 93 歲。他留下許多名言金句，像是解釋正念的時候，他就提到：「生命只存在於當下，而這正可看出正念背後的道理。」

科學界直到最近才有人開始認真研究所謂的「特質正念」（dispositional/trait mindfulness，又稱為正念特質），也就是要對此時此刻的思緒與感受，有敏銳的意識與關注。研究顯示，如果具備這樣的正念，對身體、心理與認知都有許多好處，包括能減少壓力與煩憂。特質正念應該成為生活的一種特性，是一種固定的特質，而不是等到冥想禪修時，才有這種狀態。

正念需要訓練。我們其實都會讓自己胡思亂想，特別是去猜測未來、以及對即將發生的事情憂心忡忡。但這也就讓我們總在煩惱一些還沒發生、甚至根本不會發生的事，反而沒好好專注於當下。分心無益於健康，就只是浪費時間。而正念就像是讓大腦來做點運動訓練，不斷把思緒拉回當下。

我們可以安排在每天固定的時間，做正念練習。或者更好的做法，是讓正念成為日常生活的一部分，讓自己學會「活在當下」（這也就是特質正念）。

對於正念與冥想如何改善生理老化的狀況，特別是增強免疫系統，近來眾人對這項主題的興趣大增。雖然目前的觀察看來大有可為，但還需要更多實驗來加以證實。

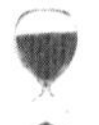

放鬆肌肉、做瑜珈

我會向病人推薦的另一項技巧，就是漸進式放鬆骨骼肌。骨骼肌是我們能夠有意識控制、用來移動身體的肌肉，而不是心肌那樣的不隨意肌。

肌肉承受壓力之後，就會變得緊繃，而放鬆肌肉也就能消除壓力。想要放鬆肌肉的時候，需要比深呼吸更多的時間。最好找個安靜、沒人打擾的地方，舒舒服服躺在堅實的床上或墊子上。接著，照順序逐一放鬆各個主要肌肉群，方式是將該處肌肉先用力收緊、維持 20 秒，再慢慢放鬆。而在肌肉放鬆的時候，要專注去感受張力如何釋放、放鬆的感覺又是如何。先從臉部肌肉開始，再順著身體慢慢往下，直到最後放鬆腳趾。整個過程應該會需要 12 分鐘到 15 分鐘。一開始，請每天放鬆兩次；預計只要大約兩星期，你就應該能熟悉整套技巧，也開始覺得放掉了一些壓力。

瑜伽療法現在也愈來愈受歡迎，已經有超過 6% 的美國人聽了醫師或治療師推薦，開始做瑜伽。在美國做瑜伽的民眾當中，有一半表示他們的目的就是想要改善健康。而在英國，國民保健署也提倡國民多做瑜伽，認為這是一種安全又有效的運動，無論哪個年齡層、無論現在是健康或是生病，都適合做瑜伽。

瑜伽是在兩千多年前起源於印度，源自梵文 yuj（結合），代表的是身體與意識的結合。而瑜伽也就結合了各種體位、呼吸技巧、放鬆與冥想的元素。

自 2014 年以來，瑜伽相關的研究成長了 50 倍，一些最有說服力的研究就是在探討瑜伽如何抒解壓力、失眠與焦慮，也有一些研究證實了瑜伽對於各種生理健康狀況（包括糖尿病、高血壓、冠狀動脈心臟病）確實有好處。瑜伽特別有利於改善人的平衡感與靈活度。其效用的發揮，靠的是讓人更正面看待壓力、自我意識、應對機制、掌控權、靈性、同情心和正念等等。

而在細胞層級，瑜伽也能減少發炎，進而延緩生理老化。

瑜伽能增加血液中的大麻素（cannabinoid）與類鴉片（opioid）的濃度，並且影響大腦與腎臟壓力控制腺（腎上腺）之間的神經活動，釋放出放鬆血管的化學物質——這些可都是好東西！

我曾經在第 2 章〈人為什麼會變老〉討論過端粒，也就是染色體末端的一段保護束，能夠避免染色體受損。但是隨著老化，端粒縮短，也就讓染色體受損，細胞衰弱並凋亡。端粒酶（telomerase）的重要之處，就在於可防止端粒縮短。許多研究都提到，瑜伽會影響端粒酶與端粒長度。全印度醫學科學院（All India Institute of Medical Sciences）的一篇優秀論文就指出，做瑜伽能強化端粒酶、並增加端粒長度。

我們先前也已經討論過其他關於細胞老化的重要指標，像是皮質醇、腦內啡、細胞激素，再加上第 11 章〈肌肉該是你一輩子的好朋友〉將會討論到的另一個重要指標：BDNF（腦源性神經滋養因子），這幾項也都會在做了瑜伽之後，呈現出老化延緩的跡象。

總之，有愈來愈多的證據顯示，靠著瑜伽、冥想、呼吸練習、正念等等活動，就能讓各種關於細胞老化的生理生物標記出現改善，也就是老化過程得到延緩。如果除了做這些活動，再加上定期遠離電子設備、增加與大自然相處的時間，那就更能抒解壓力，進一步放慢生理老化的腳步。

第 7 章

尋找青春靈藥

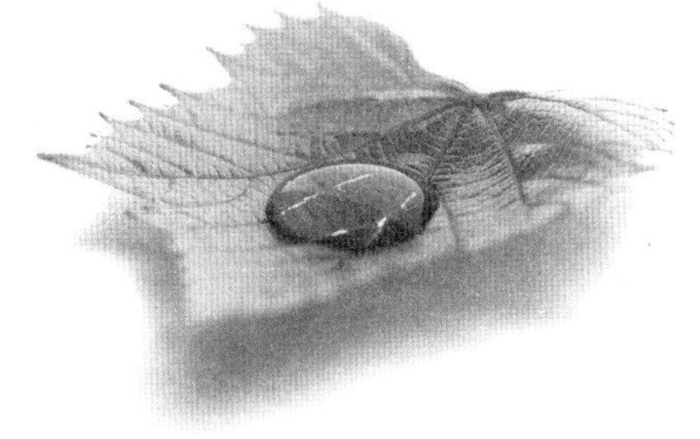

有史以來，對於永保青春的渴望，就一直是人類的一大煩惱。唐朝（西元 618 年至 907 年）可說是中國歷史上的天朝盛世，文化蓬勃，公民社會高度發展，詩歌與藝術成就也來到巔峰。當時以科考取士，確保是由社會賢達對國家提出諫言。

唐朝歷任皇帝一心尋求長生不老藥，雖然唐朝文明昌盛，22 位皇帝卻有高達 6 位在追求永保青春的過程中，意外毒掉了自己的小命。在唐朝煉丹術士看來，硃砂、水銀、黃金、硫磺都是長生不老藥的重要成分，但也正是這些成分，毒死了一票追求永生的皇帝與貴族。而且除了皇室顯貴，士大夫與文人雅士同樣對永生深深著迷。著名詩人白居易就會花上幾小時，彎著腰在爐鼎裡攪拌著水銀與硃砂。但出於某種未知的原因，他煉了丹卻沒吃，結果活得還比其他親友更長，有詩寫道：

閒日一思舊，舊遊如目前。

……

或疾或暴夭，悉不過中年。

唯予不服食，老命反遲延。

不知道白居易是什麼時候想清楚的？至於其他人還得再過將近三百年，才意識到這些成分這麼要命，而不再服用這些丹藥。在某位美國總統提到可以喝消毒劑來殺死新冠病毒的時候，就讓我想起了這則中國的軼事。幸好到了這個年代，我們對於開藥和服藥這件事已經懂得要更小心，也更有判斷力。

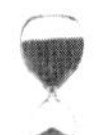

研究小動物

讓我們把時間從唐朝快轉到二十一世紀，谷歌聯合創辦人暨前執行長佩吉（Larry Page）成立了一家公司，希望找出辦法來「治癒」老化。谷歌在 2013 年成立 Calico 公司，官方網站表示該公司宗旨是要「解決老化問題，而這正是生命最大的謎團之一」。

Calico 理想遠大、耗資驚人，投資了許多不同領域的研究，其中就包括一種有趣而奇特的小型哺乳動物——裸鼴鼠（naked mole rat）。雖然裸鼴鼠體型很小，但壽命卻長得出乎意料。裸鼴鼠大概只有人的中指那麼大，外表說不上好看，就是一種活在東非地底、小型、無毛（所以稱為「裸」鼴鼠）、沒有視覺的鼠類。

裸鼴鼠有兩顆突出的鉤狀長牙，像是兩顆獠牙，而且還能各自獨立動作。裸鼴鼠用這兩顆門牙在地下挖隧道，牠們還能忍受其他哺乳動物無法生存的低氧環境。舉例來說，人類腦細胞只要缺氧 60 秒就會開始凋亡，3 分鐘通常就會出現永久性的腦損傷。裸鼴鼠卻能在沒有氧氣的情況下，足足活上 18 分鐘，而且腦細胞或其他細胞沒有任何損傷。所以從科學角度來看，要是可找出這種哺乳動物為什麼能忍受這麼長時間的缺氧，就可能找出新的方式來治療中風造成的腦損傷。

裸鼴鼠除了能在極端環境存活，牠們大約 30 年的鼠生，也永遠不用擔心癌症或心臟病這些老化疾病。裸鼴鼠的一生，通常是結束在受到其他動物攻擊，或者有時候是感染所致，而不是我們所知的那種老死。

裸鼴鼠女王在一群公裸鼴鼠的協助下，十分神奇的維持著穩定的繁殖率，而且還沒有更年期！這又是會讓科學家大感興趣的另一件事。讀者如果有經歷過更年期的困擾，肯定也會覺得這實在太重要。此外，裸鼴鼠的血管也是一輩子維持著良好的彈性，完全不用擔心停經女性與老年男性常有的動脈硬化問題。所以，比起硃砂、水銀和硫磺這些中國古代配方，想尋找當今的青春靈藥，重點搞不好就在於這種鮮為人知、毫不起眼卻又正由 Calico 仔細研究的小型哺乳動物。

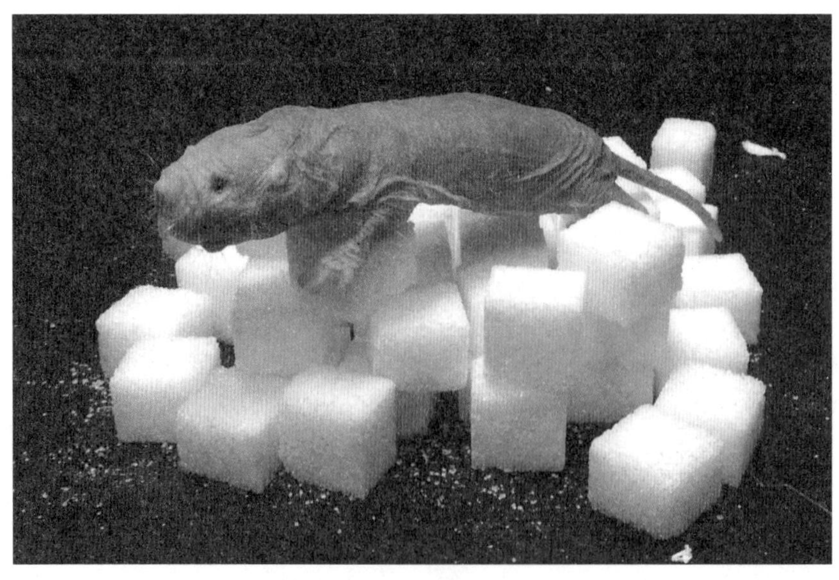

裸鼴鼠。旁邊的方糖可以做為尺寸的參照。　（Jane Reznick/Gary Lewin MDC）

全球曾經存在過的物種，如今有超過 99.9% 已經滅絕，這個數字實在讓人傷心。雖然如此，地球目前仍有的物種總數還是在一千萬種到三千萬種之間。對這些物種的研究稱為「生命科學」，而我們對老化的瞭解，多半正來自於各種生命科學的研究，其中就包括醫學、人類學，以及不同物種的生物學、社會學。早在四個多世紀前，人類就開始從生命科學的研究，瞭解人體老化的原因，當時人們終於意識到，自己老化的方式和其他物種其實大致相同。

提出這項論點的人，是法國博學多聞的勒克萊爾（Georges-Louis Leclerc）。勒克萊爾的人生過得多采多姿，先是十八世紀初在第戎鎮受完耶穌會教育後，開始讀法律，接著又轉讀數學，最後學的則是醫學。等到讀完醫學，他的命還好到直接繼承了一大筆財富。這下他可真的是無憂無慮，再也不用擔心賺錢的問題，而能夠一輩子追求科學上的成就。雖然勒克萊爾沒受過生物學教育，卻談到了生物學的演化論，指出「物種的老化，所有物種皆然」。

勒克萊爾的這項主張影響深遠。也是因此，由於家蠅與人類的老化基因都相同，所以生物學家能將家蠅老化相關基因的研究結果，轉而應用到人類身上。有句可愛的愛爾蘭古諺 Cad é a dhéanfadh mac an chait ach luch a mharú?，直譯就是「貓的兒子除了殺老鼠之外，還能做什麼？」勒克萊爾曾談到大象與猛獁象之間的相似，可說是率先暗示著父母對子女的遺傳作用。除了亞里斯多德與達爾文之外，根本沒有其他研究自然界的學者，有如此深遠的影響。然而，雖然亞里斯多德與達爾文可說是無人不知，勒克萊爾的聲名卻是大大不及。

近來老化生物學的研究，已證明了勒克萊爾的想法，也提供了重要的線索，讓我們瞭解如何研發有效措施來延緩老化。我們目前已經清楚瞭解，有些會影響小型生物（例如蒼蠅、蠕蟲）老化速度的激素與細胞作用，同時也是許多人體老化症狀背後的罪魁禍首，像是癌症、白內障、心臟疾病、關節炎、失智症。多項研究也指出，無論是小型生物或大型哺乳動物，透過控制某些基因、改變繁殖方式、減少熱量攝取，都能夠讓壽命延長。

我們對小型生物比較容易進行大規模研究，特別是果蠅，這是一種常見的家蠅。我造訪過許多實驗室，看著裡面放了很多大型玻璃容器，而蠅類就在裡面吵吵鬧鬧、嗡嗡作響，做為實驗室研究老化現象的中流砥柱。我們關於人類細胞老化原因的大部分知識，都是靠著觀察像這樣的小型生物。或許下一次要打蒼蠅的時候，也不妨暫時停手、想想牠們對科學研究的貢獻？

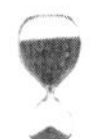

細胞凋亡

人類是一種極先進的生物，經過幾千千萬萬年的努力，才成了我們現在這個樣子。現在這個「你」之所以能夠存在，是因為過去有幾十億個沒那麼適應環境、沒那麼複雜的生物死亡淘汰後的結果。你就是個倖存者，是「適者生存」的典範。人類走到這一步，是從四百萬年前的某一個細胞開始的。如今，人體的細胞與當初那個細胞的核心內容，幾乎也沒什麼不同。細胞的體積非常非常小，需要一萬個人體細胞，才能蓋住一個針頭，一個人體就有幾兆個細胞。

細胞主要的工作就是產生能量，讓細胞（以致我們）的生命得以延續。講得最簡單，就是細胞會將食物轉化為能量，而過程會產生廢物，細胞也會迅速將廢物處理掉。無論是能量的產生、或是廢物的處理，都是由細胞核下令完成。

前面已經提過，細胞核就像是細胞的數位圖書館，存放著細胞的所有資訊，並在必要時透過細胞定期發出指令。細胞膜

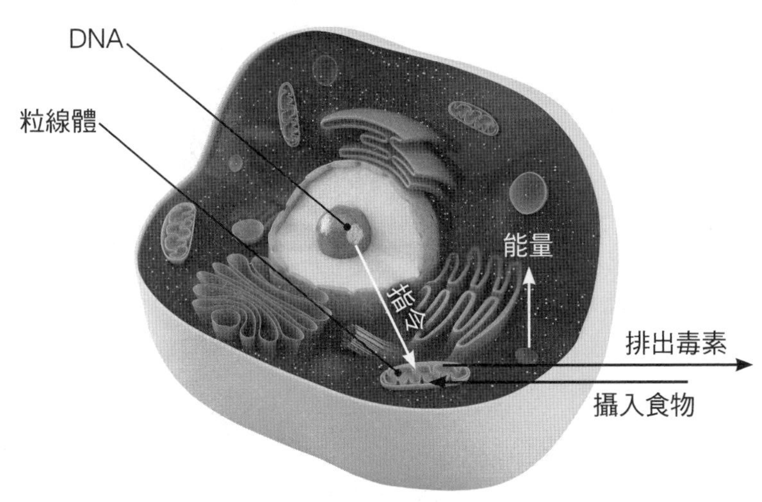

人體細胞的組成

能讓毒素和廢物（食物代謝產生能量的副產品）離開細胞，最後形成糞便與尿液，通過腸道與膀胱排出體外，至於所有有益的化學物質則留在體內，產生能量。所以只要細胞膜的強度有所變化，都會對人體造成嚴重損傷。而在細胞中，負責產生能量、也負責交換能量而使細胞得以生存的部分，就是粒線體。

人體的細胞從不休息，24 小時不斷運作，反覆產生能量、分裂、製造新的細胞。在細胞分裂過程中，基因也會分裂與複製，而將各種特徵的指令傳給下一代。有時候分裂與複製過程出現缺陷，這稱為突變。突變就像是在指令裡錯了一個字母或多個字母。有些突變程度很小，我們可能與之共存而根本沒有感覺；但也有許多突變會造成生物死亡或功能障礙。各種優勢生物（例如你我）就是這樣演化得愈來愈複雜——我們都是演化的倖存者。

每個細胞的壽命都有限，所以一旦有細胞凋亡，就需要由新細胞來取代，所以細胞的分裂與複製對我們才如此重要。身體內的細胞總是在走向凋亡、再替換成新的細胞。而只要有任何事情干擾了細胞凋亡與增生之間的微妙循環平衡，就可能會妨礙身體將老化的細胞替換為功能完整的新細胞，也就會導致生理老化。

每種細胞壽命長短不同。這在法醫學與命案調查當中，十分重要。舉例來說，紅血球大概可以活 4 個月，白血球 1 年，皮膚細胞 3 週，結腸細胞 4 天，精子細胞 3 天。瞭解細胞的壽命之後，就能用哪些細胞還活著，來推斷人的死亡時間。

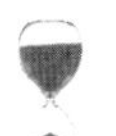 取法長壽生物

野生動物族群當中，虛弱或年老的動物會因為遭到捕食、飢餓與環境壓力，而迅速遭到淘汰，壽命通常不高。但人類就成了一大例外，雖然免不了變老變弱，但現在的預期壽命已經堂堂突破 80 歲。

過去兩百年間，多數已開發國家的平均預期壽命都翻了一倍。不過短短一個世紀，世界就有了巨大的轉變，從幾乎沒有任何國家的國民平均壽命能到 50 歲，到許多國家的國民平均壽命來到 80 歲以上，步調快到驚人。在 2015 年，這個標題就登上了《時代》雜誌封面：「這個嬰兒可能活到 142 歲。」

1900 年，女性的預期壽命是 47 歲。這個數字在 2010 年升到 79 歲，而且還在持續上升。你可能會問，為什麼會這樣？我們還看不到答案的全貌，但一般而言，人類壽命之所以延長，是因為人類變得能夠操控環境、馴養動植物，靠著使用工具與火來取得穩定的營養，並且幾乎消滅了所有寄生蟲。另外還要加上醫學的進步、清潔的用水、減輕的壓力、更多的繁榮；當然，還有人類開始懂得如何控制基因的突變。

於是，只有人類這個物種會真正體驗到生理老化的後果，以及這件事對於族群的影響。舉例來說，人類女性成年後的生命，有長達一半的時間，是在沒有生殖能力的情況下度過。這對於其他哺乳動物來說，簡直是聞所未聞。

想找出還有什麼因素讓人類活得這麼長的時候，也不妨向

其他某些極長壽的動物取經。對大多數動物來說，死法基本上分成兩種：其一是老化後病死，其二則是受傷身亡。但有少數幾種物種，似乎就是能對老化或生病免疫。

人類的細胞損傷會逐漸累積，到最後讓大多數細胞都再也無法存活；但有些物種的細胞損傷累積速度，就是比人類慢得多，簡直可以說是停滯不變，於是牠們也就幾近於長生不老、青春永駐。這種情況稱為「（程度）可忽略的老化」（negligible senescence）。其中某些物種之長壽，實在令人嘖嘖稱奇。例如

不同年代的平均預期壽命

（自1800年以來，有精確死亡紀錄的歐洲國家平均預期壽命）

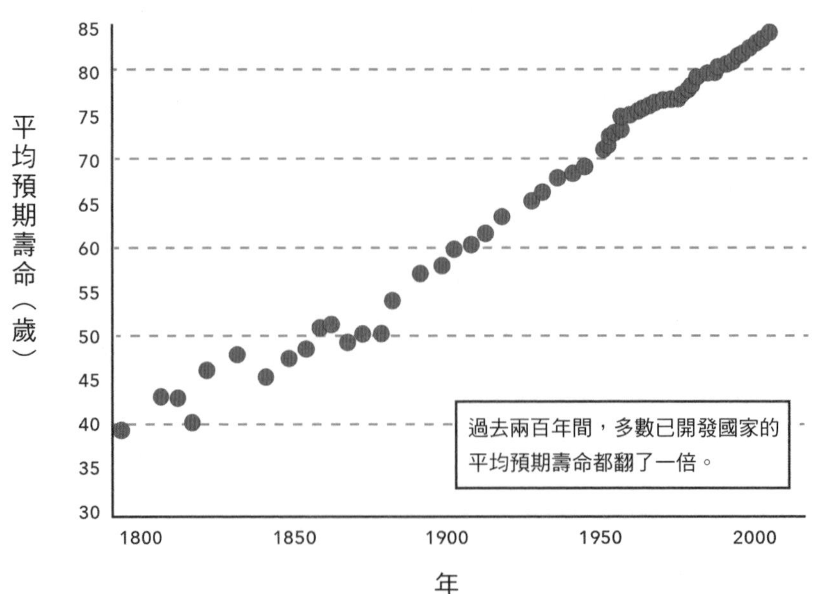

陸龜，就是最著名老化程度可以忽略的動物。在 2006 年，一隻名叫阿德維塔（Adwaita）的亞達伯拉象龜死亡，而對牠的殼進行碳定年之後確認，這隻象龜大約生於 1750 年——足足活了 255 歲！牠最後的死因，是由於殼上有個裂傷而併發肝功能衰竭。要是當時印度加爾各答阿里波動物園有資源與意願，安排肝臟移植與龜殼重建，阿德維塔直到今天應該還在慢悠悠的爬著。話雖如此，能活到 255 歲也已經很不賴了！

南極海綿（Antarctic sponge）非常長壽，可以活到 1,550 歲。這種海綿平常幾乎一動也不動。而我有個同事嘴就很壞，把他團隊裡一個特別懶散的成員，綽號就取叫「海綿」。

弓頭鯨是體型最大的長壽哺乳動物，能活到超過 200 歲，已知最長壽的紀錄為 211 歲。至於最奇妙的動物，則非燈塔水母（*Turritopsis nutricula*）莫屬，從水螅型態（polyp）發育成熟後，還能再回到水螅型態——這簡直是動物界的《班傑明的奇幻旅程》。順道提一下，壽命長達 50 年的白蟻蟻后，這些可憐的小傢伙每天得產出 3 萬個卵。相比之下，飛蠅釣最愛用的雌性美國蜉蝣，壽命只有短短 5 分鐘！

你可以想像，那些極端壽命的生物實在讓我們這些研究老年學的科學家興趣盎然：細胞功能究竟是有何不同，才讓有些物種長壽綿綿、某些物種又朝不保夕？要是瞭解了這一點，又能成功在人體細胞裡模仿這樣的變化，或許就能延緩老化與疾病的發生，進而延長人類健康的壽命。那正是大家心心念念的青春靈藥。

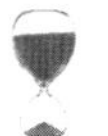

將老化時程推遲7年

各位女士可以鞠躬致意了，因為在幾乎所有現代社會，女性都活得比男性更長。而且這種情況不是人類獨然，像是黑猩猩、大猩猩、紅毛猩猩、長臂猿，這些哺乳動物都是雌性的壽命長於雄性。平均而言，人類女性的壽命比男性長6年到8年。但在西方文明中，主要因為男性心血管疾病死亡人數正在下降，因此這個落差也在縮減。

這樣的性別差異，從許多方面都能得到合理的解釋，包括生理、激素、遺傳、環境和社會因素，多多少少都有影響。一種很常提到的生物學解釋，在於男女的代謝率有所不同。在青春期，男性的代謝率（代謝食物所產生的能量多寡）就比同齡女性高出約6%，青春期以後更會增加到10%。在許多實驗以及大多數的物種當中，代謝率都與壽命長短呈現負相關，也就是：代謝率愈高，壽命就愈短。

女性比較容易將食物轉化為白色脂肪組織，至於男性則比較容易將食物轉化為肌肉（這是好東西）與各種在血液中循環的脂質，包括低密度脂蛋白膽固醇（LDL-cholesterol，壞膽固醇）。膽固醇是心血管疾病的主要危險因子之一。雌激素這種女性激素能夠保護心血管，減少低密度脂蛋白膽固醇，增加高密度脂蛋白膽固醇（HDL-cholesterol，好膽固醇），讓停經前的女性比較不會出現心臟病。雌激素還能保護血管內壁、避免受損，並且能讓血管擴張而降低血壓，還能減少血栓與動脈硬化，進而預防動脈粥狀硬化。這一切都讓女性的心血管狀況更為優越，壽命也就更長。而在某些國家，男性也比較容易接觸到職業傷害。男性開車里程較長、抽菸飲酒較多，也更常因為接觸到像是兇殺之類的事件而有心理創傷。雖然西方世界的女性壽命較長，但是隨著社會發展，這種性別差異正在縮小，而且男性只要有意願，也能採取更健康的行為，進一步縮小壽命差異。

要是人類不會老化，或是老化速度與陸龜類似，那能夠活上多久？這個領域的知名科學家芬奇（Caleb Finch）對這個問題的答案是：「理論上，如果不是像一般這樣，人愈老的死亡率就愈高，那麼人類應該能活上幾百年。如果比照已開發國家 15 歲人口的死亡率，也就是年死亡率 0.05%，算起來人類壽命的中位數大概會是 1,200 歲。」但當然，真實狀況就是人類愈老，死亡率也就會加速升高。不像那些老化程度可忽略的動物，人類的死亡率就是不會停留在我們 15 歲時候的情形。

正如芬奇所解釋，如果是那些老化程度可忽略的動物，過了 70 歲之後，死亡率大概還是只停留在 1% 至 2%，但人類的死亡率會在過了 70 歲之後加速上升。在 65 歲至 70 歲時，人類在未來五年內死亡的機率是 1：100，但在過了 85 歲之後，這個機率就會升到 1：10。相較之下，6 歲兒童的五年內死亡機率則是 1：10,000。

到目前，為什麼某些動物的老化程度就是小到可以忽略，原因依然未明。這可能是某種演化的發展，讓牠們擁有繁殖上的優勢，也可能就是一個意外。這個領域的研究活動目前十分蓬勃，或許就能為人類帶來靈藥，從此青春永駐或長生不老。

在我們有生之年，比起要實現「程度可忽略的老化」，或許比較現實而可能達成的目標，是讓老化速度稍稍減緩，足以將所有老化相關疾病的時程往後推遲大約 7 年。會希望達成這個目標，是因為在人的一生中，死亡風險以及其他與老化相關的負面影響是呈現指數上升，大約每 7 年就會翻一倍。因此，只要能將時程推遲 7 年，就已經能夠帶來比消滅癌症或心臟病更大的健康與長壽效益。

要是我們能成功讓老化速度延緩 7 年（科學家認定這是個有可能達成的目標），就能讓以後 50 歲人的健康與疾病風險會像是現在 43 歲的人；60 歲就像現在的 53 歲，依此類推。而同樣重要的是，一旦實現這種 7 年的延遲，對健康與長壽的好處是所有後代都得以同享，就像是在發展出免疫接種之後，現在大多數國家的兒童都能同樣得益。

我相信這是一個做得到的目標，而且本書談到的許多元素（友誼、減輕壓力、歡笑、人生有目標、睡眠、飲食、身體活動、正面的態度）都有助於將各種年齡相關疾病、失調與死亡的時間延後 7 年以上。我們愈早正視那些會影響老化的風險因子，身體與大腦就能累積愈多的儲備能力，讓我們愈有可能實現延緩老化 7 年的目標。

瞭解為什麼某些動物特別長壽之後，應該也就有助於讓我們瞭解如何操縱細胞功能或結構，延長壽命、減少與年齡相關的疾病。

第8章

冷水與激效反應

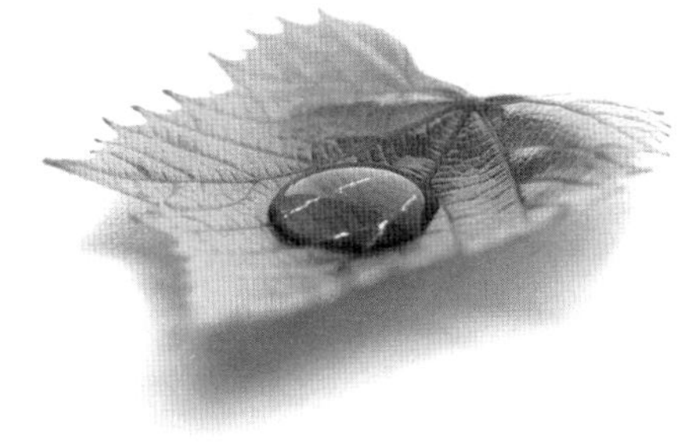

下次你去高級水療中心，來回於運動區、烤箱、蒸汽室、冷水池之間的時候，不妨停一下，想想這些儀式有多麼古老。人類從洗浴和用水取得樂趣，已經有大約四千年的歷史，早在西元前 2000 年，早期埃及宮殿就已經有公共浴室，而古希臘人的生活也十分重視沐浴。但我們遠遠更瞭解的是羅馬的溫泉浴場，這種綜合設施結合了許多專為公共洗浴、放鬆與社交活動而設計的房間，就像是現代的水療中心一樣！

羅馬人洗澡有著某種標準化的模式。先進入更衣室脫掉衣服，接著在塗油室裡塗油，再到某個房間或庭院認真做運動。等到運動完，依序進入熱室和蒸汽室，刮去皮膚上累積的油與汗，接著先到溫浴室，再來到多半設有冷水游泳池的冷浴室。等到這些流程結束，身體再次抹上油，就正式完成沐浴過程。這樣過上幾小時，可真是太愉快了。

水療這種做法有古遠的歷史，我們今天除了會用來治療肌肉骨骼的疾病，像是關節炎或脊髓損傷，也會用來治療燒傷、中風或癱瘓的病人。而像羅馬浴一樣，說到洗澡沐浴，不可或缺的一項體驗就是要接觸冷水。很多證據都顯示，對於許多與老化過程有關的系統與作用，冷水都能帶來健康上的好處。

泡冷水能刺激人體生理系統，引發激效反應（hormesis），也就是某些作用物雖然可能對人體造成傷害，但在少量的時候反而對我們有益。就算暴露在寒冷、輻射、有毒化合物或飢餓這些壓力源之下，只要程度適宜，對人體反而是有益無害。老年學家對於這種乍聽讓人難以相信的現象，深感興趣。實驗室裡的生物如果暴露在適量的壓力源下，通常能夠活得更長。而我們當然也就很想知道，究竟我們能否、又該如何運用這樣的激效反應，來延長細胞的壽命。

就我們目前所知，將細胞暴露在溫和的壓力之下，能夠刺激蛋白質的合成，在不干擾細胞分裂與複製的情況下，改善細胞功能和存活率。我們認為，原因就在於這些壓力觸發了細胞裡的某種復原機制，而提升了其他的修復與復原系統。不論原因為何，激效反應實在太有趣了。而我們也就能夠用這點來解釋，為什麼接觸到冷水對我們有益，也有助於對抗老化。

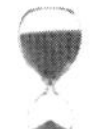 冷水刺激，有助於釋放正腎上腺素

不論是沖個冷水澡或泡個冷水浴，都會造成冷卻的刺激，逼得身體不得不努力回到正常的核心體溫，於是造成一種帶有激效反應的生理壓力，間接有益於身體的許多系統與器官。這樣說來，就理論而言，其他適度的壓力因子引起的激效反應也可能對身體有益，像是缺氧的壓力（憋氣）、氧化的壓力（過度換氣）、熱休克（三溫暖）。但如果要談對老化的影響，這些壓力因子受到檢視的程度，實在遠遠不及冷水澡。

由於人體皮膚的冷覺受器可能是熱覺受器的 10 倍之多，泡冷水或洗冷水澡能夠有效向身體傳遞大規模的刺激。此外，水傳導溫度的能力要比空氣強 30 倍。皮膚接觸冷水的時候，會讓血管收縮、血壓升高，再加上溫度的刺激，就會讓周邊神

經末梢的電脈衝一路傳到大腦的感覺中樞，而下令增加重要的化學物質與神經訊號。其中一種化學物質是正腎上腺素，這種神經傳遞物質是我們戰或逃反應的一部分，在人體接觸到冷水的時候會增加 4 倍。正腎上腺素能夠提升大腦與身體細胞的性能，以及調節心率、血壓、肌肉血流量、骨骼肌收縮、能量釋放等等一系列的功能。接觸到寒冷的時候，也會讓正腎上腺素釋放到大腦控制情緒、注意力與記憶力的重要區域，進而影響我們的警覺程度、記憶力、對事物感興趣的程度、情緒、以及身體對疼痛的反應。

人體幾乎所有器官都會用到正腎上腺素，而所影響的功能也會大大左右老化的過程。隨著年紀愈來愈大，人體對正腎上腺素的反應會慢慢降低，因此只要是能提升正腎上腺素活性的刺激，對老化生理學來說，都至關緊要。我在都柏林三一學院的一位神經心理學同事就有一項假設，認為如果某項刺激（例如冷水）能夠讓大腦釋放正腎上腺素，或許就能預防失智。

正腎上腺素是讓交感神經系統發揮作用的化學物質之一，而交感神經系統則是負責讓身體做好進行各種行動的準備。舉例來說，人在早上醒來那種「清醒」的感覺，就是交感神經輸出激增所致：透過釋放更多正腎上腺素，控制著全身的血液流動。

接觸冷水還會釋放其他化學物質，例如腦內啡，我們常常聽到的「跑者高潮」（runner's high）正是由此所致。接觸冷水會讓腦內啡增加為 4 倍，進而刺激人體的類鴉片受體，提升幸福感、抑制疼痛，進一步讓人「感覺爽快」。

你是不是曾經在冰冷的海裡游泳，雖然剛下水的時候渾身發抖，得朝身上瘋狂潑水、趕快適應一下，但是等到游完上岸的時候，卻發現自己心情愉悅、身體溫暖、容光煥發？現在你知道原因了。

提升免疫力，改善血液循環

接觸冷水也能提升免疫反應。去問問那些喜歡游冬泳、洗冷水的人，他們都會說自己比較少感冒、比較不會出現胸部感染，整體來說，也比較少生病。

有一項研究針對四組受試者，進行為期數月的實驗對照，結果也支持這些說法。其中，第一組是從熱水澡改洗冷水澡；第二組是做規律運動；第三組是既改洗冷水、也開始運動；第四組則是不做任何改變。相較於第四組，第一組（改洗冷水）的病假天數減少了 29%；第二組（規律運動）的病假天數減少 35%；第三組（改洗冷水、加上規律運動）的病假天數更是大減 54%。至於洗冷水澡的時間長短，則似乎沒有影響。

前三組受試者表示他們的精力似乎有所提升，其中許多人提到，感覺就像是喝了咖啡一樣。另一項正面的結果則是生活品質也有所改善，而且洗冷水澡的兩個組別感受到的提升，格外明顯。雖然大多數人都提到，洗冷水還是多少有些不舒服，但是高達 91% 的受試者表示，願意在 90 天的實驗結束後，繼續這項習慣，這或許最能說明洗冷水澡確實好處多多。

戶外冬泳的一大作用，在於提升人體休息時消耗的熱量。戶外冬泳的時候，光是要維持體溫就不簡單了，身體也就必須努力產生更多熱量。水愈冷，身體就得愈全力以赴，將脂肪轉化為能量。再加上游泳本來就會消耗熱量，效果就更顯著了。

所有那些洗冷水澡會有的化學作用與交感神經系統作用，在冷水裡游泳的時候也都會發生。所以在冷水裡游泳的時候，由於溫度劇烈變化，會刺激交感神經系統活動、減少讓血液流向皮膚，兩者都會使心臟必須加大力道，把血液輸送到身體各部位的器官，並且以重要的肌肉、大腦和腎臟等器官優先。這樣一來，也就會改善血液循環，並讓人體更容易排出毒素。

常常去游冷水的人，往往皮膚光滑、容光煥發，原因或許就在於這些生理作用。另外也有充分的證據顯示，游冷水與緩解緊張、紓解疲勞、改善情緒、提升記憶力與整體幸福感，都存在著關聯。

接觸冷水讓人感到精神百倍，背後其實有合理的演化理論支持。過去人類的生活多半在戶外，環境溫度變化很大，也常常會為了覓食或躲避掠食者，而需要游過或置身於溫度並不舒服的冷水當中。到了現代，雖然人類是恆溫動物（核心體溫會一直維持在大約攝氏 36.6 度），卻變得很少會用到這套複雜的恆溫調節系統。這不是好事，因為系統還是應該要受到一點刺激和鍛鍊。

這些日常生活中的冷熱刺激，對靈長類動物來說，已經存在了幾百萬年；對智人來說，也有著幾十萬年的歷史。但相較之下，在過去短短幾千年裡，這些刺激造成的壓力，在人類的生活方式裡面迅速消失，人類的體溫調節系統再也得不到足夠的鍛練或刺激，於是對身心健康造成負面影響。所以，接觸冷水其實對人體來說是一件很自然的事，能夠激發我們演化而來的反應，覺得精神百倍。

治療憂鬱，保養皮膚

關於以接觸冷水來治療憂鬱症的效果，長期以來已有大量文獻討論。《英國醫學期刊》就提過一個案例，是一位年輕女性靠著在冷水裡游泳，而使憂鬱症得到緩解：

一名 24 歲女性，症狀為重度憂鬱與焦慮，從 17 歲開始接受治療，但各種知名的抗憂鬱藥物都無法緩解症狀。等到她生了女兒，十分希望既能夠擺脫藥物、也能擺脫症狀的困擾，於是開始採用每週到開放（冷水）水域游泳的療法。這不但讓她在每次游泳後，情緒立刻得到改善，憂鬱症狀也持續減輕，得以逐漸減少藥物劑量，最後完全無須再服藥。等到一年後的追蹤回診，她依然能夠維持無須用藥。

隨著年紀愈來愈大，很常會遇到憂鬱與情緒低落的情況。這主要是因為生活環境的變化，像是失業或失去伴侶，但也有可能是出於內在因素，像是與年紀相關的神經傳遞物質變化。很多人都知道，憂鬱症病人的正腎上腺素系統無法發揮應有的功能，而泡在冷水裡就有助於調節正腎上腺素系統，進而緩解憂鬱症狀。而且這對於年輕人或年長者都同樣有效。

病人會很關心接觸冷水是否安全，特別是擔心與心臟病的關係。如果已知患有心臟病，必須先諮詢醫師，取得許可，才可以嘗試這些會突然改變溫度的做法。

要是心血管已經因為動脈粥狀硬化或血栓而窄化，一旦交感神經的刺激激增，就可能誘發心臟病。但除此之外，全身短暫接觸冷水（攝氏 15 度至 23 度）其實十分安全，無論短期或長期都沒有顯著的副作用。而且，除非是接觸冷水時間過長，否則這對於核心體溫的影響也小到可以忽略，幾乎不可能出現體溫過低的問題。

接觸冷水還有一個常被忽視的好處，是對皮膚的影響。前面已經提過，洗冷水能讓人看起來精神抖擻、容光煥發，而且這還有助於治療一種年紀愈大愈常見的皮膚問題：與年齡相關的搔癢症。

隨著年紀愈來愈大，皮膚會愈來愈難留住油脂與水分，於是皮膚變得乾澀。如果情況惡化，皮膚開始發癢，並出現鱗狀紅斑，醫學術語稱為缺脂性溼疹（asteatotic eczema）。而用熱水沖澡、或是常常泡熱水澡，不但可能讓缺脂性溼疹惡化，有時候甚至正是成因。沖冷水澡則有助於搔癢症狀的緩解，也不會像沖熱水澡那樣使皮膚乾燥。

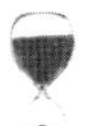

親近藍色空間

說到冷水，不可能不提大海。世界人口地圖顯示，有一大部分人的生活區域都離水不遠，可能是海岸線、海灣邊緣、河流與溪流沿岸，又或是在各島嶼。我們也喜歡在海灘上度假，在湖邊靜靜釣魚。而要讓小孩開心的話，哪有什麼比踏過一個又一個水坑，來得更有趣？

人之所以愛水，背後有著演化上的意義。在人類與猿類漸行漸遠，離開了非洲的森林之後，開始來到河濱與海岸，以魚類、蛤類和蟹類為食。海鮮富含 Omega-3 脂肪酸，正是促進腦細胞生長的必需脂肪酸。在這之後，人類大腦也開始呈現指數級成長。

住在藍色空間（也就是靠近大海）附近，與心情更好、憂鬱更少、整體幸福感更高，都有關聯。雖然這件事不分年齡，但有些研究顯示，我們年紀愈大的時候，這些相關性還愈高。值得注意的一點在於，如果住在大海附近，平均就能讓壽命延長 4 年到 7 年。

關於長壽與海洋的科學，多半是出於對藍色寶地的研究，但這些區域除了都位於海邊高地，也具備許多其他能讓人過得更長壽、更健康的特性，像是飲食均衡、社群活躍、汙染少、飲用水品質高，所以實在很難單純把「住在海邊」這個因子的影響，獨立出來討論。像是住這些地方的人通常也比較少看到壓力與憂鬱，這也可能是原因之一。

我們的研究顯示，與大海愈常有視覺上的接觸，對情緒與幸福感的好處也會愈明顯。換句話說，能「看海」實在是件好事。這件事的影響不分年齡；但也有些研究顯示，這一點同樣是年紀愈大、相關性愈明顯。

海洋總是變化萬千，而大家也都知道，多樣性就能帶動幸福感。就算是連續的兩天、甚至是同一天過了短短幾小時，大海的面貌都完全不同。所以海景永遠不會無趣，也總是能讓人品出不同的滋味。而且，住得離大海近一些，也能增加身體活動的可能性，例如去游泳（甚至剛好就是冷水游泳）或在海邊散步。海邊的生活也能增加社交互動，提供一個健康快樂的空間。而這一切都已經證明，能讓人活得更長壽。

不論出於何種原因（很可能是有許多因素互相交織），住在大海附近，就能大大有益於長壽與健康，影響程度不下於財富等等其他因素。

不論是洗冷水澡、冷水游泳、或者就花點時間看看大海，都已經證實能讓人過得更健康快樂。

第9章

吃個心滿意足

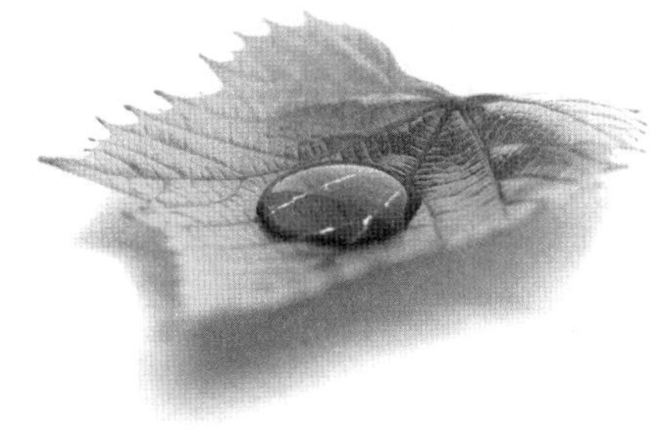

回想寄宿學校的生活，我最珍貴的記憶之一就是半夜起來偷吃東西—— 真的就是一場午夜盛宴。那通常是週六晚上，我們會指定某個人不能睡著，得負責先確保附近沒有其他人了，再在午夜把其他人都叫醒。大夥一起偷溜到樓梯間底下的一個大空間，開始分享各種點心，其實大概也就是夾了花生醬和果醬的三明治、巧克力餅乾、再配點檸檬水。雖然算不上什麼絕頂美食，但對於一群又興奮又飢餓的女學生來說，簡直就像是《聖經》講到那種來自天堂的奇蹟食物嗎哪。我們從來沒被抓到（當然現在可就露餡了），如今回想起那些午夜大餐，淨是快樂的回憶。

但是在那之後，我也多了一點智慧，如今要再講到午夜大餐、甚至是所有餐間的小點心，只能來講點掃興的話，因為那對我們大多數人而言，都是個會讓人不健康的原因。人體經過千千萬萬年的演化，本能就會想在拿得到食物的時候，有多少吃多少。早期人類過著狩獵採集生活，只有偶爾能吃得極為豐盛（例如在一次獵捕之後），但接著就可能有一段漫長的時間只能餓著肚子。由於人類也是當時大型動物掠食的對象，所以會積極在白天覓食，晚上則是躲起來休息，可沒有半夜吃大餐這種事。

在人類進入電力社會之前，是從黎明開始新的一天，經過整天工作（通常就是體力活），隨著太陽下山，人們也進入夢鄉。人類的活動就這樣與日夜的更替同步，自然也不會有什麼飲食過量的問題。而到如今，我們不分日夜都能工作、玩樂、飲食、與彼此保持聯絡，但這對生理時鐘並不利。生理時鐘經過演化，運作上就是有個「睡眠－清醒」週期，要我們在白天活動、適度飲食，晚上就乖乖休息。然而，各種甜點和糖果又叫人難以抗拒，畢竟這也是演化而來的機制。

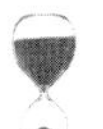 進食時間須在白天 8 小時之內

高熱量食物能讓大腦的快樂中樞（pleasure centre）釋放出多巴胺，而這些快樂中樞又會連結到各種調節生理時鐘與生理節律的機制。要是在兩餐之間、或是早該休息的時候，卻攝取了高熱量的食物，例如花生醬果醬三明治，就會對這些機制造成干擾，比起在用餐時間攝入同樣的熱量，會更容易轉成脂肪的形式儲存累積，結果也就會造成肥胖與相關疾病，例如糖尿病與心臟病。

隨著年紀愈來愈大、睡眠模式受到干擾，某些人晚上睡不著的時候，就可能想跑去廚房找點小東西來吃。但這只會加速體重增加，而不會有助眠的效果。簡單一句話，就是該盡可能把所有進食的時間放在白天的 8 小時之內。

這跟老化有什麼關係？講到細胞的老化，最重要的控制因素就在於飲食的數量與種類，以及與新陳代謝和細胞產生能量相關的基因與化學作用。人吃東西是為了取得能量，而食物就會產生能量。身體消耗能量的速率稱為代謝率，而代謝是發生在每個細胞裡的一系列化學反應過程，會將人體攝取的熱量轉

化為維持生存的燃料。人體消耗能量的方式主要分三種。第一是基礎代謝，指的是休息時，人體維持基本運作所需的能量。第二是分解食物時消耗的能量，第三則是身體活動時消耗的能量。

人體有一件重要事實常被忽略：我們每天所消耗的熱量當中，其實是以基礎代謝所占最多。身體活動消耗的熱量占比還沒那麼高，除非是職業運動員或從事體力要求極高的工作，否則只會占 10% 到 30% 之間。至於食物消化則占了大約 10%。

兩個人就算體型相似、身體組成也相近，代謝率還是可能相當不同。每個人都肯定有這樣的朋友——就算開心吃大餐，體重還是不動如山；但另一位朋友則得對熱量斤斤計較，否則體重就會無情上揚。雖然我們還沒能完全瞭解人類新陳代謝背後的機制，但就目前所知，影響代謝率的因素包括了體內的淨肌肉量（lean muscle mass）與脂肪量、年齡、以及遺傳。淨肌肉量與脂肪量屬於我們能夠改變的因素，但是其他因素就非人力所能左右。

隨著年紀變大，人的新陳代謝會逐漸趨緩。這種年齡效應開始得很早：從 18 歲就開始，而且會持續一輩子。所以我們 60 歲的時候，靜止時消耗的熱量將明顯少於 20 歲，於是更可能發福，以及發展出代謝症候群，包括血壓升高、高血糖、腰圍過大、膽固醇或三酸甘油酯過高。代謝症候群會提升慢性病上身的風險，包括心臟病、中風、糖尿病等。而同樣的，對於代謝症候群的機制、為什麼有些人就是會引來這些症狀（我們和其他人的研究結果估計，60歲以上約有30%會罹患代謝症候群）、為什麼對某些人的影響就是比較大，目前尚未找出明確的解答。

隨著年紀變大，就算我們的生活過得似乎一如往常，對能量的需求就是會逐漸下降，這件事背後的原因至今仍是個謎。所謂的基礎代謝率，指的是在靜止時，維持身體運作所需的能量。網路上就有一套根據統計資料得出的計算公式，只要輸入身高、體重、年齡與性別，就能知道自己的基礎代謝率。

雖然某些食物（像是咖啡、辣椒和其他香料）有可能讓人的基礎代謝率稍微提升，但效果短暫且微不足道，想靠這個方式來瘦腰，只能說是絕無可能。然而，多練點肌肉倒真的會有幫助。你身上的肌肉愈多、脂肪愈少，代謝率就會愈高。要是你的代謝年齡（將你的基礎代謝率與所屬年齡組別的平均值，做比較而得出）高於實際年齡，就代表你該提升代謝率了。

動物體型愈小，基礎代謝率愈高

基礎代謝率與動物的體型及心率關係密切，許多人也相信這會影響動物（可能也包括人類）的壽命長短。一般來說，動物體型愈小，基礎代謝率就愈高，因此壽命愈短。但這點也不是沒有例外，像是裸鼴鼠。

動物體型較小，表面積與體積之比就會比較高，也就是會在單位時間向外界散失熱量的面積相對較大。動物（包括人類在內）想要維持運作與生存，就必須讓核心體溫保持穩定。而對小動物來說，也就必須迅速讓食物氧化、產生能量，才能夠維持體溫。

體型最小的一種哺乳動物是鼩鼱，是大象的遠親。鼩鼱的體重大約只有 4 公克，代謝率超高，讓牠們很難活超過 12 個月。為了維持代謝率，鼩鼱的心跳非常快，來到每分鐘 600 下（人類心跳為每分鐘 60 下、到 80 下），並且每 15 分鐘就得吃下相當於自身體重的昆蟲。昆蟲是鼩鼱的主食。鼩鼱很少睡覺，而且要是沒了食物，短短幾小時就會餓死。由於鼩鼱就是對食物有這樣持續的需求，牠們所擁有的毒液不但能夠麻痺獵物，還能讓獵物繼續存活長達 15 天。在這段時間，鼩鼱就能把獵物拖去儲存起來備用。鼩鼱這招可太取巧了呀！

然而，這套在體型、基礎代謝率、心率與預期壽命之間的關係。也有例外。這在老化科學看來就格外有趣。舉例來說，老鼠與鴿子的體型不相上下，基礎代謝率也十分類似，但鴿子的壽命卻是老鼠的 7 倍。差異的主因在於，雖然鴿子的代謝率與老鼠相似，但在粒線體產生能量的過程中，鴿子釋放的毒素與產生的廢物卻少得多。

你大概已經能想像，要是能夠找出為何鴿子的粒線體比較不會放出毒素，或許也就能改變人類細胞釋放毒素、累積廢物的情形，而這些都是影響老化的關鍵。解開這個謎團，會不會也能把答案應用在人類細胞老化的狀況，讓我們的壽命延長 7 倍呢？若能如此，整個世界肯定會大大為之震撼。

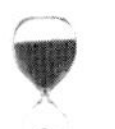

白色脂肪與棕色脂肪

肥胖症狀與粒線體的運作密切相關。肥胖症的流行正愈演愈烈，蔓延全球。事實上，肥胖症在中等收入國家的上升速度甚至還超越西方國家。

在我們的研究中，發現愛爾蘭 50 歲以上成人有高達 70% 屬於超重或肥胖。雖然歐洲其他國家情況也類似，但如果把所有歐洲國家一字排開，愛爾蘭與英國在肥胖方面，實在是名列前茅。看看你身邊的人，有多少朋友能說上是體重適中呢？肥胖的嚴重之處，在於會讓人加速老化，提前出現某些疾病症狀（有時候甚至是足足提前了 20 年），像是心臟病、高血壓、關節炎、肝臟疾病、皮膚問題。

超重和肥胖者的基礎代謝率會高於體重正常的人，但平均每公斤體重的基礎代謝率則較低。至於心率的情況則和其他動物相同，為了跟上代謝率，心跳速度就會變得比較快，這也正是肥胖會導致健康狀況不佳的原因之一。

肥胖是一種脂肪過度累積的疾病，本質上就是長期熱量攝入高於支出而造成的失衡。簡單說來，也就是吃進去的熱量要比消耗的多，而使多餘的熱量儲存在白色脂肪（white fat）當中。如果想讓肥胖這種流行病遠離自己，特別是還得面對年紀漸長、身體脂肪漸增的多方夾擊，就得更瞭解脂肪的本質、以及身體是如何控制脂肪。

我們很容易覺得「脂肪」都一樣：總之就是那些在我們皮

下的東西，讓人大腹便便，還會提升得到糖尿病和心臟病的風險。然而，可不是所有脂肪都生來平等。多年來，科學家已經瞭解脂肪組織至少分成兩種不同的顏色。我們大多數人熟悉的是白色脂肪，會將熱量以大油滴的形式儲存在全身各處，過多的白色脂肪就會導致肥胖。

至於棕色脂肪（brown fat），則是由較小的油滴、以及大量富含鐵的粒線體組成，看起來就像是栗子的顏色。綠茶、高麗菜、漿果、菠菜、辣椒和咖啡等等食物，都能增加棕色脂肪。而身為細胞能量發電廠的粒線體，就是用棕色脂肪的小油滴來產生能量。我們覺得冷的時候，就會刺激啟動棕色脂肪；這點之所以值得注意，是因為這能夠控制脂肪轉化為燃料或能量。而運動也能夠刺激像是鳶尾素（irisin）之類的激素，啟動棕色脂肪、釋放能量。

所以，不論從哪個角度來看，棕色脂肪都是「好」脂肪。科學家正努力找出療法，希望能控制這種黃褐色組織與鳶尾素來將脂肪轉為能量，達到減重的功效。要是每天能在攝式 19 度以下待幾個小時，就能讓白色脂肪轉變成棕色脂肪。或許這也是接觸冷水（包括洗冷水澡）有益健康的另一個原因。

想解決肥胖問題，表面看來再簡單不過，就是減少熱量攝取（像是避免吃高熱量食物）、增加能量消耗（增加身體活動量），但看著時間已經過了幾十年，各種公衛方案還是沒能消除那些「致胖」環境因素，我們就清楚知道，肥胖絕不只是一般人說的「意志力不足」的問題。事實上，我們到現在仍然未能完全瞭解在遺傳學、生理學、認知行為之間，是有著怎樣的複雜互動，控制了能量與體重的關係。

多項證據都顯示，人體有些「開關」會左右老化速度。這些開關並非毫無彈性，而是有調整的空間，有可能讓我們多青春洋溢個幾年，也讓那些老年的麻煩晚幾年再出現。而飲食與體重就控制了許多這樣的開關，也是啟動或關閉細胞老化機制的主要因素。

希波克拉底在兩千多年前，就曾說過：「以食為藥、以藥為食。」這句話至今依然擲地有聲，原因就在於我們已經愈來愈體會到，飲食對於維持身體與大腦健康的重要性。

藍色寶地的飲食習慣

如果想瞭解有助於延緩老化的食物，各個藍色寶地的飲食應該會是個很好的起點。許多文獻都記載了藍色寶地百歲人瑞的飲食習慣，讓我們知道是哪些飲食讓人長壽，也減少晚年疾病纏身的時間。從這些百歲人瑞的飲食，就能讓我們瞭解哪些是可能的優良食物，而許多都與知名的地中海飲食十分相似。

簡而言之，這些飲食有 95% 是植物，魚類比例高，紅肉比例極低，乳製品與蛋類比例中低，糖類極少，而且不含加工食品。沖繩飲食有大量的薑黃與生薑。藍色寶地居民會吃許多不同的蔬菜，另外也吃很多種豆類，例如各種莢豆、小扁豆、豌豆、鷹嘴豆。他們也吃許多不同種類的水果、全穀物、堅果與種子。他們每天至少會吃到半杯煮熟的豆子、兩盎司的堅果（1 盎司約為 28 公克）。

在大多數藍色寶地，牛奶製品占飲食的比例並不高。伊卡利亞島與薩丁尼亞島的島民，會食用山羊奶與綿羊奶的製品。他們每週吃蛋的次數大約是二次到四次，通常每次一個、做為某道菜的一部分，而不是當作主要的蛋白質來源。在大多數藍色寶地，每週最多只會吃到三份魚類，而且通常是食物鏈中間的魚種，像是沙丁魚、鯷魚和鱈魚，比較不會碰到高含量的汞或其他有害化學物質。他們肉類吃得很少，平均每個月只會吃到五次，每份大約 60 公克以下。肉類也不是盤子上的主角，而只是旁邊的陪襯，比較像是過節慶祝的料理，或是替蔬菜為主的菜餚加點滋味。

藍色寶地的居民，每天對添加糖的攝取量大概只有北美居民的五分之一。糖類的攝取，對他們來說是一種刻意為之的享受，不是隱藏在加工食品裡的成分，也不是某種飲食習慣。至於三餐，多半是在家自煮，早餐分量最多，晚餐則最少。除了極少數例外，他們只喝四種飲料：水、咖啡、茶、葡萄酒。在所有藍色寶地，茶都是日常飲品。

在沖繩，綠茶除了提供重要的抗氧化劑，更是家人朋友之間的社交催化劑，除了在三餐能看到綠茶的蹤影，還是訪客接待儀式的一環。綠茶含有兒茶素，目前已經證明，兒茶素能在小鼠體內影響相關基因，進而延緩大腦老化，增強神經迴路和腦神經細胞的適應性。在大多數藍色寶地，每天會喝一小杯到三小杯紅酒。像是在薩丁尼亞島，日常的「歡樂時光」就是要大夥聚在一起，閒聊、喝幾杯紅酒。

所謂的地中海飲食，指的是在直到三十多年前，義大利、希臘、西班牙等國的傳統食物。大家都知道，這些地方的人比美國人更健康、也更長壽。

最近有一篇關於飲食的回顧研究，整合了過去一系列參與人數達一千三百萬的研究，結論就對地中海飲食大為讚賞，說這種飲食密切關係著死亡率與諸多疾病風險的降低，像是心血管疾病（例如心臟病）、某些癌症、糖尿病、腦部疾病（如失智）。而目前所稱的地中海飲食，範圍已經比原先研究時，涵蓋得更廣，泛指下表所提的各種食物。但總之是要避開糖類、澱粉、以及加工食品或精製食品。

地中海飲食

蔬菜：	番茄、青花菜、羽衣甘藍、菠菜、洋蔥、花椰菜、胡蘿蔔、抱子甘藍、黃瓜
水果：	蘋果、香蕉、柳橙、梨子、草莓、葡萄、椰棗、無花果、甜瓜、桃子
堅果與種子：	杏仁、核桃、夏威夷豆、榛子、腰果、葵花籽、南瓜籽
豆科植物種子：	莢豆、豌豆、小扁豆、乾豆類、花生、鷹嘴豆
塊莖：	馬鈴薯、甘藷、蕪菁、山藥
全穀物：	全燕麥、糙米、黑麥、大麥、玉米、蕎麥、全麥、全麥麵包、全麥義大利麵

魚與海鮮：	鮭魚、沙丁魚、鱒魚、鮪魚、鯖魚、蝦、牡蠣、蛤、螃蟹、貽貝
家禽：	雞、鴨、火雞
蛋：	雞蛋、鵪鶉蛋、鴨蛋
乳製品：	起司、優格、希臘優格
香草與香料：	大蒜、羅勒、薄荷、迷迭香、鼠尾草、肉荳蔻、肉桂、胡椒
健康脂肪：	特級初榨橄欖油、油橄欖、酪梨、酪梨油

地中海飲食基本上與藍色寶地飲食十分類似。而地中海的生活方式也包括了大家一起用餐，常常是三代同桌，成為一種跨世代的交流。由於我們很難分得清楚這裡的好處究竟是來自社交、愉悅、又或是飲食，所以乾脆就是同樣推薦！

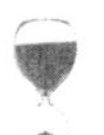

限制熱量攝取

如果想要延緩老化、改善年齡造成的基礎代謝下降，「限制熱量」這招似乎是大有可為。我們早就知道，限制熱量攝取可以讓人活得更久，像是在老鼠、蠕蟲、魚類、猴類等許多物種身上，都能觀察到這種現象。恆河猴如果經過 20 年限制攝取熱量，進食量不到正常的一半，反而會比那些 20 年正常飲食的同年紀恆河猴，看來更年輕、毛髮更茂密、眼睛更有神、雙頰更飽滿、體態更年輕、精力也更充沛。值得注意的是，限制熱量攝取的恆河猴壽命也長了 30%。

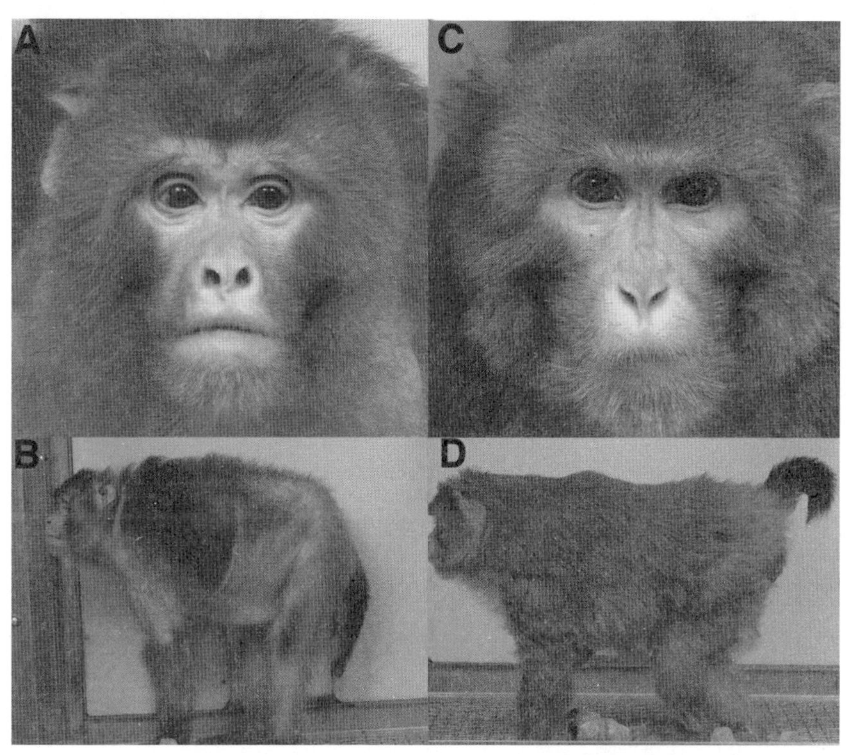

照片 A、B 所顯示的，是一隻終生正常進食的 20 歲恆河猴。
照片 C、D 的恆河猴雖然同樣是 20 歲，但這 20 年的熱量攝取都較低。

酮體（ketone body）是脂肪分解後形成的化學物質。身體在斷食與運動期間，就是由酮體來提供能量。限制熱量攝取與斷食之所以能帶來好處，就是與身體開始產生酮體有關。

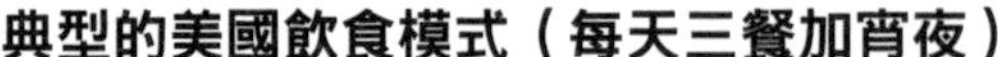

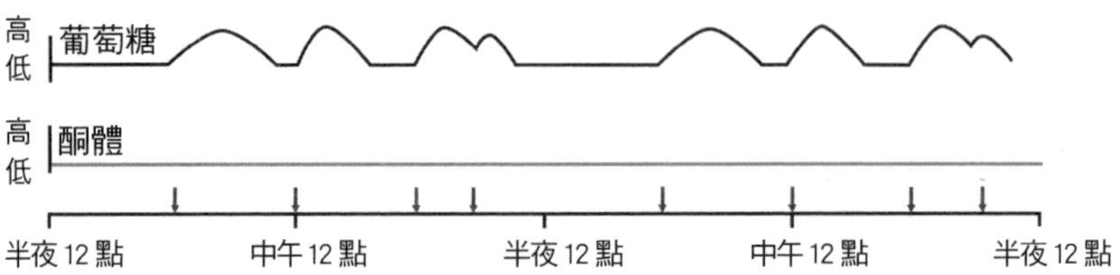

上圖是大多數工業化國家典型的飲食模式，每天有早餐、午餐、晚餐三餐，再加上宵夜。血糖濃度會在每頓飯後上升，再在幾小時後恢復到基準值。糖會以肝醣（glycogen）的形式儲存在肝臟，在糖與肝醣兩者都十分充足的時候，人體就會以肝醣做為主要的能量來源。然而，血糖太高對人體並不好。

只有在我們斷食的時候，體內才會開始產生酮體，而且要是肝醣儲備充足，酮體的濃度也不會上升。唯有在肝醣儲備降低時，人體才不再由肝醣取得能量，而是改為將脂肪分解為脂肪酸，再形成酮體與能量。這些酮體及其代謝反應，就有助於人體的細胞與整體健康。

一日斷食（例如隔日斷食、或每週斷食二日）

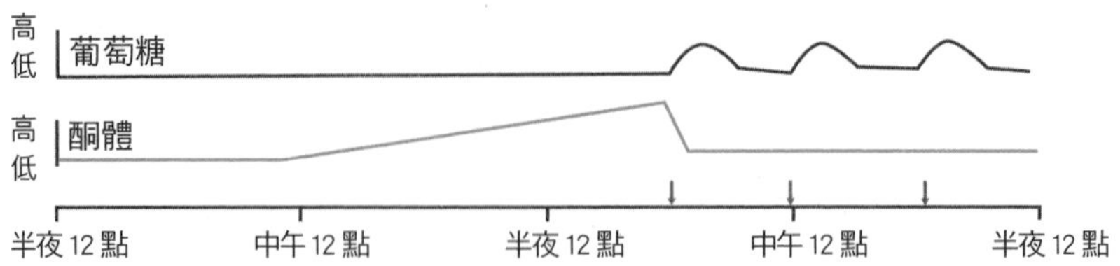

左下圖的例子是一天斷食、接著一天正常吃三餐，也就是間歇性斷食。在斷食期間，血糖濃度維持在低而正常的濃度，酮體則是在斷食期間逐漸上升，但在第二天吃了第一頓飯之後下降。

限制時段進食（每天斷食 18 小時）

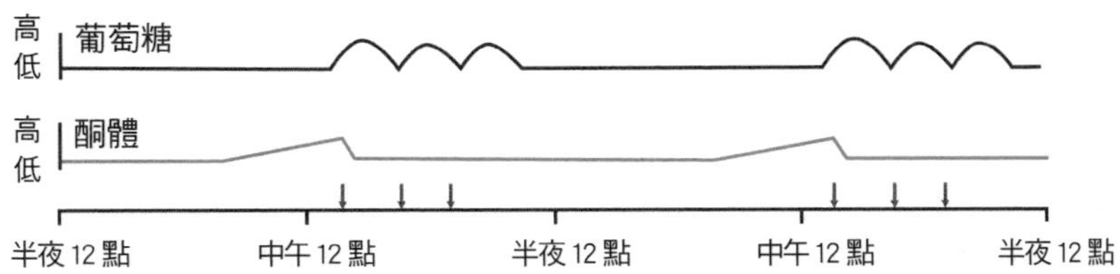

上圖的例子是限制時段進食：每天只在一個 6 小時的時段內進食。在進食的 6 小時內與之後的幾小時，血糖濃度較高，但在接下來的時間都維持在低濃度，直到第二天進食，才再升高。至於酮體，則在斷食期的最後 6 小時到 8 小時內升高。

我曾經就這個主題向一群醫師演講，其中一位退休的婦產科教授對於斷食的概念相當不以為然，對資料大表懷疑，認為酮體升高不可能有好處。他也警告說，這是他一直努力不讓病人（特別是糖尿病人）出現的症狀。當然，他也有一部分說得對，如果是因為疾病而使酮體升高，代表的是病情很嚴重，而這與我們希望透過斷食生酮的情況並不相同。但我要很欣慰的說，後來這位婦產科教授已經開始熱情奉行熱量限制法，到了 80 多歲還生龍活虎。

市面上有很多種不同的斷食法。例如，斷食 16 小時到 48 小時、中間不進食或只吃極少量食物，再回到正常進食間隔，就這樣反覆進行。又或者是間歇性斷食，像是每週二天或每隔一天只吃所需熱量的 60%。還有定期斷食法，像是在五天裡，每天只吃 750 大卡到 1,100 大卡。

至於一種很熱門、也是我首選的熱量限制飲食，則是 18 小時斷食（又稱 186 斷食），對許多人來說都不難做到。這屬於上面所提的限制時段進食，要把每天進食的時間限制在一個 6 小時的時段裡。所以像我就是不吃早餐，只在 6 小時內吃中餐和晚餐，這樣從整夜到隔天早上，就能有斷食 18 小時以上的效果。我覺得這樣的限制時段進食方式，比較容易遵守。

就我們所知，目前並沒有哪種斷食法特別有益於對抗生理老化，所以只要選擇你最容易遵行的方法就行。不論哪一種，都能引發代謝改變，讓人體從使用葡萄糖，改為使用酮體來生產能量，進而引發一系列有益於細胞的化學反應，延緩細胞老化。

並不是每個人都適合斷食，像是糖尿病人、容易暈倒或感覺虛弱的人、飲食失調的人、懷孕或哺乳期的人，都不該貿然嘗試。如果斷食對你來說有困難，可以先試著把進食時間限縮在一個 8 小時到 10 小時的時段，而且盡量避免吃零食。如果真的受不了，可以吃一片水果或幾顆堅果。

以我為例，雖然每週有幾天，診所早上非常忙，但現在也已經很習慣斷食，只是剛開始確實需要一點時間適應。就算在斷食期間，整天也不該忘記喝水，千萬別讓自己脫水了。

至於每天讓自己減少攝取 30% 至 40% 的熱量，也是一個好方法。一項針對糖尿病前期肥胖族群的有趣研究顯示，如果只在早上 7 點到下午 3 點之間進食，從下午 3 點以後就持續斷食到隔天早上，將能顯著降低胰島素。這對於減少細胞裡的脂肪是好事一樁。但就我個人而言，我覺得這種斷食法會比不吃早餐困難。所以不妨多方嘗試各種間歇性斷食法，總能找到最適合你的方式。

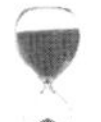

間歇性斷食與生酮

你或許會問，人類為什麼會演化成這種斷食會有好處的型態？斷食又為什麼能從細胞層次來延緩老化、減少疾病？

所有生物的生存繁殖，都取決於取得食物的能力。食物決定了我們的生活型態與模樣。所以，人類演化出了一些行為與生理上的適應能力，要能在食物短缺或匱乏的時候活下去。有些生物會在食物難尋的時候，進入休眠狀態，像是酵母會有靜止期，土撥鼠和熊會冬眠，而哺乳動物也會用肝臟等器官和脂肪組織來儲存能量，應付長時間的斷食或飢餓。不同物種能撐的時間，長短不一。

對哺乳動物來說，間歇性斷食之所以能帶來健康上的許多好處，除了是因為減少了自由基、讓體重減輕，也是因為所引發的反應能夠抑制體內發炎。細胞在斷食期間啟動的反應，能夠加強抑制發炎、抵禦壓力，還能去除或修復受損的分子，而這一切都有益於防止細胞老化。限制熱量攝取會引發脂肪細胞釋放脂聯素（adiponectin）這種蛋白質，有益於防止動脈粥狀硬化與發炎，也就能預防心臟病與高血壓。對動物進行熱量限制，能夠降低罹患癌症的風險，而人類很可能也是一樣。

想得到這些好處，重點在於產生酮體、減少血糖升高的情形。特別就人類而言，限制熱量攝取就能改善與年齡相關的胰島素敏感性。2017 年，英國新堡大學泰勒（Roy Taylor）團隊主持了一項多中心研究，將糖尿病人隨機分配接受常規照護或嚴格的熱量限制（每天只吃 800 大卡）。經過一年後，低卡飲食的糖尿病人有一半不再需要糖尿病藥物，可見限制熱量攝取能夠緩解第二型糖尿病，改善胰島素敏感性。

《新英格蘭醫學期刊》也有一篇精采論文，回顧了相關主題的科學發展，結論認為斷食已經在演化過程裡成為人類生理機能的一部分，能夠啟動幾項基本的細胞功能。該篇論文的兩位作者也認為，從進食轉變為斷食狀態時，不僅有助於燃燒熱量、降低體重，還能改善代謝、降低血糖、減輕發炎、清除毒素與受損的細胞。這一切都有助於改善諸多健康問題，從關節炎、氣喘到癌症等等，不一而足。

這裡要問的是：我們是必須終生採取斷食法，才能得到這些好處？又或者即使等到年紀較長才開始斷食，也同樣能改善與年紀相關的健康與老化情形？關於這點的結果是個好消息。動物研究發現，只要在成年後，無論任何階段開始斷食，都能得到上述對細胞的好處，就算已經非常老的動物也是如此。人類也是在成年之後，不分年齡都能從斷食獲益，但愈早開始，效果就愈持久、愈顯著。

就試試吧！我開始做斷食還只有三年，但老實說，十分喜歡，也強烈鼓勵我的病人都考慮做間歇性斷食。

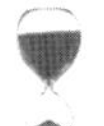 可模仿斷食效果的食物藥物成分

雖然大部分人都想要活得長壽又健康，但是大概不會有太多人願意一輩子奉行低熱量飲食（又稱為低卡飲食）。因此，也有研究在設法「模仿」限制熱量攝取，也就是靠著藥物或營養補充品，來對細胞產生與斷食做法一樣的效果。目前，已經成功找出一些這樣的成分，像是白藜蘆醇（resveratrol）、槲皮素（quercetin）、漆黃素（fisetin）、二甲雙胍（metformin）、雷帕黴素（rapamycin）。

白藜蘆醇屬於多酚類（polyphenol）化合物，作用類似於抗氧化劑，能讓許多物種壽命延長。這種成分天然存在於多種植物之中，包括紅葡萄、花生、李子、藍莓、蔓越莓。我們一般最熟悉的是紅酒就含有白藜蘆醇，來自葡萄皮。多項實驗室研究顯示，白藜蘆醇能影響動物與人類細胞的 SIRT1 基因（目前相信這個基因能保護身體，避免受到肥胖和某些老化疾病的影響），也就有助於免疫保護。

根據現有研究，就算是大劑量服用白藜蘆醇，也不會造成

任何嚴重的副作用，但建議如果正在服用抗凝血劑或血栓溶解劑，還是要注意攝取量。目前市面上的白藜蘆醇補充品，多半都還無法達到研究認為有益的劑量。要達到研究所稱的效果，每天的建議白藜蘆醇攝取量將高達 2,000 毫克，而 1 公升的紅酒也只含有 5 毫克至 15 毫克的白藜蘆醇。所以，雖然喝紅酒有好處，但我可不建議你每天喝紅酒喝到能夠攝取 2,000 毫克的白藜蘆醇。還是想點別的辦法吧！

槲皮素是另一種存在於水果裡的多酚，特別是在草莓、堅果與香草裡，格外豐富，能夠抗發炎、抗組織胺（抗過敏），還能強化抗氧化保護。

最新一種能模仿斷食效果的成分是漆黃素，可抑制 mTOR 這種蛋白質。mTOR 控制著胰島素的作用，影響肝臟、肌肉、白色脂肪與棕色脂肪組織、大腦等器官是否運作正常。mTOR 似乎與細胞老化非常有關。在糖尿病、肥胖、憂鬱症、某些癌症與細胞老化的病人身上，都能觀察到 mTOR 失調的情形。

漆黃素在蔬果裡的相對含量，分別是：草莓（160）、蘋果（27）、柿子（11）、蓮藕（6）、洋蔥（5）、葡萄（4）、奇異果（2）。換句話說，草莓的漆黃素含量是奇異果的 80 倍。然而，對於漆黃素做為補充品的研究，目前還在早期階段。

雷帕黴素也是一種 mTOR 抑制劑，在模仿熱量限制效果這件事上，前景可期。這種藥物除了可能提升老年免疫力，對健康還可能有其他好處。目前，雷帕黴素已經是癌症化療的輔助藥物，但抗老的效用與安全性仍有待臨床試驗證實。

二甲雙胍除了是治療第二型糖尿病的藥物，也能模仿熱量限制效果，延長多種物種（包括囓齒動物）的壽命與健康。糖尿病人若服用二甲雙胍，死亡率會低於服用其他藥物的病人，也讓人對於這種藥物延緩老化的潛力大感興趣。至於在免疫方面，近期幾項臨床研究就提到，二甲雙胍具有抗發炎的作用，而在關節炎研究中，已證明能對實驗小鼠帶來有益的影響。

對於這些模仿限制熱量效果的成分，早期研究能給我們怎樣的結論？其中有些本來就屬於健康飲食的一部分，就算當作補充品服用，應該是依然有益，不太可能有害。但是也有一些成分，像是雷帕黴素與二甲雙胍，還需要進行更多臨床試驗，才能確定是否有益處。但看來大有可為，很值得關注。

日本人健康長壽的祕訣

如果你想當一個快樂的百歲人瑞，絕對值得參考日本的例子。日本是全球史上平均壽命最長的國家，女性的平均壽命為 87.3 歲，男性平均壽命則為 81.3 歲，而且都還在不斷增加。在 2019 年，全日本 90 歲以上人口來到 231 萬人，百歲以上人瑞更超過 7.1 萬人。所以是日本找到了青春之泉嗎？以下就來深入探究日本人健康長壽的飲食祕訣。

整體而言，日本的飲食清淡而均衡，基本食材包括：富含 Omega 的魚類、稻米、全穀物、豆腐、大豆、味噌、海藻、蔬菜，特色是低飽和脂肪、低糖、高維生素、高礦物質，能夠降低罹患癌症與心臟病的風險。這樣的健康飲食，讓日本在其他國家深受肥胖之苦的時候，還能維持極低的肥胖率，只有 4.3% 的人口達到肥胖程度。相較之下，英國的肥胖人口比例為 27.8%，美國更高達驚人的 36.2%。肥胖是造成糖尿病、癌症、心臟病等致命疾病的主因，所以不用說，日本人長壽的原因之一，很有可能就在於飲食。

這點從科學看來，也是如此。《英國醫學期刊》的一篇研究便指出，如果遵守日本政府推薦的飲食習慣，死亡率會比不遵守的人低 15%。而且日本是從小就吃得十分健康，學校都遵照政府的健康飲食指南，午餐有大量蔬菜和水果，精製糖則極少。從小學會如何均衡飲食，就能讓孩子在餘生（而且應該是很長的餘生！）健健康康。

日本也受儒家啟發，從小就教導孩子「腹八分目」（也就是吃八分飽）的原則，與藍色寶地的飲食原則很相似。大腦通常需要至少 20 分鐘，才能意識到身體已經吃飽了。而日本飲食的分量較少、吃飯速度也較慢，都是讓日本人更長壽的原因。到了用餐時間，日本人會將食物盛到許多小盤子裡，眾人席地而坐、一同用膳，再加上以筷子進食，用餐過程更慢，也就有助消化。

日本喝抹茶已經長達數個世紀——茶道的歷史超過千年，顯見茶道在日本文化發揮的重要作用。抹茶這種古老的飲料富含抗氧化劑，能夠強化免疫系統，也有助於預防癌症，甚至還能保護細胞膜。以上種種都能延緩細胞老化，而且抹茶還能助消化、提精神、調血壓。這些神效的祕訣，就在抹茶的製作過程，會刻意在嫩葉生長過程中，遮蔽多數的陽光，也就能增加葉綠素與抗氧化劑的含量。日本人每天都會喝幾次抹茶，所以在你下次想喝咖啡的時候，何不也試試綠茶？

除了飲食之外，日本人的長壽還可能有其他因素。日本兒童有大約 98% 是走路或騎腳踏車上學，全國性的廣播電臺也會每天早上播放「收音機體操」。就連每天通勤，也需要不少活動，大多數人是先走路或騎腳踏車到火車站，在列車上一路站著，到站後再走到公司。而且也不是日本人都不坐下，只是有一種更健康的坐姿：他們在用餐或社交活動時，是以「正座」（seiza）方式跪坐在地上，身體的重量會放在小腿上，雙腳腳掌則放在臀部下方。這種坐姿有助於維持身體的力量與靈活。就連上廁所也不輕鬆，日本傳統廁所需要蹲著上，而這對腸道與肌肉也更健康。

日本人直到晚年，仍然會有每日的身體活動，像是路上就會看到許多日本老人家在走路或騎腳踏車。日本人的長壽也能歸功於良好的健康照護體系——在彭博健康照護效率指數（Bloomberg Health-Care Efficiency Index）排行榜上，位居全球第四。自 1960 年代以來，日本所有醫療費用有 70% 是由政府支付，低收入公民的費用更有高達 90% 由政府支出。日本也擁有先進的醫療知識與設備，使日本成為理想的養老去處。

傳統上，日本的老人家是住在家裡，由家人照顧，而不是住進養老院。能在晚年與家人共同生活，除了對心理有好處，也代表人能活得更久、更快樂。

日本或許還有遺傳上的優勢。有兩種特定的長壽基因 DNA 5178 與 ND2-237 Leu/Met，都是在日本更常見，能夠預防某些疾病，也就有助於延長壽命。DNA 5178 能協助抵抗成人第二型糖尿病、中風與心臟病。ND2-237 Leu/Met 則能抵抗中風與心臟病。所以，雖然我們的日本好朋友有諸多飲食與生活上的好習慣值得效法，但可能基因遺傳也在後面幫了一把。

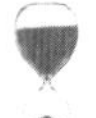 每星期至少吃兩次多脂魚類

沖繩人有句俗話：「每天要吃些地上的東西，也要吃些海裡的東西。」魚類富含人類缺少的許多營養成分，包括優質蛋白質、碘、各種維生素與礦物質。一般認為最有益健康的，就是像鮭魚、鱒魚、沙丁魚、鮪魚、鯖魚這樣的多脂魚類，原因就在於能提供更多富含於魚類脂肪之中的營養成分，包括維生素 D 與 Omega-3 脂肪酸。

Omega-3 脂肪酸對身體與大腦的運作非常重要，也與許多疾病風險的降低密切相關。如果想攝取足夠的 Omega-3，建議每星期至少吃兩次多脂魚類。而如果你吃素，則不妨選擇由微藻製成的 Omega-3 補充品。

心臟病與中風是全球「過早死亡」（premature death）最常見的兩大原因，而魚類又是我們認定數一數二有益心血管健康的食物，也就難怪許多大型研究顯示，常吃魚的人得到心臟病、

中風或死於心臟病的風險都比較低。英國就有一項收錄四萬人追蹤長達 18 年的大型研究，結果顯示相較於肉食者，吃魚的人心臟病發作的可能性低了 13%，吃素的人更低了 22%。

魚類也對免疫系統很有幫助，富含的 Omega-3 特別有益於大腦和眼睛。但是有些魚類的汞含量很高，所以最好選擇汞含量低的魚，像是鮭魚、沙丁魚、鱈魚。汞的濃度過高，與心血管與腦部疾病（可能包括失智症）有關，但目前資料還不足以下定論，而且成人體內的汞濃度也很少會高到值得擔心。

一般來說，養殖魚類與野生魚類的汞含量不相上下，但養殖鮭魚的 Omega-3 稍微較高，Omega-6 則高出一大截，也有更多的飽和脂肪。養殖鮭魚的熱量也會高出 46%，多半是來自於脂肪。相對的，野生鮭魚則是礦物質含量較高，包括鉀、鋅、鐵、維生素 D。而要說到吃魚有益於大腦的證據，則是常吃魚的人不但大腦中樞（控制記憶與情緒）的灰質較多，在記憶力測試的表現也較佳。

我們很多人這輩子都曾經歷憂鬱，感覺情緒低落、哀傷、提不起勁、對生活沒了興趣。雖然憂鬱受到的關注遠遠不及心臟病或肥胖症，但這其實是目前全球最嚴重的健康問題之一。常吃魚的人，罹患憂鬱症的可能性較低。研究也顯示，對於確診憂鬱症的病人，Omega-3 脂肪酸和魚類能夠使症狀減輕，顯著提高抗憂鬱藥物的藥效，甚至能夠減少自殺的念頭與自殘的行為。

有一項實驗收錄曾有自殘行為的病人，除了都接受標準的精神科治療，還隨機分配為安慰劑組與 Omega 油補充品組。經過 12 星期，補充品組的自殺行為指標顯著減少，而且整體幸福感也比安慰劑組更高。

魚類也有利於我們的睡眠。在一項針對中年男性的研究，如果在 6 個月內每週吃三次鮭魚，就能讓夜間的睡眠與白天的精力都得到改善。

說到要吃得健康，紅肉一直很有爭議，很難判斷它究竟健不健康，目前也尚未得出定論。紅肉比較少出現在藍色寶地、地中海與日本的飲食當中，但又比較常出現在富裕社會的餐桌上。最近就有一項研究，整合了過去諸多研究的證據，進行大規模評估，研究紅肉對各種健康問題的影響，結論認為雖然有部分證據顯示食用紅肉可能有害，但應該還不足以讓我們建議民眾改變飲食習慣、不再吃紅肉。

我很肯定這場爭論還會繼續吵下去，畢竟後面牽扯太多既得利益，而且研究結果確實還不明確。但我只能說，那些長壽的社會就是很少吃紅肉、或根本不吃紅肉。

維生素D不可缺少

你知道維生素 D 也是一種激素嗎？在所有維生素裡，只有維生素 D 同時也被認定為激素的一種，這也就能夠解釋為什麼它會影響這麼多的身體功能。

我們是在 1920 年發現維生素 D。你或許看過一些老照片，是兒童在早期骨骼形成時，缺乏維生素 D，引發佝僂病而導致腿部嚴重畸形。自從瞭解了佝僂病的病因之後，我們開始在嬰兒食品裡添加維生素 D，於是佝僂病實際上已經從西方國家絕跡。但在成人及老年族群、以及某些易感族群當中，維生素 D 不足依然是個問題；這些易感族群包括肥胖、免疫功能低落、接受日照不足、患有發炎性腸道疾病或深色皮膚的人。以上相關族群都該額外補充維生素 D。

在愛爾蘭，18 歲至 30 歲的族群有 29%、50 歲以上的族群有 20%，會在冬季與春季出現維生素 D 不足的情形。如果是 50 歲以上的族群，每 8 人就有 1 人是全年都維生素 D 不足，而到了 85 歲以上，更會擴大到有一半的人都出現不足。至於在英國、以及其他未在食品添加維生素 D 的高緯度國家，這些數字也大致相同。

維生素 D 有三大來源：陽光、食物、補充品。如果你住在高海拔地區，單是從食物取得足夠的維生素 D 並不容易，因此補充品就會是必需。富含維生素 D 的食物包括鮭魚、鮪魚、鯖魚等多脂魚類。牛肝、起司與蛋黃也能提供少量的維生素 D。

維生素 D 最著名的功用，就是協助身體從腸道裡的食物吸收鈣質，進而維持骨骼強健。鈣是骨骼的重要成分，也是防止骨質疏鬆症所必需。隨著年紀愈來愈大，骨質疏鬆症也會愈來愈常見。雖然女性特別容易罹患骨質疏鬆症，但男性也並非全然倖免：骨質疏鬆症病人每 7 人就有 1 人是男性。

如果有良好的飲食與運動習慣，就能降低骨質疏鬆症的風險。而且人在 50 歲之後，應該至少每 5 年做一次骨骼掃描，來檢查骨質疏鬆症，及早發現、及早治療，以免出現骨折。一旦骨折，很多人並無法完整恢復到原本的活動水準。每次遇上因為骨質疏鬆性而骨折的病人（而且這實在太常見），都會讓我深感惋惜。要是及早發現，這種情況完全可以避免。

維生素 D 對人體還有許多重要作用，像是肌肉需要它來增強力量，神經需要它來傳遞大腦傳出的資訊，免疫系統也需要它來對抗感染，包括對抗新冠病毒。我們的研究發現，維生素 D 能夠降低新冠病毒感染的嚴重程度，包括減少死亡。此外，維生素 D 或許也有助於改善與年齡相關的發炎症狀。

每天需要多少維生素 D，會依年紀而有不同。根據我們的研究顯示，如果想要預防新冠病毒造成最嚴重的結果，每天攝取至少 800 IU（40 IU 等於 1 微克）的維生素 D，會有助於減少感染反應的嚴重程度（包括進入加護病房的頻率）。只要維生素 D 的攝取劑量不超過每日 4,000 IU，就算是安全範圍。我個人是每日服用 1,000 IU，有些同事服用的劑量更高。

從天然食物攝取抗氧化成分

繼續討論各種抗氧化成分之前，值得先回想一下它們的作用。在細胞產生能量的過程中，會自然產生自由基這種有毒分子，造成氧化壓力，使細胞受損，這與許多疾病都有關聯。而抗氧化成分的好處，就在於能夠清除自由基，避免細胞遭到毒害，也就能預防後續的各種疾病，像是心臟病、中風、癌症、糖尿病、黃斑部病變、白內障等等。抗氧化成分的例子包括有維生素 C、維生素 E、硒，以及一些類胡蘿蔔素（carotenoid），像是 β- 胡蘿蔔素、茄紅素、葉黃素、玉米黃素。

美國民眾攝取各種抗氧化成分的時候，很大一部分是來自補充品，例如 54% 的維生素 C、64% 的維生素 E，而這也正是爭議的起點。這些抗氧化成分在實驗室的實驗裡，能夠非常有效抵消自由基的影響，但是到了現實生活，除非本來就是健康飲食的一部分，例如地中海飲食本來就含有許多抗氧化成分，否則以補充品形式的攝取效果並不佳。問題在於，為什麼一樣是攝取抗氧化成分，自然食物的效果就是比補充品好上一大截？

一項收錄將近四萬名 45 歲以上健康女性的研究中，發現維生素 E 補充品並無法降低心臟病、中風、癌症、黃斑部病變或白內障的風險。另一項大型研究也發現，各種維生素 C、維生素 E、β- 胡蘿蔔素的補充品，無益於預防心臟病、中風或糖尿病。

美國的「醫師健康研究 II」則是收錄一萬四千名 50 歲以上男性醫師的樣本，也發現維生素 E 與維生素 C 補充品並無法降低罹患心臟病、中風、糖尿病、癌症、或白內障的風險。而且事實上，這項研究還發現，維生素 E 補充品與腦出血引發的中風風險增加有關。另一項收錄超過三萬五千名 50 歲以上男性的研究也顯示，無論是個別服用維生素 E 補充品或是搭配硒服用，非但無法預防攝護腺癌，還會讓罹癌風險上升 17%。

所以，如果健康的飲食含有抗氧化成分、而能預防上述疾病，為什麼補充品沒有同樣的好處？有些理論認為，多吃蔬菜水果或是其他富含抗氧化成分的食物之所以有益健康，有可能是因為食物裡的其他成分、其他飲食因素、又或是其他生活方式的選擇所導致，並不是因為那些抗氧化成分本身。又或者，補充品都是以大劑量提供抗氧化成分，效果就會與從食物取得的劑量不同。

此外，從食物或補充品所取得的抗氧化成分，在化學組成上也有差異，可能影響效果。舉例來說，食物裡的維生素 E 有高達八種不同的化學形式，但維生素 E 補充品一般都只有其中一種形式。而且針對某些疾病，或許是某些特定的抗氧化成分效果比目前測試過的那些更好。像是如果要預防眼疾，特別攝取那些本來就存在於眼睛裡的抗氧化成分，像是葉黃素，效果可能就比攝取其他抗氧化成分更佳。

還有的解釋認為，有可能是自由基與生理健康的關係比我們以前想像的更複雜，某些時候其實是有利而無害，於是去除自由基反而會形成反效果。也有可能是這些抗氧化成分補充品的服用時間還不夠久，還沒能發揮預防慢性疾病的效果。另有一種可能的解釋，就是下面會討論的微生物群系（microbiome）扮演了很重要的中介角色，而讓飲食與補充品這兩種形式的效果變得大不相同。

總之，雖然富含抗氧化成分的飲食確實對健康有好處，但目前並沒有足夠的證據顯示能用抗氧化成分補充品來取代。所以最好還是從天然食物攝取抗氧化成分，而不要只想靠補充品來讓自己更健康。當然，看著目前就算沒有證據支持，各種抗氧化補充品還是在美國大發利市，我說這種話，市場聽了肯定不開心，而且我猜就算講了，也不會造成什麼改變。

多元飲食可讓腸道微生物生龍活虎

人類腸道中的微生物群系（也就是所住的各種細菌）可說是近代醫學史最令人興奮的其中一項新發現。每個人身上都帶著幾兆個細菌、病毒與真菌，構成我們身上的微生物群系。雖然有些細菌會讓我們生病，但也有些「好」菌，對人類免疫系統、心臟、體重、以及許多其他健康面向，都極為重要。

人身上的微生物群系，大多數是住在大腸這個巨大的「口袋」裡，但同時也會住在皮膚上、又或其他器官（例如陰道）之中。事實上，微生物就是遍布人體內外的每個角落。人類的飲食與身上的微生物群系之間，有著複雜的重要關係，很有可能對老化這件事，提供了寶貴的資訊。

故事要從東非坦尚尼亞的哈扎（Hadza）部落說起，這是一個狩獵採集部落，住在埃亞西湖畔，如今部落人數只剩下一千人。哈扎人與西方文明的一大不同之處，就是幾千年來一直吃著同樣的飲食。

為了研究腸道微生物群系，就有研究人員跑去和哈扎人住在一起，觀察自己與哈扎部落的飲食與腸道微生物群系有何不同，並假設哈扎部落的微生物群系反映的會是人類在數百年前的腸道狀況，當時無論是糖尿病或心臟病，都還不常見。

哈扎人住在草屋裡，四周就是泥土地。他們不論是獵捕的動物（羚羊、牛羚、狒狒、豪豬），或是採集食用的植物（蜂蜜、漿果、猴麵包果、塊莖），都與人類過去三、四百萬年的選擇相同。哈扎人過著游牧生活，逐食物而居，所有食物都再自然不過，富含微生物。舉例來說，哈扎人殺死獵物後，會吃掉富含微生物的胃，再把結腸裡的糞便擠乾淨，稍微煮一煮就食用。哈扎人腸道裡的微生物數量是西方人的兩倍，也沒有西方人的那些疾病纏身。

微生物群系的多樣性是件好事。想讓腸道微生物群系生龍活虎，就該有多元的飲食，好讓微生物群系擁有五花八門的多樣性。研究指出，改變飲食短短 72 小時後，就足以改變腸道微生物群系的多樣性。

糞便當中有各種活著或已經死去的微生物，而研究人員與哈扎人住在一起的期間，每天都會採集自己的糞便樣本，等待回到實驗室再檢驗。結果顯示，研究人員吃哈扎飲食的時候，不過幾天，微生物群系就變得更為多樣。精采的還在後面——幾位研究人員還和部落成員做了「糞便轉移」：用滴管將部落成員的糞便，移到研究人員的直腸裡。做了糞便轉移之後，腸道裡的微生物多樣性就更明顯了。

這項研究後續帶出大量研究，發現微生物群系還可能造成更多因果關係，除了可能影響糖尿病、肥胖與高血壓等疾病，甚至也能左右免疫功能及大腦健康。但遺憾的是，只要回復西方飲食，腸道的微生物群系也會回到原樣，多樣性就降低了。目前看來，有可能是因為如今的飲食多樣性有限，於是讓人類的一些微生物走上滅絕之途；而學者猜測，從這些「遺失的微生物」，或許就能找到某些老化疾病的解答。

我們把東西吃進肚子裡的時候，微生物會附著到食物上，開始分解食物，從中取得營養與能量，並產生一些健康的化學物質，能夠幫助人體預防感染、抑制過敏、帶來正面情緒。由於微生物主要是住在下腸胃道，而脂肪與精製碳水化合物是在上腸胃道便完成吸收，因此並不會與微生物接觸。微生物喜歡多酚類物質，例如存在於花生與種子之中，而多酚類確實能夠來到下腸胃道。

如果想要有健康的消化道，就需要有多樣化的微生物，也就得有多樣化的飲食，好讓微生物「更受到刺激、更興奮」。多酚含量高的食物，可參見次頁的表格。

地中海飲食充滿多酚與膳食纖維

高纖食物也很有益於提升微生物的多樣性與數量，此類食物包括：全麥穀物、全麥義大利麵、全麥麵包、燕麥、大麥與黑麥、漿果、梨子、甜瓜、柳橙、青花菜、胡蘿蔔、甜玉米、乾豆類、堅果、種子、帶皮馬鈴薯等等，選擇眾多。而這也正是重點所在：我們就是該盡量一網打盡，才能讓腸道微生物群系活得刺激興奮、豐富多樣。

那麼，腸道微生物群系到底與老化有多大的關係？關係可大了，甚至可以說，一切都與這有關！那些長壽人士、甚至是百歲人瑞的腸道微生物群系，確實非常多樣化。

香料	香草	蔬菜	深色漿果	水果
丁香	薄荷	朝鮮薊	黑接骨木漿果	蘋果
八角	奧勒岡葉（牛至）	紅菊苣	矮叢藍莓	蘋果汁
酸豆	鼠尾草	綠菊苣	李子	石榴汁
咖哩粉	迷迭香	紅洋蔥（紫洋蔥）	櫻桃	桃子
薑	百里香	菠菜	黑醋栗	血橙汁
小茴香	羅勒	青花菜	黑莓	檸檬汁
肉桂	檸檬馬鞭草	縐葉苦苣	草莓	杏子
	巴西里（洋香菜、洋芹、香芹）		覆盆子	
			乾果李	
			黑葡萄	
	馬鬱蘭			

飲料	堅果	油橄欖	種子	油類
可可	栗子	黑橄欖	亞麻仁	特級初榨橄欖油
綠茶	榛子	綠橄欖	芹菜籽	芥花籽油
紅茶	胡桃			
紅酒	杏仁			
	核桃			

有些特定的微生物群系與長壽格外相關，或許我們能測試看看，針對原本腸道微生物群系多樣性不足的人，將這些微生物群系帶進他們的腸道，看看效果如何。這項研究已經在進行中，但還沒有結論。不過，對當下的你我而言，總之就是那些長壽又健康的人，擁有非常多樣化的微生物群系。

所以，飲食是塑造腸道微生物群系的關鍵因素，這一點從西方飲食與地中海飲食的結果對比，就可見一斑。兩種飲食會帶出截然不同的腸道微生物群系。西方飲食含有大量的脂肪、鹽、糖，養出的腸道細菌正是肥胖者微生物群系的典型。相較之下，地中海飲食所帶出的微生物群系，已知會與更好的心智功能、記憶力、免疫力和骨骼強度有關。

我對社會大眾演講時，一直不斷在提的一項主題，就是無所不在的乳化劑。各種西方加工食品，像是漢堡、番茄醬、美乃滋都含有乳化劑。這種添加物雖然號稱「安全」，但確實會讓某些微生物數量增加，而這些微生物所產生的化學物質又與肥胖和糖尿病相關。同樣的，人工甜味劑雖然一樣「安全」，但也會透過微生物而產生有毒化學物質。只不過，實驗室的實驗劑量一般都高於食品實際所用的劑量，而且這項主題也確實還在做進一步的研究當中。話雖如此，那些讓人健康長壽的飲食（地中海、日本或藍色寶地的飲食）就是沒有精製或加工食品乳化劑。

地中海飲食充滿多酚與膳食纖維，雖然還不知道這種飲食有益健康的原因，是讓微生物群系有所改變、或是出於其他因素、又或者是所有這些因素的結合，但總之只要愈遵守地中海飲食的原則，腸道就會擁有愈多與老得優雅健康相關的好菌。

很多研究人員認為，如果要談腸道和食物之間的關係，微生物群系正是我們還沒有完全掌握的連結。而不管這裡究竟有何關聯，開始健康飲食永遠不嫌晚。微生物群系的變化非常迅速，甚至是短短 72 小時就能做到，而且任何年齡層都有這種效果。諸多間接證據都指出，改變微生物群系大有益處，而我們在食物上有太多選擇都能做到這一點，所以別想找藉口！

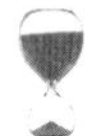

搭配益生元與益生菌

若想維持腸道微生物群系處於良好狀態，除了改變飲食，還有兩項建議做法：益生元（prebiotics）與益生菌（probiotics）。

益生元是像菊糖（inulin）這樣的物質，這是一種取自菊苣根的水溶性纖維，有助於微生物生長。而益生菌本身就是微生物，像是乳酸菌和比菲德氏菌，都屬於益生菌。

雖然市面上有各種益生元和益生菌的補充品，但該不該花大錢來買，又是另一回事。因為目前還沒有什麼證據指出，我們究竟該吃哪種益生元或益生菌，而且我們也還不確定益生菌到了腸道能不能定居繁殖，或是對於原本腸道微生物群系就很健康的人來說，是否有益。

年紀愈大，就愈容易受感染，特別是在胸腔和腎臟，也就會用到愈多的抗生素。而這就可能殺死腸道中的細菌與微生物群系。如果你正在服用抗生素、或者出現腸躁症，確實有證據顯示益生菌會有幫助。

理想上，益生元與益生菌應該要互相搭配。像是德式酸菜（切碎發酵的生高麗菜）、韓式泡菜（辣味發酵的大白菜），都是結合益生元與益生菌特性的食物範例。這個領域目前的研究非常活躍，想必不用多久，就能分析每個人獨有的腸道微生物群系，量身打造飲食建議。

這裡我想再分享一件有趣的小事。還記得前面提到在坦尚尼亞用滴管來移植糞便的例子嗎？不管你信不信，這件事其實沒有那麼奇怪。糞便移植是一種已經廣受認可的療法，就是將新的細菌與微生物群系放到生病的腸道中，醫療上已經有不少案例，雖然操作方式是比用滴管來得細緻一些，但是基本原理都相同。像是老年病人接受抗生素治療的時候，若是出現膜性結腸炎（一種嚴重腹瀉），就能透過灌腸法，移植健康人士的糞便來加以治療。

我還是住院醫師的時候，膜性結腸炎是使用抗生素時，常見且很可怕的併發症。腸道原本的微生物群系被抗生素掃除殆盡，結果反而遭到劇毒的困難梭狀芽孢桿菌（*Clostridium difficile*）入侵繁殖，占據腸道，在腸壁形成一層薄膜，阻礙病人吸收營養、引起嚴重腹瀉，常常進而導致死亡。

當時，困難梭狀芽孢桿菌已被稱為「超級細菌」。但接著就發明了糞便移植療法，療效無比亮眼。1958 年，科羅拉多州外科醫師艾斯曼（Ben Eiseman）的研究團隊發表了一篇論文，談的就是成功運用直腸糞便移植療法，救回四名重症病人。但要再過三十年，才開始廣泛應用糞便移植療法，來治療抗生素引起的嚴重腹瀉；而且還又花了更多年，我們才真正瞭解腸道微生物群系、瞭解這在糞便移植裡如何發揮療效。

很了不起的一點在於，面對這種當初所謂的超級細菌，目前已經能夠成功治癒 95% 的病人，靠的就是移植的糞便裡含有新的一群能夠存活且多樣的微生物群系，可協助人體抵禦毒素。如今在全球各地，都會蒐集健康人體的糞便，加以製備、冷凍、儲存，成為拯救人命的灌腸劑。

第 10 章

性與親密關係

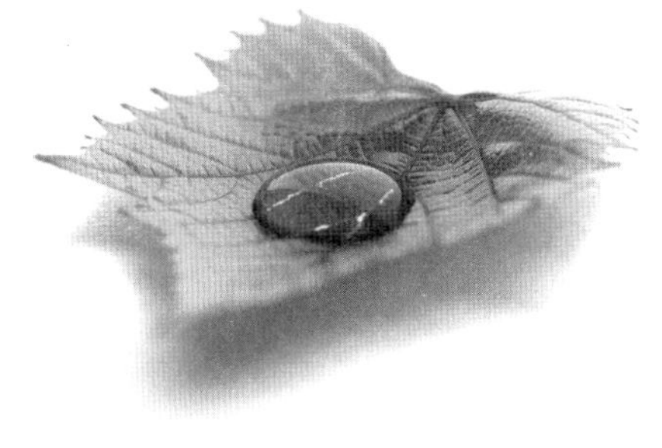

這不是禁忌話題

我很喜歡在談老化的時候，談到這個議題，因為這件事情實在太正面了。如果醫師能夠好好瞭解這對於某個病人的重要性，肯定大有幫助。

學醫的過程中，就有人告訴我們，該徹底記錄病人生命的種種面向。在那之後，我也一直把「詢問詳細病史」當作我行醫的重要基礎。我會告訴學生，醫學這件事有 90% 在於病史，剩下 10% 才是那些檢查和技術。而所謂詳細的病史，當然也就包括該瞭解病人的性行為及相關問題。但實際上，醫師卻很少把這些細節納入常規評估。我還是醫學生的時候，學校教什麼我都聽，所以會認真詢問病人他們的性生活狀況。而我也記得那些較年長病人一談起自己的性生活，整個人就像活了起來，從安靜被動，變得活躍積極。

芝加哥大學婦科醫師林道（Stacy Lindau）也是從這種觀察得到啟發，專門研究與年齡相關的性問題。她在 2007 年發表了一系列關於美國較年長成人的重要論文，提到大部分成人都認為性活動是生活很重要的一部分。大多數人都會和配偶或其他人有親密關係，而且不分男女，就算到了 80 歲、90 歲，還是有許多人會進行陰道性交、口交與自慰。但社會與媒體談到較年長成人的性生活，卻總是閃閃躲躲，不像談到年輕人的性生活那樣自然，甚至有許多人把這個話題視為禁忌。

性活動對人，大有好處。只要與另一個人有身體上的親密接觸，就能提升大腦「擁抱激素」（cuddle hormone）的濃度，讓人覺得安全快樂。在大腦底部有一個豌豆大小的組織，稱為腦下垂體（pituitary gland），而垂體後葉負責分泌的激素之一，就是催產素。催產素之所以又稱為擁抱激素或愛情激素，是因為在人類互相依偎或有社交連結的時候，就會釋放催產素。

給未經性交的大鼠注射催產素，會讓牠們忽然像是生了小孩的媽媽一樣，把所有的幼鼠集中起來，築個窩來養育牠們。草原田鼠是一夫一妻制的哺乳動物，但要是阻斷牠們腦中的催產素，牠們就會對另一半失去興趣。

催產素也會刺激許多其他大腦活動，像是出現同理心與信任。在一項藝術創作的研究中，請受試者兩人一組、或是獨自一人完成，結果發現組對合作能提升催產素的濃度，也會更有同理心。而在另一項模擬投資環境的研究中，將受試者分成催產素組與安慰劑組，結果催產素組會更願意信賴自己的投資夥伴。相較於安慰劑組，催產素組除了在金錢方面更願意信賴對方，在交付隱私與機密資訊方面，信賴程度更高出44倍。

人常有一種誤解，覺得年紀愈大，對性行為也會失去興趣及能力。但事實並非如此。較年長成人就算過了50歲，性生活依然十分活躍，也十分看重性行為。而且有很多人就算到了70歲、80歲，甚至90歲，依然如此。人絕不是一旦老了，性慾就必然下降。

我們對性的態度，同時受到社會因素與生物因素這兩方面的影響，而大部分的生物因素就是能透過藥物、藥膏與科技來控制。大致來說，就算年紀愈來愈大，性活動仍然是親密關係與幸福生活的重要元素。

我們的 TILDA（愛爾蘭高齡長期追蹤調查）研究，就能證明這一點：在平均年齡 64 歲的夫妻當中，仍有 80% 認為性生活十分重要，也有 60% 維持至少每週一次到每月兩次不等的性生活。英國最近的一項研究，也得到類似的結果。英國較年長成人如果有活躍的性活動，對整體生活的滿意度也更高；而那些性活動減少的人，比起在晚年還維持著性慾、性活動與性功能的人，整體幸福感也較低落。

雖然性生活是否活躍，有很大程度是取決於有沒有配偶或是同居伴侶，但這並非絕對。在單身、無同居伴侶的較年長成人當中，有 10% 表示自己其實還是有交往對象或親密伴侶，而且幾乎所有人在平均 70 歲時，依然維持著活躍的性生活，在在讓我們瞭解到，性活動與性快感絕不只是年輕人的專利。林道最近的研究也顯示，較年長成人的性活動頻率，與美國在 1992 年針對 18 歲至 59 歲成人所做的研究結果，並無不同。

如果伴侶之間的性生活活躍、滿意度高，對於整體伴侶生活的滿意度會比較高，對老化的態度也更為正面積極。關於性活動與享受生活的資料一致顯示，性生活很活躍的人，生活品質更高、人際關係更好、更快樂、更不容易憂鬱，甚至某些研究也認為他們會更長壽。不分男女，性生活很活躍的人都有更好的記憶力與注意力。而性生活的滿意度與頻率，也與伴侶間有更好的溝通、性慾與性活動，更同步有關。

大家都知道，性活動有助於讓人「覺得開心」。這有很大程度是因為在性愛過程中，大腦除了分泌催產素，還會釋放腦內啡，給人帶來快樂或興奮的感覺。有性生活的人，心理健康較佳，也比較不會憂鬱或焦慮。腦內啡濃度較高，能對免疫系統有益，就跟去做運動時釋放腦內啡所得到的好處一模一樣。或許我們還不敢直接說，活躍的性生活有助於減少心臟病和癌症，但已經有愈來愈多間接證據，顯示可能確實如此。

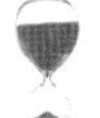

性活動是一種運動

1960 年代中期，美國兩位著名的性學研究先驅麥斯特斯（William Masters）與強生（Virginia Johnson），對性活動和其生物影響，提出了創新的理論，可說掀起一場革命。對於這些研究的價值，當時意見極為分歧，但我們現在已經很清楚這些研究有多麼珍貴，也帶出後續諸多研究。

這一對學者足足做了十一年的生理觀察，參與者包括 382 名年齡在 18 歲到 78 歲的女性志願者，以及 312 名年齡在 21 歲到 89 歲的男性志願者。研究證實，性活動就是一種身體活動，平均每分鐘燃燒 4 卡路里。

在性活動期間，呼吸頻率會逐漸增加到可能高達每分鐘 40 次，心率也會大幅上升到每分鐘 180 次，與在跑步機上高速衝刺的峰值不相上下。血壓也會大幅升高，升高幅度可能來到 80 毫米汞柱。想瞭解這是什麼意思的話，可以提一下我們平常的血壓波動：除非是在激烈運動，否則白天一般的波動幅度，大概就只有 20 毫米汞柱。

由此可見，性活動就是一種運動，也能瞭解為什麼性活動能釋放出許多與運動時相同的神經傳遞物質、以及那些會讓人「覺得開心」的因子。

幾項近來的研究，則是使用穿戴式測量科技，來判斷性行為期間的熱量消耗。結果顯示，一次性行為相當於在跑步機上跑了 30 分鐘中等強度耐力跑步，而男性的熱量消耗也較高。

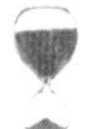

性對大腦的正面影響

雖然活躍的性生活對身心健康都有好處，但不論是健康照護專業人員、甚至還有媒體，都很少固定提供關於較年長成人性生活探索的資訊與鼓勵。很多時候，只要一談到較年長成人與性的關係，醫師、護理師和其他人都只會逃避現實，不去好好談論這個主題。

但這樣的討論，其實有助於讓我們挑戰關於性活動的種種規範與期許，讓人即使年紀漸長，也能過得更充實、更健康。此外，那些會讓晚年性生活變得麻煩的生物問題，其實都可以處理解決，實在不該避而不談。在英美兩國的研究中，性生活依然活躍的病人，有超過一半提到自己在過了 60 歲、70 歲或 80 歲之後，碰到一些性問題。所以醫界更該好好與病人討論性生活與性問題，因為這些問題明明多半有藥可醫。

在我們年紀漸長的過程中，會不會性活動也有助於大腦的保健？有一項研究收錄了將近七千名年齡在 50 歲到 90 歲的志願參與者，除了完成各項心智能力測驗，還會詢問他們關於性活動的詳細問題。該研究同時也做了許多其他評估，因此能夠逐一排除其他影響心理健康的因素，只看性活動對心智能力的影響。

這篇論文最後的題目是〈性對大腦的影響〉，並證實如果是性活躍的較年長成人，在策劃與記憶的心智能力會較佳。換言之，單單性活躍這一點，就足以讓大腦更健康。這些學者合理推測，原因就在於性活動能在腦中釋放出催產素、多巴胺和其他腦內啡，而這些都是控制細胞間資訊傳遞的重要神經傳遞物質。過去十年對人類和動物的其他研究發現，頻繁的性活動或許能夠提升大腦功能的表現，特別是記憶力。而且除了陰道性交與口交之外，就算只是自慰、接吻、愛撫，也都與記憶功能的提升有關。

甚至就連其他動物，性活動也有益於牠們的大腦。2010 年的一項研究發現，雄性大鼠的性活動與新腦細胞的生長之間有關聯。具體而言，比起在兩週內只能有一次性行為的大鼠，如果在兩週內每天都能有性行為，大鼠會長出更多新的腦細胞。

以此為基礎的進一步雄性大鼠研究發現，每天都有性行為不但與新腦細胞的形成有關，還與大腦功能的提升有關。這項研究針對的是較年長的大鼠：在每天都能有性行為的時候，不但長出了新的腦細胞，在記憶測試的表現也更好。而一旦剝奪這些大鼠的性行為，牠們就會停止長出新的腦細胞，記憶測試結果也開始下滑。論文作者的結論認為，只要能夠持續進行，性行為確實對大腦有益。當然，這些實驗的對象並非人類，要說能否比照，還言之過早。而且，我們可還得先研究一下雌性大鼠的大腦，看看牠們的體驗又如何！

關於為什麼性行為能讓新的腦細胞形成、記憶力改善，有很多種可能的解釋。在動物研究中，發現插入式性行為屬於一種能強化認知能力的身體活動。此外，性交帶來的「報償」或許正是讓新腦細胞形成的機制。生物靠著報償系統，就能從正面的經驗當中學習，並理解動機。

對女性而言，接觸到男性的費洛蒙，會啟動她們的女性報償系統、刺激新腦細胞形成。此外，性行為還能讓人減少壓力和憂鬱，而壓力和憂鬱這兩者都會阻礙新腦細胞的形成。最後一點，陰道性交能提升血清素與催產素的濃度，而這兩種神經傳遞物質也與刺激新腦細胞形成有關。

女性停經之後

雖然不論在任何年齡層，女性的性活躍程度都低於男性，自慰頻率也較低，但長期來看，女性性慾、性行為頻率、以及性興奮能力的下降幅度也低於男性。關於這點的原因，目前還不清楚，但可能是與男性勃起功能障礙有關。

此外，在 80 歲到 90 歲的性活躍女性當中，性興奮、性高潮、陰道乾澀與疼痛之類的困難反而較少。這可能反映的是：只有最健康的女性與最健康的伴侶能活到 80 歲、90 歲；但也可能反映的是：活躍的性活動就能維持性能力。

深具影響力的加州大學流行病學家巴瑞特－康納（Elizabeth Barrett-Connor），她的研究團隊率先指出，女性性慾到了更年期反而是上升，是到了停經之後，性慾、對性的反應、以及性活動頻率才會下降，但也不是完全消失，只是變得不那麼明顯。女性性交頻率下降，是因為雌激素與睪固酮的濃度降低。

雌激素是由卵巢分泌，而隨著卵巢功能開始衰退，雌激素濃度也會下降，這就會讓陰道乾澀，陰唇、外陰與陰蒂萎縮，膀胱壁也變薄，讓性交時感到疼痛。此外，性交後的尿道感染也變得更頻繁。膀胱炎與尿道感染的症狀包括性交疼痛、排尿疼痛、外陰搔癢、排尿頻率增加，有時候甚至會出現尿失禁。想治療這樣的尿失禁與膀胱炎，可使用抗生素搭配激素補充療法，或是搭配雌激素陰道塞劑。而在膀胱炎對其他療法反應不佳時，也可以使用進一步的藥物，例如阿米替林（amitriptyline）或聚戊醣多硫化鈉（pentosan polysulfate sodium）來治療。

就預防而言，喝蔓越莓汁有助於降低泌尿道感染風險。而經常有性活動，也有助於預防這些症狀，因為性交就能促進陰道血液循環，維護陰道組織。

性慾下降可能影響女性的自尊與生活品質，有時還會造成情緒困擾，進而影響人際關係，所以實在應該採用以上種種方式，減輕這些讓人不愉快的症狀。我們常會因為覺得自己「都幾歲了」，就不好意思討論性問題。但千萬別不好意思，醫師可不會這樣想，而且他們既願意、也有能力提供相關協助。

由於女性平均壽命較長，常常找不到同年齡層的單身男性伴侶。但人生總有希望，而這次我們是從德國看到了那道光：有一項針對較年長單身女性的德國研究，反映出她們對於非傳統性關係的態度與經驗。該研究調查了 91 名在 1895 年到 1936 年出生的女性，其中每 6 人就有 1 人，曾與比自己年輕的男性有過性關係；4% 曾有女同性戀關係；每 12 人就有 1 人曾在晚年與已婚男性外遇。

傳統上，對於晚年性活動的研究，多半集中在性功能障礙或失調、以及相關治療。幸好方向正在改變，全球正把焦點轉向晚年的性活動、健康與幸福感。

加州有一項大型研究，調查一千三百名 40 歲到 100 歲健康女性的性活動與性滿意度。這群女性來自受過良好教育的中上階層，平均 67 歲，而她們的性生活滿意度在 40 歲之後可是節節高升，而且這群受訪者平均已經停經 25 年。

整體而言，在性活躍的女性當中，有三分之二對於自己的性生活感到中等滿意或非常滿意，有一半表示過去一個月曾有性行為。有些人的滿意度提高，是因為性生活確實品質優秀；但也有一些人，滿意度提高是因為她們對性生活的慾望降低，於是期望值也跟著降低。而就算到了 80 歲以後，大多數人在性愛過程依然能夠感到興奮、保持潤滑、也能達到性高潮。事實上，許多人就算已經過了 80 歲，還是能夠得到令她們非常滿意的性生活。許多女性就算性行為並不活躍，依然表示很滿意自己的性生活——顯示親密關係與愛撫，就能大大提升性滿意度。

所以，究竟為什麼有些女性是年紀愈大、對性生活也愈滿意？有幾種可能：較年長女性的性經驗更豐富，性愛過程也更自在；就算是性行為不活躍的較年長女性，也能透過其他親密行為，例如觸摸與愛撫，獲得性滿足；或者也有某些較年長女性，就算沒有任何形式的親密接觸，也依然覺得自己過得很不錯。相較於年輕女性，較年長女性比較不會在腦中掛念著性行為，也比較不會為此提前規劃、或是渴望在一天的某個時段有性行為，但確實仍然擁有讓她們覺得滿意的性生活。

從這些資料看來，只要堅持下去，我們很多人都能擁有美好而滿意的性關係，直到最後。

男性的 ED 問題

晚年性活動對於男性比對於女性更重要。在英國，性活躍比例在 60 歲至 69 歲男性為 85%；70 歲至 79 歲男性為 60%；80 歲以上男性則為 32%。美國的研究報告在各年齡層的結果也類似。在性活躍的男性中，每月有兩次以上的性行為、經常有接吻、愛撫，都能看到他們更享受人生。

男性主訴的性問題為勃起功能障礙（erectile dysfunction，簡稱 ED），指的是無法勃起，或是無法維持足以性交的硬度。ED

的另一個英文說法為 impotence（性無能、陽萎），但這個英文說法現在用得比較少。

男性偶爾 ED 並不是什麼少見的事，大多數男性這輩子都會碰上 ED 問題，而且是任何年齡都可能發生。其中有五分之一的男性，ED 問題會較為嚴重。由於 ED 常常是年紀愈大愈常見，所以相關療法一開始都是針對較年長男性來做行銷。如今最知名的 ED 藥品，就是二十多年前推出的威而鋼，每年都能為母公司輝瑞，帶來十億美元的銷售業績。而最近，ED 藥物也在年輕男性當中打開市場，特別是會與各種娛樂性藥物併用。

尋求專業協助

只要在勃起過程任何階段有問題，就有可能造成 ED。勃起是因為流入陰莖的血液增加，而血流之所以增加，通常是因為有了性交的念頭、或是陰莖受到直接的刺激。男人性興奮的時候，會使陰莖肌肉放鬆、讓更多血液流過陰莖動脈，充滿陰莖內的兩個腔室，而使陰莖硬挺。等到陰莖肌肉收縮、原本充滿的血液透過陰莖靜脈流出，勃起也就結束。

許多男性是在壓力大的時候，出現 ED 問題，而 ED 也可能是情感或人際關係出現困難的跡象，這可能需要尋求專業協助。但如果是頻繁出現 ED，可能代表的是健康亮起紅燈——除了治療 ED，也必須找出背後特定的健康問題。

由於勃起主要是與血管有關，不難想見較年長男性 ED 最常見的病因，正在於各種阻礙血液流向陰莖的疾病，像是動脈硬化或糖尿病。另一個血管方面的原因，則可能是靜脈出現問題，讓血液太快從陰莖流出。還有一些身體疾病及激素失衡的現象，也可能導致 ED，其中包括高血壓、高膽固醇、肥胖、神經系統疾病、以及睪固酮濃度過低。

許多藥物都可能導致 ED，像是各種治療高血壓與睡眠障礙的藥物。過量飲酒也是導致 ED 的常見因素。因此，要評估 ED 時，必須將以上種種潛在因素都列入考量，找出根本原因才能找出適當療法，而且，有可能必須同時併用多種療法與藥物。自從威而鋼上市以來，也已經出現許多類似藥物，也都卓有成效。而有時候，如果是病人睪固酮濃度較低，睪固酮療法也可能有效，只不過這種情況並不常見。

70 歲的電影演員黛安·基頓，曾在美國一檔節目承認自己「性生活不夠滿足」，而主持人和她的態度是笑語連連，提起她過去的諸多對象、以及對未來戀人的期望。世界已經比過去更進步了，體認到不論在哪個年齡層、不論是對女性或男性，性生活的價值都不容小覷。較年長成人的性行為已經不再是個禁忌話題，真是千幸萬幸。

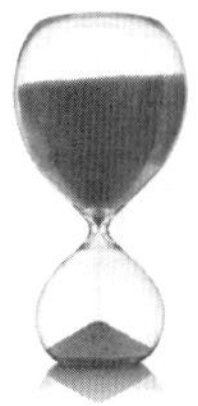

第 11 章

肌肉該是你一輩子的好朋友

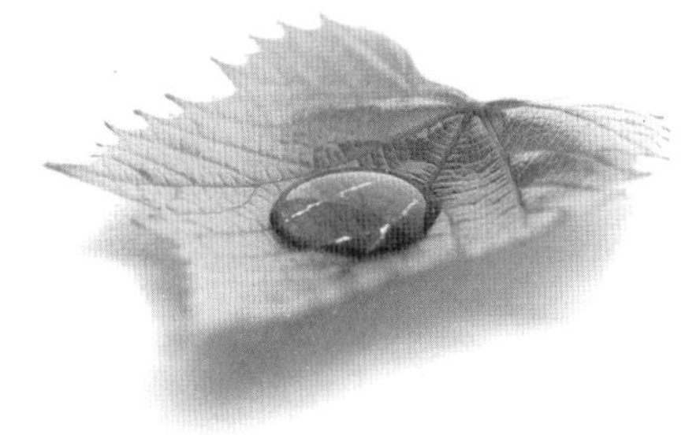

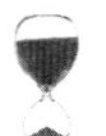 感謝紅色雙層巴士

你可能很難相信，心臟病的研究之所以得到開創性突破，背景竟然是在倫敦經典的紅色雙層巴士。故事是這樣的：紅色雙層巴士這種經典車款是在 1954 年首次出現在倫敦街頭，而且自從最早的版本推出以來，型式幾乎沒有任何改變，一直就是配有一名司機與一名車掌。車掌會不斷來回於巴士前後與上下兩層，賣票和查票。而司機則是一直待在駕駛座，漫長的一天多半就是坐著開車。

1950 年代，中年男性心臟病猝死的比例非常高，一時還有了「心臟病流行」之稱。如今人死後只有特殊情況會進行驗屍解剖，但是在 1950 年代，猝死的遺體都會進行解剖驗屍。倫敦的兩位病理學家莫里斯（Jerry Morris）和克勞福德（Margaret Crawford）發現，他們解剖的巴士司機遺體似乎比車掌多，郵局櫃臺人員的人數也比郵差多了不少。他們靈光一現，猜想會不會是工作期間缺乏運動，就比較容易得到心臟病，於是假設久坐型態的工作就是這場心臟病流行的原因之一，畢竟巴士車掌與郵差的體力活動可比司機和櫃臺人員多得多了。

為了探究這項假設，莫里斯與克勞福德聯絡了英國所有病理學家，希望取得所有男性死者的解剖細節與生前職涯史。當時幾乎有 90% 的病理學家都同意了。這個回覆率高到誇張，可見當時同儕之間的合作有多麼真心誠意，如今幾乎絕無可能達到這樣的規模。

得到如此熱烈的回應之後，莫里斯與克勞福德開始研究高達五千名男性的遺體解剖紀錄與職涯史，證實了他們的懷疑：久坐型態的職業確實與早逝有關，而這些人的死因在於心臟動脈堵塞，而使心臟病發作。

這是我們第一次有明確的證據顯示，比起一些需要經常有身體活動（例如步行）的職業，久坐型態的職業更容易致人於死。這項觀察開闢了一個全新的研究眼界，科學家至今仍在深入探查身體活動與心臟病之間的關聯，想瞭解其中的生物學原因。

從莫里斯與克勞福德最初的研究以來，已有幾千篇論文在談運動與心臟病之間的關係。像是有一項大型分析，追蹤近百萬參與者達 20 年，結果顯示比起常運動的人，沒有運動習慣的人早逝的可能性要高出 40%。所以，感謝紅色雙層巴士，把我們帶上這條重要的新路線！

雖然關於運動與心臟病的文獻鐵證如山，我也拚命想把這件事講得更有趣，但在一次廣播專訪的時候，我剛打算講出自己精心準備的稿子，卻被突然打斷。主持人說：「我真的已經受夠各種運動和飲食建議了，大家早就聽得很煩了。我個人來說，真的很不相信這有你們醫師想要我們相信的那麼重要。」

我可以懂他為什麼會這樣想，畢竟所有建議「講來講去都同一套」。從此我就下定決心，要用新的方法來談所謂的健康行為，不是光給建議，我要解釋完整的背景，讓人知道為什麼這些建議有道理；或者換句話說，要回到最基本的原則與生物學原理，仔細解釋為什麼健康的行為（包括運動）會有效。所以讓我們話說從頭。

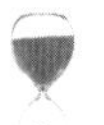

運動有益心血管和大腦

運動對心臟的好處很多。首先是能夠改善血液循環，降低動脈出現血栓的風險。心臟當然也是一塊肌肉，而就像身體其他部位的肌肉一樣，定期運動有助於維持心臟健康強壯。

隨著心臟變得更強壯，就算少跳個幾次，也能將一樣多的血液送到全身各處，所以心率就會降低。這一切都降低了心臟所承受的壓力。心臟更強壯之後，能夠輕鬆打出更多血液，而且這樣動脈承受的壓力也會減少，於是血壓降低。而由於高血壓會給心肌帶來不必要的反壓，所以降低血壓對於心臟也是好事。此外，運動也有益於提升體內的高密度脂蛋白膽固醇，能夠降低動脈內壁增厚的風險，避免最後形成栓塞、造成心臟病發，所以我們把這種高密度脂蛋白膽固醇稱為「好膽固醇」。

規律進行身體活動，還能改善心理健康、提升幸福感，預防或減輕憂鬱，讓人更有活力、也更樂觀。在運動開始時，大腦會感受到壓力，覺得要準備和敵人搏鬥了、或是要準備逃跑了。這種時候，大腦就會釋放出「腦源性神經滋養因子」（brain-derived neurotrophic factor，簡稱 BDNF）這種蛋白質。BDNF 能幫助我們抵禦壓力，也就能夠部分解釋為什麼在運動之後，我們常常會覺得心情輕鬆又快樂，思路也變得更清晰。運動過程釋放的 BDNF 還能促進新神經細胞生長，於是進一步提升大腦功能，改善大腦健康，讓人感覺良好，認知表現也更佳。

早在 1905 年，刊名有點殘忍的《美國精神錯亂期刊》就有一篇論文，談到以運動來治療憂鬱症的好處。自從這篇論文發表以來，我們已發現大腦在運動過程中會釋放許多化學物質，包括類鴉片、大麻素、腦內啡、BDNF，這些都有助於憂鬱與焦慮的治療及預防。

運動也有各種心理上的好處，像是有自尊、成就感，讓人覺得事情在掌握之中、人生有了目標。運動能讓生活更多采多姿，有時候還能讓人參與社交、與朋友互動。很多人都有過這樣的經驗：覺得自己實在已經累到不能動了，只想倒在電視機前的沙發上，但還是逼著自己去散散步，回來之後卻覺得如獲新生、充滿活力。

運動就是能讓我們感覺快樂，就連對憂鬱症也有療效。然而，雖然有證據顯示運動能夠抵抗憂鬱症，但我們的 TILDA 研究發現，患有憂鬱症的成人常常身體活動程度較低。一項可能的解釋，或許就在於憂鬱症常讓人覺得缺少做事的動機。所以我們必須更努力讓大家都知道：就算只是少量的身體活動，像是每週至少散步 150 分鐘，就有助於抵抗憂鬱症；而劇烈運動像是慢跑、騎腳踏車、游泳、划船，帶來的好處就更大了。

腦科學有一項非常令人興奮的新發現，就是人體能夠長出新的神經細胞。在過去，我們一直認為腦細胞的數量是一出生就只有那麼多，之後隨著年紀增大而愈來愈少，而某些人就是損失了太多腦細胞，所以才演變成失智。

但事情不一定是這樣。我們很早就發現，運動能夠提升某些認知技能。在過去二十年間，我們更已經開始追溯到這種現象的源頭。

運動有一項了不起的效果：能夠增加海馬體的體積，而海馬體正是大腦學習與記憶功能的所在地。一般而言，海馬體會在成年晚期萎縮——也就是神經細胞數量減少，造成記憶力受損，失智症的風險也隨之提升。多運動就能減緩海馬體萎縮的速度。研究顯示，就算是較年長成人，有氧運動也能增加海馬體的體積，進而改善記憶力。在海馬體隨著年紀而萎縮之後，運動訓練能逆轉這樣的趨勢，最高可達 2 年。事實上，沒有其他方法的成效比運動更顯著。而且海馬體體積增加，也能釋放出更多 BDNF，可說是一舉兩得。有氧運動還能增加大腦某些區域的細胞，而那些區域負責了很重要的認知任務，像是策劃能力，以及準備複雜任務與反應的能力。

組織蛋白酶 B（cathepsin B）也是最近的重要新發現，這種物質能夠提升大腦功能，而運動就能刺激組織蛋白酶 B 的分泌，其中特別是跑步的效果最佳。組織蛋白酶 B 是由肌肉細胞分泌的，能促進並加速新神經細胞的生長。我認為再不用多久，還會有更多關於組織蛋白酶與運動的研究成果發表出來。

運動的時候，大腦會釋放出令人感覺快樂的物質，其中最為人所知的，就是腦內啡。腦內啡還能減少運動時的不適感，並阻斷疼痛的感覺。BDNF 與腦內啡都能讓人在身體活動的時候，感覺興奮而飄飄然，而有點嚇人的是，兩者也都帶有與嗎啡、海洛因、尼古丁極為相似的成癮生理作用。但當然，最大的不同在於這種「運動癮」還真的是件好事。

運動可預防失智

說到變老，最讓人擔心的一件事就是失智。現在大家也慢慢形成一種共識，認為中年開始運動，就能預防或延緩晚年失智。有些研究認為，減少的幅度可以高達 30%；換句話說，常運動的人患上失智症的可能性，足足低了三分之一。但到目前為止，這點很難得到明確證明，因為許多與失智症相關的其他因素，同樣與運動有密切關聯，像是體重、血壓、教育程度、職業、糖尿病。

目前關於運動與失智症關係的研究，大多數的研究方法分兩種，第一是回顧參與者一生規律的運動量，但就得看參與者的記憶是否準確；第二則是要在參與者 40 歲、50 歲的時候，就開始研究，之後持續追蹤。第二種才是能夠抓住問題核心的最佳研究方法，但是顯然需要長期研究，而且目前大多數還在進行，尚未有最終結果。

要研究運動與失智之間的關係，小鼠能做為良好的模型，讓我們更快得到結論。小鼠的壽命是 2 年到 3 年。有一項研究刻意改造了小鼠的基因，讓牠們更可能罹患失智症，結果發現運動確實能夠預防失智，關鍵在於 BDNF。

隨著愈來愈多資料顯示，身體活動有益於大腦運作，對於帕金森氏症、阿茲海默症、癲癇、焦慮等等腦部疾病的病人，臨床醫師已經開始開出運動處方。也有許多臨床試驗，正在測試運動療法對於各種年齡相關腦部疾病的療效。如果能得到良好的結果，或許就能進一步支持以運動做為一種神經療法。

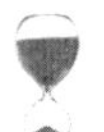 運動可降低體內慢性發炎

你應該還記得前面討論過發炎對於細胞老化的影響，也談過如果沒有或只有輕微慢性發炎，就能延緩老化，而要是有較嚴重的慢性發炎，則會讓老化加速。運動除了對心臟、血管和大腦有益，還能降低體內慢性發炎的症狀，進而減少所有隨著年齡增長而愈來愈常見、與發炎相關的疾病，其中就包括關節炎、癌症、糖尿病、中風等等。就讓我多解釋一些炎症與老化加速的概念。

人體受到感染，就會引發發炎反應，讓免疫細胞「吞噬」那些造成感染的病原。這是好事，也是我們想看到的結果。等到處理完感染問題，發炎反應就會消退。然而，如果發炎反應繼續活躍、形成慢性發炎，對細胞就不是好事，因為會釋放出有毒蛋白質，而使發炎變得更嚴重。所以，我們希望只有在身體真正受到感染或其他傷害的時候，才會出現發炎反應，否則實在不勞它們大駕，那反而對身體系統是種困擾。

慢性發炎與身體脂肪息息相關。脂肪細胞會產生有毒的蛋

白質，引發發炎。最可能產生有毒蛋白質的脂肪，就是累積在腹部與內臟周圍的白色脂肪。所以，啤酒肚並不是什麼好事。隨著年紀愈來愈大，肌肉量減少、脂肪量增加，就會讓有毒蛋白質變多，引起慢性低度發炎。如果規律進行身體活動，就能減少脂肪，其中也包括那些最有可能引發「促發炎狀態」的脂肪。

脂肪細胞還會降低免疫反應的效率。新冠肺炎疫情就讓我們看清了這一點：肥胖是造成各種嚴重後果（包括死亡）的主要風險因素之一。法國最近的一項研究，就讓這一點赤裸裸的呈現在我們眼前：所謂的身體質量指數（BMI），計算方式是用體重（公斤）除以身高（公尺）的平方；而在感染新冠肺炎的病人中，如果 BMI 大於 35，比起 BMI 小於 25 的病人，在加護病房需要呼吸器的比例超過 7 倍。

我有兩位臨床同事，從我認識他們以來，他們就一直屬於超重或肥胖的體態。但他們在疫情開始後不久，就看清了肥胖與病情嚴重程度的關聯。等我們過幾個月又再次見到面，那兩位臨床同事已刻意減了超多體重，我根本認不他們出來！

目前，瞭解如何提高感染抵抗力，會是全球的當務之急。如果是常常運動的人，病毒性與細菌性胸腔感染的發生率都比較低，原因就在於身體活動能夠增強免疫力、控制住身體的發炎反應。運動能夠提升身體的抵抗力，而在肌肉運動的時候，還會釋放一種稱為肌肉激素（myokine）的酶，可暫時阻斷有害的發炎蛋白，有效抑制老化常見的慢性發炎症狀。

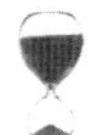 開始運動，永不嫌晚

很多人會覺得自己「現在開始運動已經太晚了」或者「我錯過那個時機了」，但絕對沒有這回事。不管你現在幾歲，只要開始運動，都能讓免疫反應得到改善。有充分的證據顯示，只要你願意開始運動或增加運動量，永遠不嫌遲。許多研究指出，如果在為期 6 週到 10 個月的時間內，每週運動 1 次到 6 次，都能讓免疫系統與發炎症狀出現各種改善，就算對老年人也是如此。

一種常見的冬季感染就是流行性感冒，簡稱流感。這屬於病毒性感染，會攻擊鼻子、喉嚨、氣管與肺部。人到了 65 歲以上，不但更容易染上流感，也更容易演變成重症。而讓人欣慰的是，運動除了能改善人體對流感的反應，也能改善人體對流感疫苗的反應。所以除了各年齡層的醫護人員、所有因為其他疾病而易受感染的人，只要是在 60 歲以上，也都建議應該接種流感疫苗。但遺憾的是，較年長成人對疫苗的反應遠遠不及年輕人：打了流感疫苗，有 90% 的年輕人能夠得到防護力，但 65 歲以上只有 50% 能得到防護力。

任何能夠改進疫苗反應的辦法都很重要，而運動就有這種效果。像是有一項絕妙的研究，是請參與者在施打流感疫苗 3 個月前開始做有氧運動，發現這能夠顯著提升對疫苗的反應。

雖然規律進行身體活動與這些重要的健康益處有關，但隨著年紀愈來愈大，運動的持續時間與強度卻會大幅下滑，大多

數成人都沒達到世界衛生組織建議「每週有氧運動 150 分鐘」的標準。像是愛爾蘭與英國的數字就實在令人汗顏：50 歲以上成人有將近三分之二，都達不到建議的標準。

英國一項大型研究顯示，40 歲以上成人每週坐在馬桶上的時間，還比走路多：平均有 3 小時 9 分坐在馬桶上，而走路的時間只有 1 小時 30 分。（你可能會想，這麼驚人的研究還真不知道是誰在負責計時！）此外，英國成人只有 10% 知道官方建議應該運動的時間長短。「工作」是運動的最大障礙，有 20% 的人表示「工作太忙」是他們不運動的原因。然而，運動其實能提升工作效率。而另一個相關的問題在於，我們有高達三分之二的人，每天至少有 6 小時是坐著，而這件事就會顯著增加早逝的風險。

烏格斯特（Charles Eugster）是一位退休牙醫，他在 93 歲時，上 TED 發表了一場振奮人心的演講，談的就是運動與老化，講著他是怎樣在 87 歲開始重訓健身。在那之前，他的人生與一般人並沒有太大不同。他年輕的時候曾經是短跑冠軍，但隨著年紀愈來愈大，也就愈來愈少運動。年輕時期的體育榮光，變成了久坐少動的婚姻生活。他原本會在夏天去划船、去打拳擊，但後來就慢慢變成每晚坐在電視前面。這種情節想必大家都熟悉。

四十年來，烏格斯特放下了他對運動的追求，把重心放在養家育兒和牙科診所的發展上。然而這位英國短跑冠軍，骨子裡並不喜歡久坐少動，所以到了 60 多歲，他又重新擦亮自己的運動天分，再次開始參加滑雪與划船競賽，開啟他在競技體育一段了不起的旅程。有長達二十年，他就是分齡公開組划船競賽的王者，贏下三十六枚大師賽的金牌。

雖然烏格斯特的努力有所回報，但他還是發現自己的身體愈來愈差。在他 85 歲的時候，第二任妻子過世，讓他成了鰥夫，而他的肌肉也明顯變得鬆弛。他說自己當時的臀部變得像「煎餅」，讓他開始有了新的目標：健美。烏格斯特想擁有肌肉、擁有神話美少年阿多尼斯那樣的體態，渴望得到力量，也渴望活得更長。於是他在 87 歲開始重量訓練，開始舉起槓鈴啞鈴，重新開始短跑，也開始補充乳清蛋白（whey protein）。

成功迅速來到。他拿了三個健美世界冠軍，還打破了 95 歲以上年齡組的兩百公尺與六十公尺短跑世界紀錄。他環遊世界演講，讓所有年齡層的人都知道健美、健康飲食與積極生活的好處。他也呼籲聽眾永遠不要想著退休，要讓身心都動起來，永遠要繼續追求卓越。

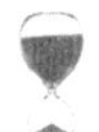 加強運動量，預防肌少症

年過 50 歲之後，我們的肌肉量每年都會減少。肌肉量一旦減少，肌力與肌肉爆發力也會跟著減少。如果想要好好維持肌肉量，除了做重訓，還需要補充蛋白質。

人類的身體是狩獵採集者的身體，本來就該有充足的身體活動。據估計，如果把狩獵採集者的典型運動量轉換成現代活

動，大概就是每天步行或跑步 20 公里，而且常常該是蹲著、而不是坐著。狩獵採集者得要不斷尋找食物，腦子隨時都得動個不停。所以我們除了該好好運動之外，醫師也建議應該要盡可能多站，就算是在久坐期間，也該每 45 分鐘站起來一會。這有助於把我們的生理系統「叫醒」，並增加大腦的血流量。總之，最好、也最符合人類演化的做法，就是既要有氧、也要重訓，就算需要長時間坐著，也要定時站起來活動活動。

肌少症的概念在醫學上相對較新，但正在迅速得到愈來愈多關注。我每天面對較年長病人時，常常都發現他們有肌少症的問題，特別是那些長期健康欠佳、又或是曾經有跌倒病史的病人。肌少症與身體活動及運動量都密切相關。肌少症的英文 sarcopenia 來自希臘文的 sarx（肉）與 penia（缺乏），直指肌少症的核心特徵：骨骼肌流失。這是一種進行性、全身性的老化肌肉疾病，特徵在於肌肉量流失、肌力減弱、肌肉被脂肪浸潤取代。

引發肌少症的主因在於老化、慢性疾病、缺少身體活動、以及營養不良。在 50 歲以後，由於肌肉量減少，我們每 10 年就會流失 15% 的肌力。而到了 70 歲以後，肌力更會加速流失。正因如此，隨著年紀愈來愈大，我們非但不該減少運動量，反而還該增加運動量，而且除了要做有氧運動，也不能少了阻力訓練（抗阻力運動，例如俯地挺身、引體向上、深蹲、游泳、拳擊、彈力帶訓練等等）。

人過了 50 歲，就得更努力運動；等到過了 70 歲，還得再加把勁，才能預防肌少症。關於肌少症的常見程度，各家研究提出的數字各不相同，但有些估計 70 歲以上民眾有高達三分之二患有肌少症。當然，一旦被肌少症纏上，而使身體活動減少，就會形成惡性循環，既難以應付與年紀相關的骨骼肌無力，也難以逆轉肌少症的進程。所以要是你哪天得了重感冒，得在床上躺個幾天，別忘了一定要在床上努力維持肌肉活動。感冒痊癒之後，也要趕快訂出後續的完整運動計畫。

 定期做肌力訓練，多補充蛋白質

我們該怎樣預防或逆轉肌少症？辦法就在於運動和飲食。運動的類型很重要：雖然有氧運動絕對必要，但從中年開始，還得再加上額外的抗阻力運動。因為肌肉量的流失常常是漸進的，可能早在 30 歲左右就開始，而到了 60 歲之後還會加速，所以從小就一直運動的人，確實有優勢。如果在開始流失之前能有更高的肌肉量，等於做了更好的準備，未來肌肉流失的影響也會比較小。但我得再重申，只要開始、永不嫌遲，不管哪個年齡層，都能從抗阻力運動得到好處。

抗阻力運動能夠減輕老化對骨骼肌神經與骨骼肌本身的影響。如果有經過良好設計的運動計畫，就能提升肌力與肌肉爆發力。至於在細胞層次，抗阻力運動能夠減輕氧化壓力，也能讓粒線體這個肌肉細胞的「能量源頭」更有效發揮作用。

運動計畫應該要量身打造、並且分階段進行，為每個主要

肌群安排一項或兩項多關節運動，每次兩組到三組，每週運動兩次到三次。而且運動的強度也該循序漸進。

運動愈早開始愈好，但不管從哪個年紀開始，你都一定能感受到運動的好處。一旦暫停運動或停止訓練，肌力就會逐漸消退，而脂肪組織也會開始浸潤肌肉。所以請盡量堅持下去，就算一時暫停（幾乎人人都難免），也請盡快重新開始。

雖然人人都知道阻力訓練好處多多，但在美國，75 歲以上成人只有 8% 會把鍛練肌肉與阻力訓練當成休閒的一部分。目前已知會妨礙參與這些運動的因素，包括：畏懼、健康問題、疼痛、疲勞、缺乏社會支持，當然也包括了對這些運動的好處不夠瞭解。

我自己就找了一位體能教練，規律上重訓課程。這種方式最能讓我別懈怠，而且教練也能確保我的阻力訓練課表會慢慢有所進展。對於這種有人在旁監督的重訓運動，如果社會能給予更高的認可與支持，讓成人都能輕鬆得到價格合理的重訓課程，不是很好嗎？只要人人能夠堅持必要的運動強度與頻率，長期下來，對社會的好處就會高於那些補助成本。

要是你現在還只有做有氧運動，而沒有搭配抗阻力運動，我真心建議可以開始做些抗阻力運動，好預防或減輕肌少症的發生。這也正是烏格斯特所感受並提倡的事：重量訓練絕對有好處，就算到了 87 歲才開始，也不例外。研究也證實了烏格斯特的想法，顯示就算到了 90 歲以上，依然可以做抗阻力運動，而且有益於體能及整體的幸福感。

並不是只有年輕的健美運動員，才能攝取那些提升肌力的補充品。隨著年紀增加，人體生產蛋白質的能力會逐漸下滑，肌肉也會加速消耗，由於蛋白質正是肌力的關鍵，所以除了要開始做抗阻力運動，也應該用蛋白質補充品做為輔助。最適合的補充品應該是要刺激蛋白合成，提升肌肉代謝與肌力，例如乳清蛋白就是這樣的補充品。

最近一項研究收錄 380 名患有肌少症（肌力與肌肉量低）的成人，結果顯示：如果每日服用乳清蛋白（重要成分為白胺酸 leucine 這種胺基酸）與維生素 D，三個月後的肌肉量與肌力都有顯著提升，而且沒有從補充品導致的副作用。這些參與者的肌肉原本都已經萎縮，因此研究結果很令人振奮。每次做完阻力訓練，我自己都會喝一杯乳清蛋白。

維生素 E 分子能夠抗氧化、抗發炎，也能促進肌肉再生、減輕肌少症。動物與人體實驗研究顯示，維生素 E 有利於形成新的肌肉、提升肌力。所以如果希望肌肉功能更佳，完整的答案就是補充維生素 D、維生素 E、Omega 脂肪酸、胺基酸（特別是白胺酸），並且搭配有氧運動及抗阻力運動，就能發揮功效。

多多運動，拒絕變老

關於生理老化，運動與飲食就是最重要的其中兩項可控制因素；而且你現在肯定已經瞭解，有許多不同的運動與健康食物可供選擇。隨著我們年紀漸長，常常就會把步調愈放愈慢。但我建議，我們反而應該把目標放在努力每年運動得再多那麼一點。

在老化這個有趣的主題，我已有 35 年的臨床與研究經驗。我十分樂於分享自己在這個過程中的所思所得，特別是我所建立與主持的 TILDA 研究及其他全球長期研究的成果，希望各位閱讀本書的過程也同樣感到快樂。

我猜想，某些讀者應該會很想知道自己的體能狀況與同齡人士相比，是好是壞，因此我在後面附上一些測驗，內容涵蓋了我們前面討論的幾個主要領域。每項自我測試結束都有一張圖，說明 TILDA 研究的常態分布結果，讓人能夠與同齡、同性別的人做個比較。

祝您　自我測試愉快！

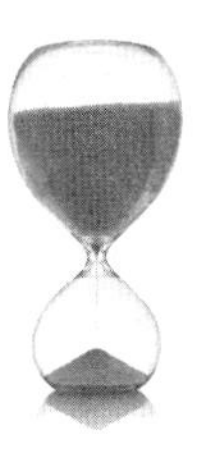

自我測試

TILDA 是在愛爾蘭一項關於老化的長期追蹤調查。所謂的長期追蹤，指的是會在一段長時間內，反覆觀察記錄同樣的事項，找出其中的趨勢與波動。目前 TILDA 已經追蹤同一批 9,000 名參與者做了 12 年的調查，每 2 年做一次詳細的測驗。這批參與者是在計畫一開始，經過特殊設計而隨機抽選，能夠做為愛爾蘭 50 歲以上族群的「代表」樣本，因此能夠以調查發現來推論整個母群體的情形，取得代表「常態」的圖表。

讀者現在就能運用 TILDA 的一些自我測試，瞭解自己的老化情況，再把自己的測試結果與常態人口圖表做比較，瞭解自己與同齡人士相比的表現如何。雖然這些圖表是提供給 50 歲以上使用，但年輕讀者也不妨試試，分數應該要與長虛線相近。而就幸福感而言，也可以知道自己與較年長成人比起來是高是低。要是在任何「生活品質」的領域低於平均水準（也就是接近短虛線），可以參考前面談到友誼、歡笑、停機休閒、飲食、性生活、冷水等章節，想辦法拉高分數。我選的這些自我測試，評估項目涵蓋了生活品質、憂慮程度、對老化的感知、人生目標、孤獨程度、憂鬱程度，甚至還有單腳站立的時間！從這些指標，都很能看出你的生理老化程度。

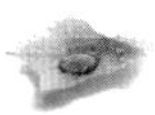 生活品質量表（CASP-12）

你覺得自己的生活品質如何？本量表所列的這幾個重要面向（掌控權 C、自主權 A、愉悅 P、自我實現 S），能夠反映出我們覺得自己從生活中得到了多少。在每個面向所得的分數愈高，代表生活品質愈高。先得出每個面向的分數之後，再加總得到一個總分。將每個面向的分數與母群體比較：與長虛線愈接近，代表結果愈好。

這項檢測能夠評估生活品質的各個面向。請將你對每個項目的回答圈起來，再將分數加總，得到這個面向的總分。所有項目均須回答，請勿留空。

掌控權：積極參與所處環境的能力

	經常	有時	不常	絕不
我的年紀讓我沒辦法做自己想做的事。	0	1	2	3
我覺得我無法控制那些發生在自己身上的事。	0	1	2	3
我可以自由規劃未來。	3	2	1	0
我覺得有些事情我參與不到。	0	1	2	3

總分：__________

自主權：不受干擾的權利

	經常	有時	不常	絕不
我覺得自己能從我能做的事情得到樂趣。	3	2	1	0
我的健康狀況讓我無法做到自己想做的事。	0	1	2	3
缺錢讓我無法做到自己想做的事。	0	1	2	3

總分：__________

愉悅：從投入生活得到幸福感或享受感

	經常	有時	不常	絕不
我期待每一天。	3	2	1	0
我覺得自己的人生有意義。	3	2	1	0
我喜歡和其他人在一起。	3	2	1	0

總分：__________

自我實現：發揮自己的潛力

	經常	有時	不常	絕不
我對自己現在的生活感到滿意。	3	2	1	0
我覺得人生充滿機會。	3	2	1	0

總分：__________

整體總分

將以上掌控權、自主權、愉悅、自我實現四個面向的分數加總，就能得到整體總分。

整體總分：__________

你與他人相比的表現如何？

請沿著橫軸，找到自己的年齡，再參考縱軸所列的各個面向的總分，就能瞭解自己在量表所處的位置。實線為平均值；往長虛線（第 95 百分位數）的方向，代表高於平均，往短虛線（第 5 百分位數）的方向，則是低於平均。有百分之九十的人，都會落在長虛線與短虛線之間。

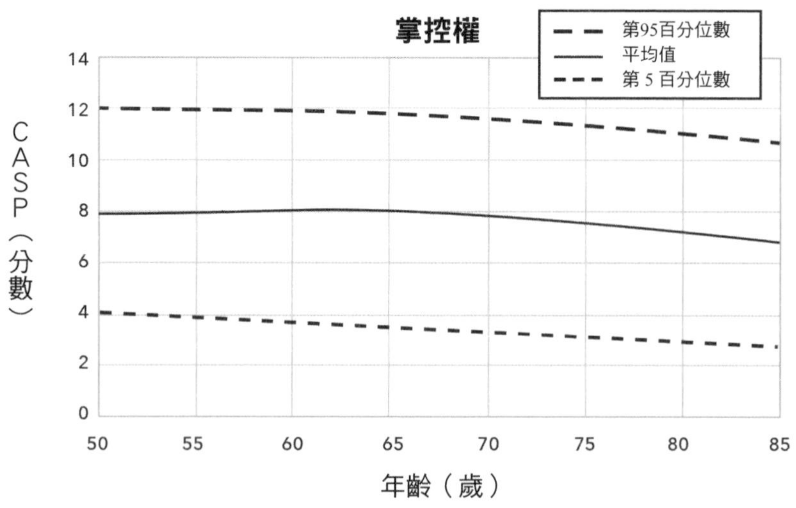

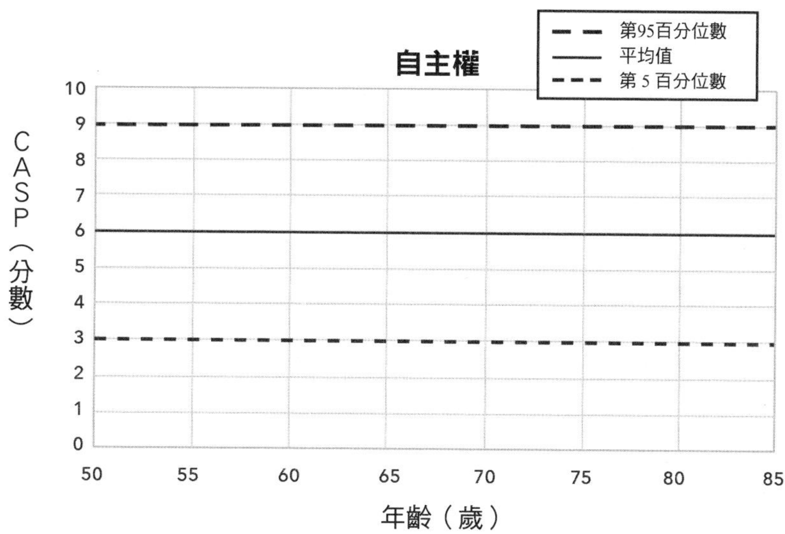

自主權
第95百分位數
平均值
第 5 百分位數
CASP（分數）
10
9
8
7
6
5
4
3
2
1
0
50
55
60
65
70
75
80
85
年齡（歲）

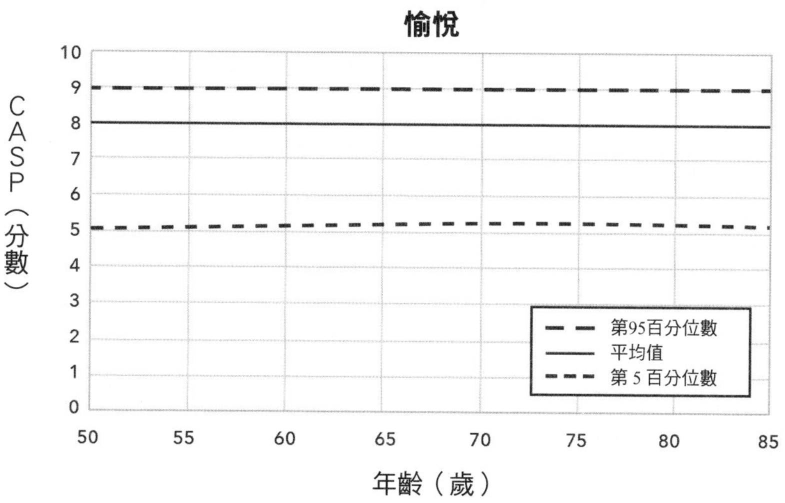

愉悅
CASP（分數）
10
9
8
7
6
5
4
3
2
1
0
第95百分位數
平均值
第 5 百分位數
50
55
60
65
70
75
80
85
年齡（歲）

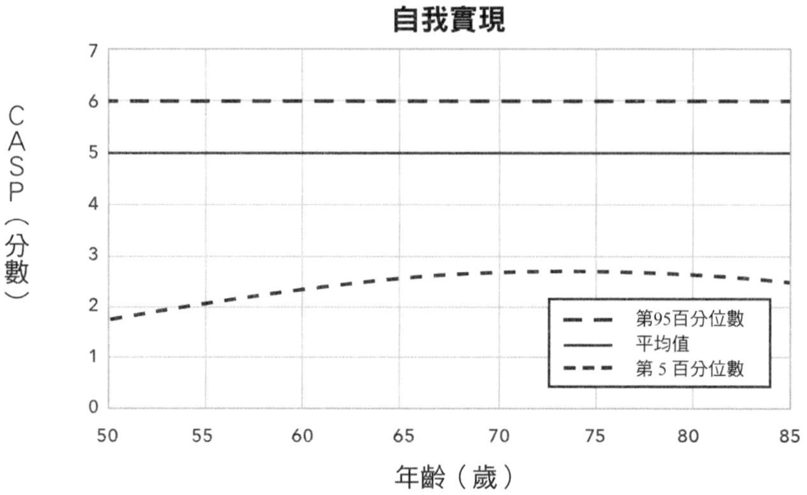
自我實現
CASP（分數）
7
6
5
4
3
2
1
0
50
55
60
65
70
75
80
85
年齡（歲）
第95百分位數
平均值
第 5 百分位數

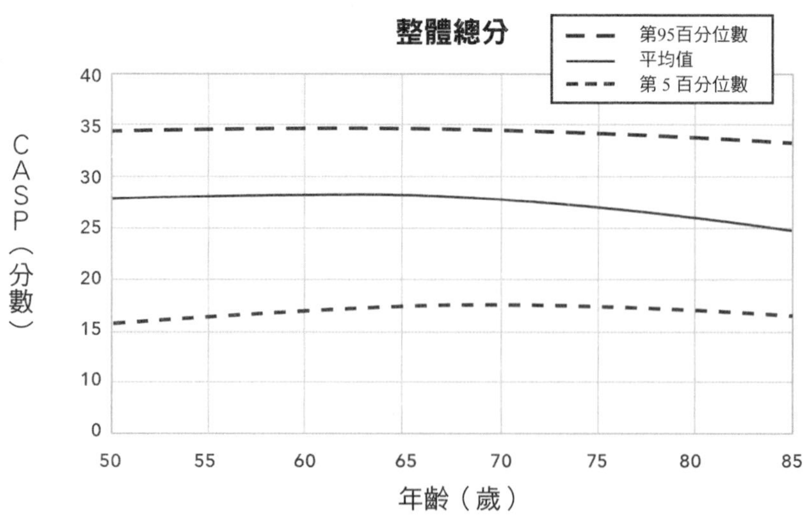
整體總分
第95百分位數
平均值
第 5 百分位數
CASP（分數）
40
35
30
25
20
15
10
0
50
55
60
65
70
75
80
85
年齡（歲）

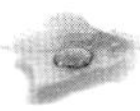 賓州憂慮量表（PSWQ-A） 

你是個愛擔心的人嗎？賓州憂慮量表（The Penn State Worry Questionnaire for Adults, PSWQ-A，最初的版本是由賓州大學心理學家於1988年創立）這項測試測量的是憂慮（worry）與焦慮（anxiety）的各種面向。分數愈高，代表你的恐懼或憂慮愈多。要是高於平均（接近長虛線），就該考慮採用本書第6章〈抒壓延緩老化〉提到的各種減壓方法。如果自我測試得到的分數較低（接近短虛線），則代表你的恐懼與憂慮較少。

評分方式：請將你對每個項目的回答圈起來，再加總得到總分。所有項目均須回答，請勿留空。

	完全不符合		有點符合		非常符合
我的憂慮讓我無法承受。	1	2	3	4	5
很多情況讓我憂慮。	1	2	3	4	5
我知道自己不該對事情感到憂慮，但就是會憂慮。	1	2	3	4	5
我在有壓力的時候，就會很憂慮。	1	2	3	4	5
我總是在憂慮某些事。	1	2	3	4	5

	完全不符合		有點符合		非常符合
我一做完某件事，就會開始憂慮其他那些我該做的事。	1	2	3	4	5
我這輩子一直是個很會憂慮的人。	1	2	3	4	5
一直有些事情讓我感覺憂慮。	1	2	3	4	5

總分：__________

你與他人相比的表現如何？

根據你的年齡與總分，查出自己在圖表上的位置。實線為平均值；往長虛線（第 95 百分位數）的方向，代表高於平均，往短虛線（第 5 百分位數）的方向，則是低於平均。有百分之九十的人，都會落在長虛線與短虛線之間。

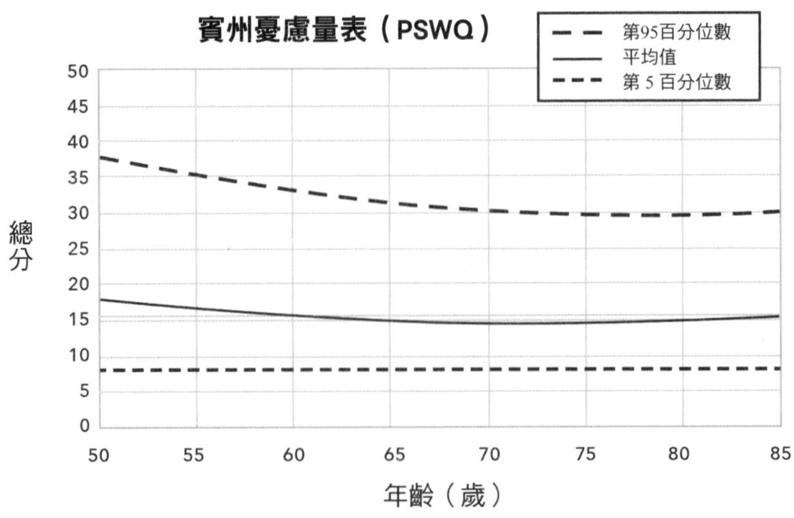

老化感知量表

我們在第 1 章〈年齡的重點不在數字〉談過，一個人感覺自己多老，會實際影響未來老化的速度。你相信自己愈年輕，就會老得愈慢。以下是幾項你對於自己老化程度感知的測驗。距離短虛線愈近，代表對老化的感知愈偏向正面。這些測試的評估分成幾個面向：所感知到老化的優點，是否隨著時間改變（時間軸）；自己對於老化優點的掌控權；所感知到老化的缺點；自己對於這些老化缺點的掌控權；所感知到老化的缺點，是否隨著時間而改變。

你對老化的看法如何？這項測試所評估的是老化感知的各個面向。分數愈高，代表愈同意該項特定的老化感知。

請將你對每個項目的回答圈起來，再將分數加總，得到這個面向的總分。所有項目均須回答，請勿留空。

時間線（短期 / 長期）：對於老化，你的感知持續程度

	非常不同意	不同意	無意見	同意	非常同意
我一直意識到自己在變老。	1	2	3	4	5
我總是很清楚自己的年齡。	1	2	3	4	5

	非常不同意	不同意	無意見	同意	非常同意
我總是把自己歸類為老人。	1	2	3	4	5
我一直很清楚，我就是在變老。	1	2	3	4	5
不管做什麼事，我都能感受到自己的年紀。	1	2	3	4	5

總分：__________

後果（正面）：意識到老化的優點

	非常不同意	不同意	無意見	同意	非常同意
年紀愈大，我也變得愈聰明。	1	2	3	4	5
年紀愈大，我這個人也跟著不斷成長。	1	2	3	4	5
年紀愈大，我就愈能欣賞事物。	1	2	3	4	5

總分：__________

情緒表現：對老化的情緒反應

	非常不同意	不同意	無意見	同意	非常同意
一想到老化會怎樣影響我能做的事，我就覺得沮喪。	1	2	3	4	5
一想到老化可能怎樣影響我的社交生活，我就覺得沮喪。	1	2	3	4	5
一想到變老，我就覺得沮喪。	1	2	3	4	5
想到變老可能會怎樣影響我和他人的關係，我就覺得憂慮。	1	2	3	4	5
想到變老，我就覺得憤怒。	1	2	3	4	5

總分：__________

掌控權（正面）：對於老化的優點，感覺自己擁有的掌控權

	非常不同意	不同意	無意見	同意	非常同意
我在往後的社交生活品質，掌控在我自己手上。	1	2	3	4	5
我在往後與他人關係的品質，掌控在我自己手上。	1	2	3	4	5
我能不能活出最充實的生活，掌控在我自己手上。	1	2	3	4	5
隨著年紀愈來愈大，我還是有很多方法能夠維持自己的獨立。	1	2	3	4	5
變老是否也有優點，掌控在我自己手上。	1	2	3	4	5

總分：__________

後果（負面）：意識到老化的缺點

	非常不同意	不同意	無意見	同意	非常同意
變老讓我能做的事情變少。	1	2	3	4	5
變老讓我比較不獨立。	1	2	3	4	5

	非常不同意	不同意	無意見	同意	非常同意
變老讓所有事情對我而言都變得難得多。	1	2	3	4	5
年紀愈大，我能參加的活動也變得愈少。	1	2	3	4	5
年紀愈大，我對問題的應對變得不如過往。	1	2	3	4	5

總分：__________

掌控權（負面）：對於老化的缺點，感覺自己擁有的掌控權

	非常不同意	不同意	無意見	同意	非常同意
年紀愈大、動作愈慢，這件事不是我能控制的。	1	2	3	4	5
我往後的身體動作有多靈活，這件事不是我能控制的。	1	2	3	4	5
隨著年紀愈大，是否會失去活力或對生活的熱情，這件事不是我能控制的。	1	2	3	4	5
關於變老對我的社交生活有何影響，這件事不是我能控制的。	1	2	3	4	5

總分：__________

時間線（週期循環）：
對於自己的老化，感受到相關感知改變的程度

	非常不同意	不同意	無意見	同意	非常同意
我對於老化的體驗不斷循環，會變好，也會變壞。	1	2	3	4	5
我對變老的感知會週期性的出現與消失。	1	2	3	4	5
對於感覺老了這件事，我經歷了不同的階段。	1	2	3	4	5
我對於變老的感知，每天變化很大。	1	2	3	4	5
對於認為自己是個老人這件事，我經歷了不同的階段。	1	2	3	4	5

總分：__________

你與他人相比的表現如何？

請沿著橫軸，找到自己的年齡，再參考縱軸所列各個面向的分數，就能瞭解自己在量表所處的位置。實線為平均值；往長虛線（第 95 百分位數）的方向，代表高於平均，往短虛線（第 5 百分位數）的方向，則是低於平均。有百分之九十的人都會落在長虛線與短虛線之間。

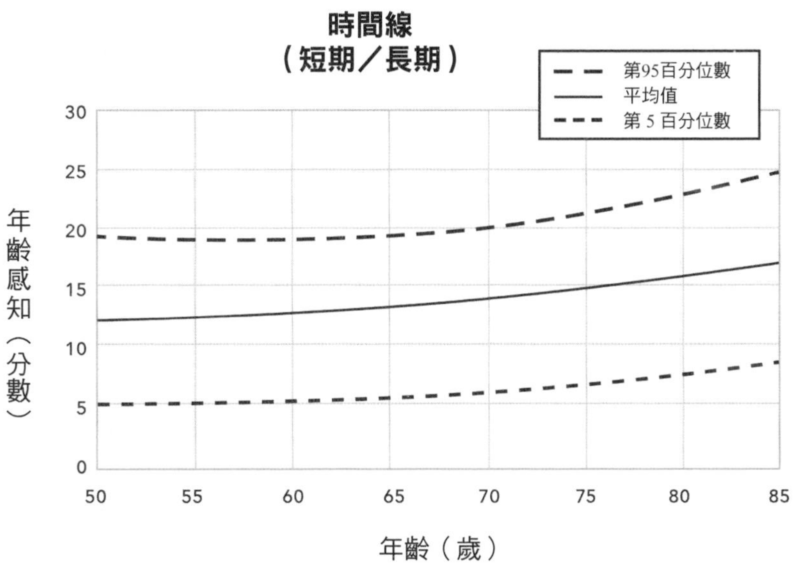

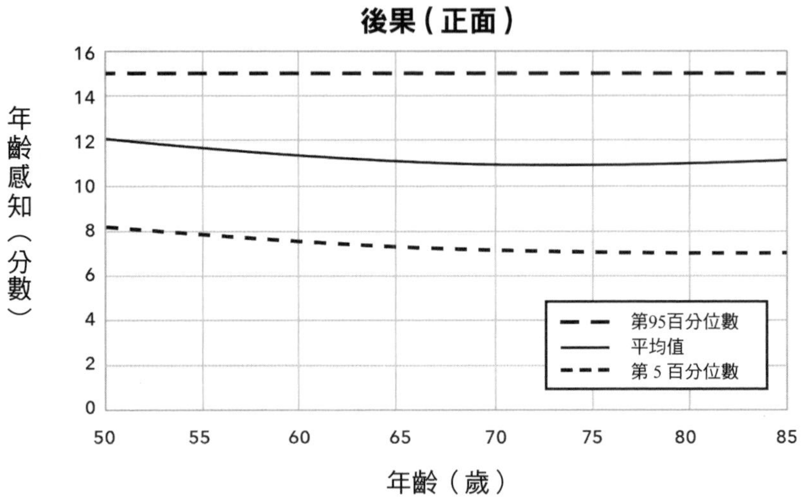
後果（正面）
16
14
12
10
8
6
4
2
0
年齡感知（分數）
50
55
60
65
70
75
80
85
年齡（歲）
第95百分位數
平均值
第 5 百分位數

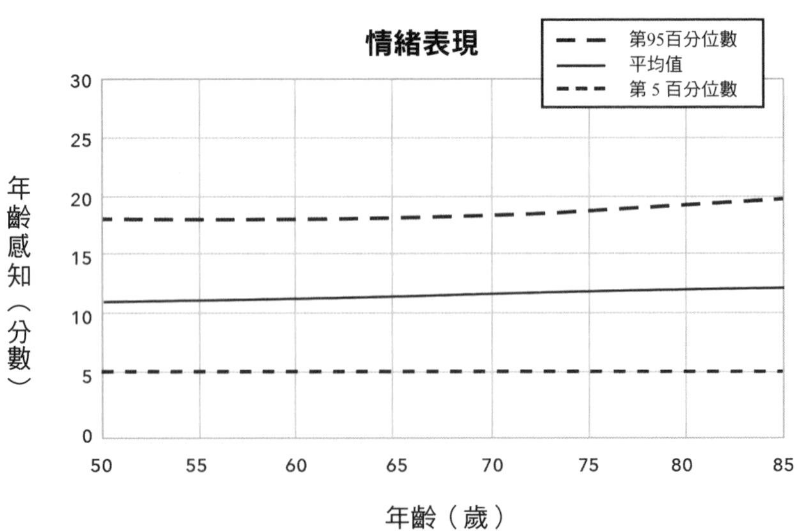
情緒表現
第95百分位數
平均值
第 5 百分位數
30
25
20
15
10
5
0
年齡感知（分數）
50
55
60
65
70
75
80
85
年齡（歲）

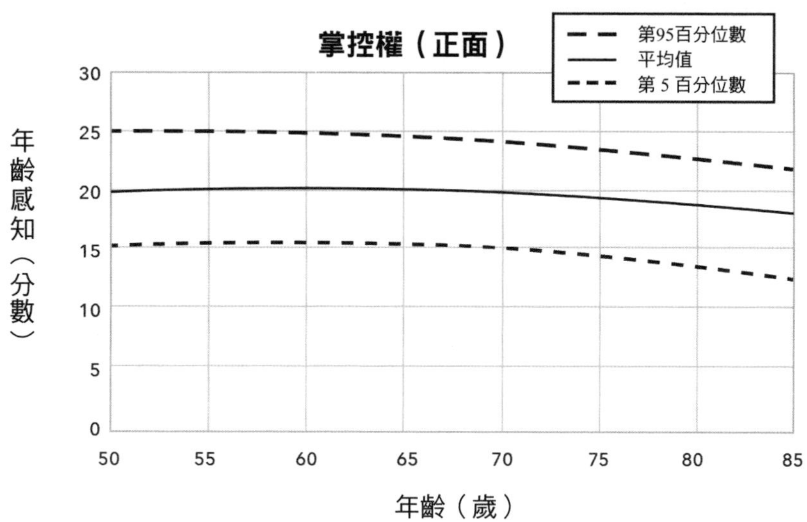
掌控權（正面）
第95百分位數
平均值
第 5 百分位數
年齡感知（分數）
30
25
20
15
10
5
0
50
55
60
65
70
75
80
85
年齡（歲）

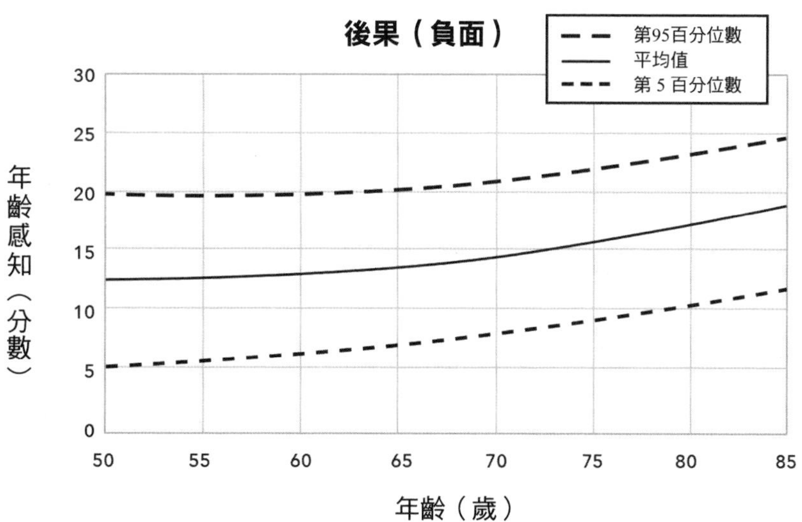
後果（負面）
第95百分位數
平均值
第 5 百分位數
年齡感知（分數）
30
25
20
15
10
5
0
50
55
60
65
70
75
80
85
年齡（歲）

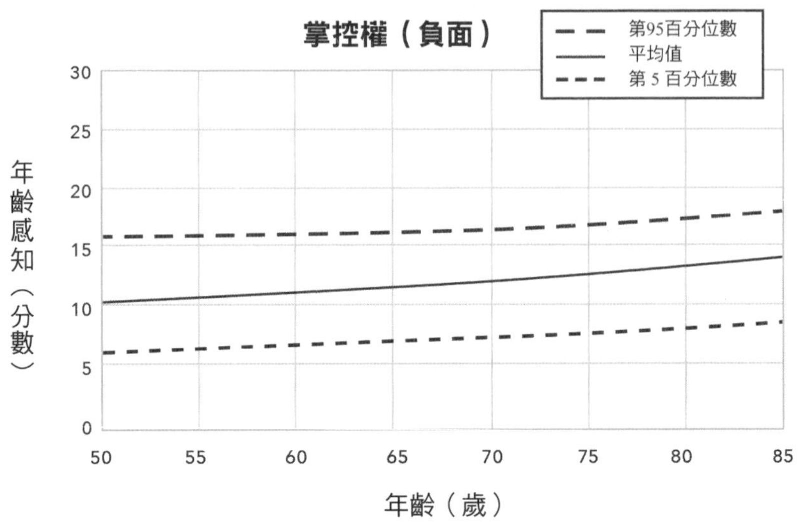
掌控權（負面）
第95百分位數
平均值
第 5 百分位數
30
25
20
15
10
5
0
年齡感知（分數）
50
55
60
65
70
75
80
85
年齡（歲）

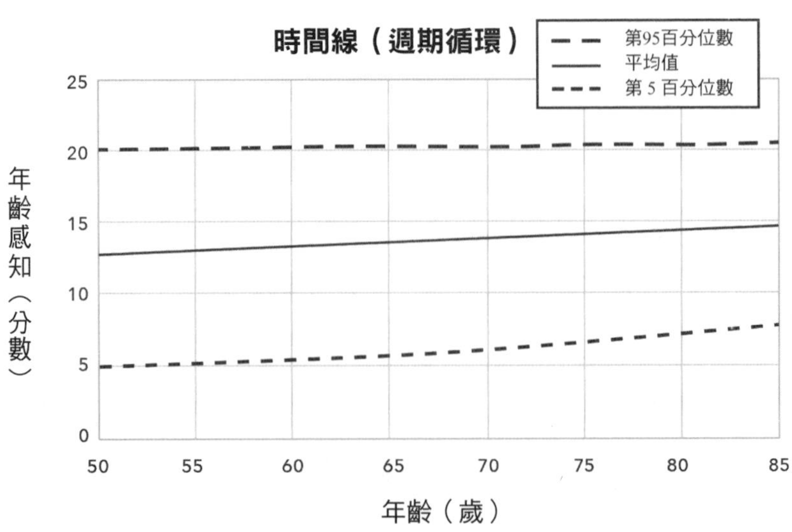
時間線（週期循環）
第95百分位數
平均值
第 5 百分位數
25
20
15
10
5
0
年齡感知（分數）
50
55
60
65
70
75
80
85
年齡（歲）

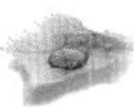 心理幸福感量表之人生目標子量表 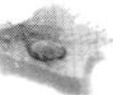

想要老得優雅健康，「人生有目標」會是一大重點。大多數成功的超級老人（super-ager）心中都有一個目標。科學家也同意，我們能為每一天賦予目標。這可以是某項大任務，像是就業，也可以是某個有意義的小任務，像是做家事、幫助鄰居和朋友、當志工、做園藝，又或是從事創作之類的其他愛好。對許多人來說，照顧孫輩能帶來極大的喜悅，也能讓他們感覺人生有目標。

你的分數應該會接近長虛線吧。加總得到總分之後，請對照你的年齡，看看自己在圖表的哪個位置。

這項測驗評估的是你的人生目標，而這也正是心理健康的衡量標準之一。請將你對每個項目的回答圈起來，再加總得到總分。所有項目均須回答，請勿留空。

	非常不同意	不同意	稍微不同意	同意	稍微同意	非常同意
我喜歡為未來制定計畫，並努力實現計畫。	1	2	3	4	5	6
在我看來，我的日常活動常常就是些雞毛蒜皮、不重要的小事。	6	5	4	3	2	1

	非常不同意	不同意	稍微不同意	同意	稍微同意	非常同意
我這個人會積極執行為自己制定的計畫。	1	2	3	4	5	6
我不太清楚自己在人生中想要實現什麼目標。	6	5	4	3	2	1
我有時候會覺得，自己好像已經把人生該做的事都做完了。	6	5	4	3	2	1
我就是一天一天過日子，不會真的去想什麼未來。	6	5	4	3	2	1
我對自己的人生有方向感與目標感。	1	2	3	4	5	6

總分：__________

你與他人相比的表現如何？

請沿著右上圖的橫軸，找到自己的年齡，再沿著縱軸找到自己對上述問題的總分，就能瞭解自己在量表所處的位置。實線為平均值；往長虛線（第 95 百分位數）的方向，代表高於平均，往短虛線（第 5 百分位數）的方向，則是低於平均。有百分之九十的人，都會落在長虛線與短虛線之間。

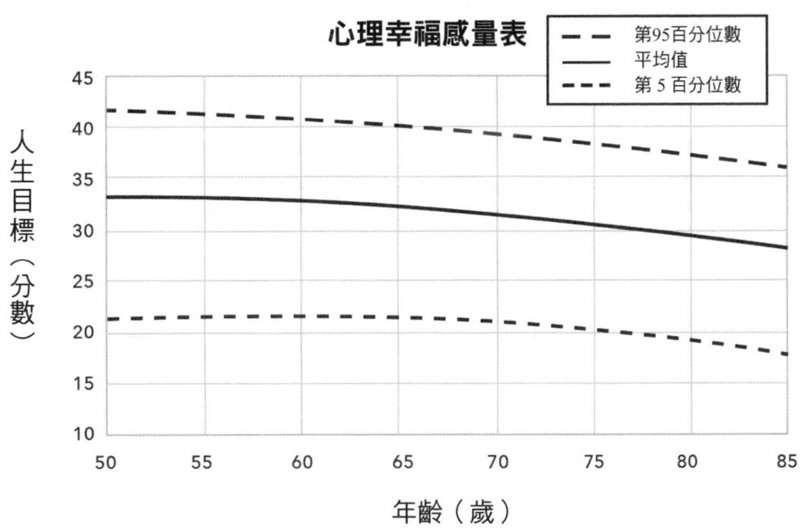

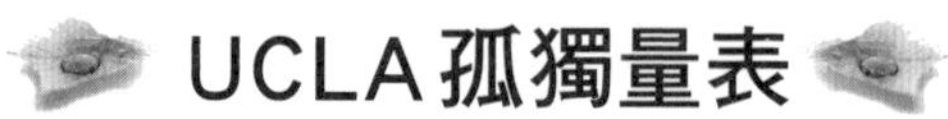

UCLA孤獨量表

這項測驗評估的是你的孤獨感，分數愈高、孤獨感愈強。

這些問題要看的是你對人生各個面向的感受。請針對每個項目，說出你有這種感覺的頻率。

請將你對每個項目的回答圈起來，再將分數加總，得到這個面向的總分。所有項目均須回答，請勿留空。

	經常	偶爾	幾乎沒有或從來沒有
你有多常覺得自己無人陪伴？	2	1	0
你有多常覺得自己被他人冷落？	2	1	0
你有多常覺得自己被他人孤立？	2	1	0
你有多常覺得和周遭的人很合得來？	0	1	2
你有多少覺得孤單？	2	1	0

總分：__________

你與他人相比的表現如何？

請沿著橫軸，找到自己的年齡，再參考縱軸所列的總分，就能瞭解自己在量表所處的位置。實線為平均值；往長虛線（第 95 百分位數）的方向，代表高於平均，往短虛線（第 5 百分位數）的方向，則是低於平均。有百分之九十的人，都會落在長虛線與短虛線之間。

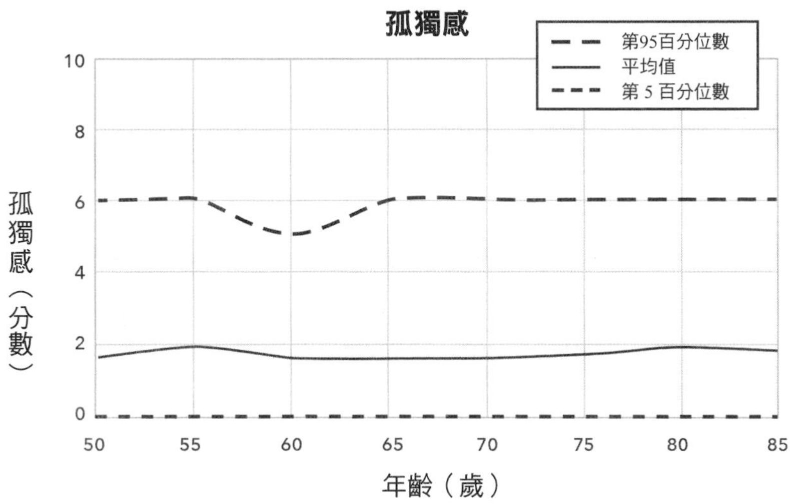

流行病學研究中心憂鬱量表簡短版

這項測驗評估的是你的憂鬱症狀，分數愈高、憂鬱感就愈高。請將你對每個項目的回答圈起來，再將分數加總，得到這個面向的總分。所有項目均須回答，請勿留空。

	幾乎沒有或從未（少於1天）	有點或很少時候（1至2天）	偶爾或中等頻率（3至4天）	一直如此（5至7天）
我覺得憂鬱。	0	1	2	3
我覺得做什麼事都很費力。	0	1	2	3
我睡不安穩。	0	1	2	3
我覺得快樂。	3	2	1	0
我覺得孤單。	0	1	2	3
我享受生活。	3	2	1	0
我覺得悲傷。	0	1	2	3
我沒辦法「開始」做事。	0	1	2	3

總分：__________

你與他人相比的表現如何？

請沿著橫軸，找到自己的年齡，再參考縱軸所列的總分，就能瞭解自己在量表所處的位置。實線為平均值；往長虛線（第 95 百分位數）的方向，代表高於平均，往短虛線（第 5 百分位數）的方向，則是低於平均。有百分之九十的人，都會落在長虛線與短虛線之間。

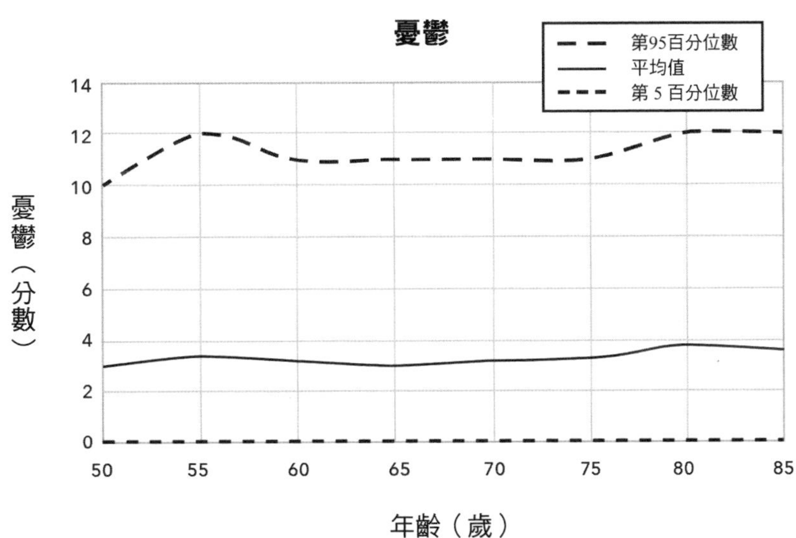

單腳站立測試

這項測驗評估的是你的平衡感，站得愈久、平衡感就愈好，也代表你的生理年齡更年輕。請務必在平穩的地面做這項測驗。

睜眼單腳站立

請單腳站立，另一腳抬離地面幾公分。站得愈久愈好，以達到 30 秒為目標。手臂可以自由動作，但請不要把抬起的腳鉤在或放在另一隻腳上。你可以自由選擇要以左腳或右腳來站立。

閉眼單腳站立

必須能夠睜眼單腳站立 5 秒以上，才可以進行這部分的測驗。請閉上眼睛，將體重放在單腳上，另一腳抬離地面幾公分，站得愈久愈好，以達到 30 秒為目標。手臂可以自由動作，但請不要把抬起的腳鉤在或放在另一隻腳上。你可以自由選擇要以左腳或右腳來站立，並且不一定要選擇睜眼單腳站立時所用的腳。

記下閉眼單腳站立的時間（以秒為單位）。

時間（秒）：_________

你與他人相比的表現如何？

請沿著橫軸找到自己的年齡，再參考縱軸所列的總秒數。黑線為平均值。

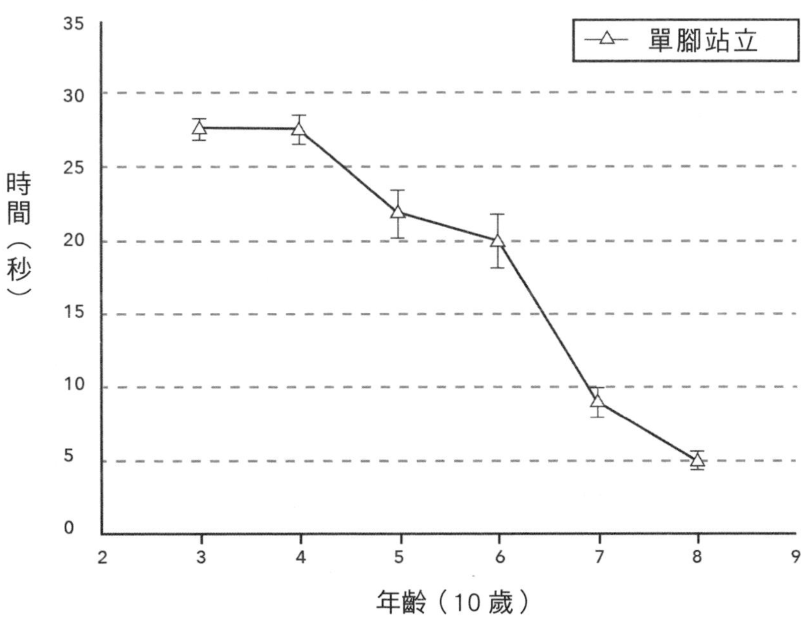

資料取自：Luc Vereeck, Floris Wuyts, Steven Truijen and Paul Van de Heyning (2008) Clinical assessment of balance: Normative data, and gender and age effects, International Journal of Audiology, 47:2, 67-75, DOI:10.1080/14992020701689688

參考文獻

第 1 章　年齡的重點不在數字

我們能從血液樣本瞭解每個人的表觀遺傳狀況，而從相關結果就能進一步瞭解，為什麼會有艾許這樣的人，能夠比一般人更健康長壽：Stringhini, S., et al., *Socioeconomic status, non- communicable disease risk factors, and walking speed in older adults: multi-cohort population based study.* BMJ, 2018. 360: p. k1046.

McCrory, C., Kenny, R.A., et al., *The lasting legacy of childhood adversity for disease risk in later life.* Health Psychol, 2015. 34(7): p. 687-96.

Stringhini, S., et al., *Socioeconomic status and the 25 × 25 risk factors as determinants of premature mortality: a multicohort study and meta-analysis of 1·7 million men and women.* The Lancet, 2017. 389(10075): p. 1229-1237.

對於基因的啟動和關閉：Chignon, A., et al., *Single-cell expression and Mendelian randomization analyses identify blood genes associated with lifespan and chronic diseases.* Commun Biol, 2020. 3(1): p. 206.

對於像蠕蟲之類的幾個物種，只要讓DAF2基因有些小小的改變，就能使壽命延長一倍：Kenyon, C.J., *The genetics of ageing.* Nature, 2010. 464(7288): p. 504-12.

飲食、肥胖、運動與熱量限制等因素，都會影響DAF2基因：Milman, S., et al., *Low insulin-like growth factor-1 level predicts survival in humans with exceptional longevity.* Aging Cell, 2014. 13(4): p. 769-771.

用了不同的方式標準 …… 找出新的時鐘，測試哪個時鐘判斷人類生理年齡更為精準：El Khoury, L.Y., et al., *Systematic underestimation of the epigenetic clock and age acceleration in older subjects.* Genome Biology, 2019. 20(1): p. 283.

雖然還沒有任何一個時鐘說得上明確無誤：McCrory, C., Kenny, R. A., et al., *Association of 4 epigenetic clocks with measures of functional health, cognition, and all-cause mortality in The Irish Longitudinal Study on Ageing (TILDA).* bioRxiv, 2020: p. 2020.04.27.063164.

Stringhini, S., et al., *Socioeconomic status, non-communicable disease risk factors, and walking speed in older adults*

McCrory, C., Kenny, R. A., et al., *The lasting legacy of childhood adversity for disease risk in later life*

Stringhini, S., et al., *Socioeconomic status and the 25 × 25 risk factors as determinants of premature mortality*

有了表觀遺傳時鐘，就能計算出實際年齡與生理年齡的差異：Belsky, D., et al., *Quantification of the pace of biological aging in humans through a blood test: a DNA methylation algorithm.* bioRxiv, 2020: p. 2020.02.05.927434.

這件事最近已引起一些風潮，市場上也有些產品開始號稱能夠準確判斷生理年齡：Mouratidis, Y. *We Are More Than Our DNA.* [Science 2018 Nov 17, 2018 July 16, 2020]; Available from: https://www.forbes.com/sites/yiannismouratidis/2018/11/17/we-are-more-than- our-dna/#385d42a52e9c.

市場上也有些產品開始號稱能夠準確判斷生理年齡……這些產品仍不可盡信……尚未完整考量所有會影響老化過程的種種複雜因素：McCrory, C., Kenny, R. A., et al., *Epigenetic Clocks and Allostatic Load Reveal Potential Sex-Specific Drivers of Biological Aging.* J Gerontol A Biol Sci Med Sci, 2020. 75(3): p. 495-503.

一旦出現這些事件或行為，時鐘就會加快，也就是加速老化：Marioni, R.E., et al., *DNA methylation age of blood predicts all- cause mortality in later life.* Genome Biol, 2015; 16(1): 25.

如果處在持續的壓力與心情起伏……造成的不良生理狀態：Lupien, S.J., et al., *Stress- induced declarative memory impairment in healthy elderly subjects: relationship to cortisol reactivity.* J Clin Endocrinol Metab, 1997. 82(7): p. 2070-5.

Lupien, S.J., et al., *Effects of stress throughout the lifespan on the brain, behaviour and cognition.* Nat Rev Neurosci, 2009. 10(6): p. 434-45.

紐西蘭著名的但尼丁研究 …… 對自身老化情形的態度想法：Caspi, A., et al., *Longitudinal Assessment of Mental Health Disorders and Comorbidities Across 4 Decades Among Participants in the Dunedin Birth Cohort Study.* JAMA Netw Open, 2020 Apr; 3(4): p. e203221-e203221.

舉例來說，可能是平衡能力較差，單腳站立的時間不如那些老化較慢的人；精細動作的能力也較弱，較難完成將小物件放入釘板孔洞的測試；他們的握力也沒那麼強：Elliott, M.L., et al., *Brain-age in midlife is associated with accelerated biological aging and cognitive decline in a longitudinal birth cohort.* Mol Psychiatry, 2019 Dec 10:10.1038/s41380-019- 0626-7.

Belsky, D.W., et al., *Eleven Telomere, Epigenetic Clock, and Biomarker-Composite Quantifications of Biological Aging: Do They Measure the Same Thing?* Am J Epidemiol, 2018. 187(6): p. 1220-1230.

Elliott, M.L., et al., *Disparities in the pace of biological aging among midlife adults of the same chronological age have implications for future frailty risk and policy.* Nat Aging, 2021. 1(3): p. 295-308.

Belsky, D., et al., *Quantification of the pace of biological aging in humans through a blood test*

Caspi, A., et al., *Longitudinal Assessment of Mental Health Disorders and Comorbidities*

從成人的眼部血管也能瞭解腦血管的狀況：Shalev, I., et al., *Retinal vessel caliber and lifelong neuropsychological functioning: retinal imaging as an investigative tool for cognitive epidemiology.* Psychol Sci, 2013. 24(7): p. 1198-207.

從視網膜影像發現的變化，就能看出未來可能罹患中風與血管性失智症：Wong, T.Y. and P. Mitchell, *Hypertensive retinopathy.* N Engl J Med, 2004. 351(22): p. 2310-7.

Ikram, M.A., et al., *The Rotterdam Study: 2018 update on objectives, design and main results.* Eur J Epidemiol, 2017. 32(9): p. 807-850.

在但尼丁的研究中 …… 未來罹患中風與失智的風險也更高：Nolan, J.M., Kenny, R.A., et al., *Education is positively associated with macular pigment: the Irish Longitudinal Study on Ageing (TILDA).* Invest Ophthalmol Vis Sci, 2012. 53(12): p. 7855-61.

Connolly, E., Kenny, R.A., et al., *Prevalence of age-related macular degeneration associated genetic risk factors and 4-year progression data in the Irish population.* Br J Ophthalmol, 2018. 102(12): p. 1691-1695.

Feeney, J., Kenny, R.A., et al., *Low macular pigment optical density is associated with lower cognitive performance in a large, population-based sample of older adults.* Neurobiol Aging, 2013. 34(11): p. 2449-56.

這種來到將近12年的生理年齡差異，主要是由於年輕時的不良經驗所致：Belsky, D.W., *Reply to Newman: Quantification of biological aging in young adults is not the same thing as the onset of obesity.* Proc Natl Acad Sci USA, 2015. 112(52): E7164-E7165.

有這種韌性的參與者，他們雖然身處逆境，但仍然能夠維持正面的感知、積極的態度、樂觀的想法：Snowdon, D., *Aging with Grace: What the Nun Study Teaches Us About Leading Longer, Healthier, and More Meaningful Lives*. 2002: Bantam.

許多我們或其他研究團隊的研究結果都證實，我們「覺得自己多年輕，就是多年輕」，而這點與疾病狀況無關：Weiss, D. and F. Lang, *"They" Are Old But "I" Feel Younger: Age-Group Dissociation as a Self-Protective Strategy in Old Age.* Psychol Aging, 2012. 27: p. 153-63.

光是對於老化狀況抱持樂觀……與表觀遺傳機制：Wurm, S. and Y. Benyamini, *Optimism buffers the detrimental effect of negative self- perceptions of ageing on physical and mental health.* Psychol Health, 2014. 29(7): p. 832-48.

Wurm, S., et al., *How do negative self-perceptions of aging become a self-fulfilling prophecy?* Psychol Aging, 2013. 28(4): p. 1088-97.

那些覺得自己與實際年齡相同或大一點的人，未來幾年內面臨身體虛弱、大腦健康不佳的可能性，要大於那些覺得自己比實際年齡年輕的人：Robertson, D.A., Kenny, R.A., et al., *Negative perceptions of aging and decline in walking speed: a self-fulfilling prophecy.* PLoS One, 2015. 10(4): e0123260.

Robertson, D.A. and R.A. Kenny, *Negative perceptions of aging modify the association between frailty and cognitive function in older adults.* Pers Individ Differ, 2016. 100: 120-125.

Robertson, D.A., B.L. King-Kallimanis, and Kenny, R. A., *Negative perceptions of aging predict longitudinal decline in cognitive function.* Psychol Aging, 2016. 31(1): p. 71-81.

McGarrigle C, Ward M, and Kenny, R.A., (In Press). *Negative Ageing Perceptions and Cognitive and Functional Decline: Are You As Old As You Feel?* JAGS.

人一旦感覺老了，就會使自信、自尊與生活滿意度下滑，身體與大腦的健康也會惡化：Weiss, D. and F. Lang, *"They" Are Old But "I" Feel Younger: Age-Group Dissociation as a Self-Protective Strategy*

Wurm, S. and Y. Benyamini, *Optimism buffers the detrimental effect of negative self-perceptions of ageing on physical and mental health*

Wurm, S., et al., *How do negative self-perceptions of aging become a self-fulfilling prophecy?*

感覺自己老了，也會讓人更有可能罹患疾病（例如心血管疾病）、在晚年心臟病發、或是早逝：Levy, B.R., et al., *Reducing cardiovascular stress with positive self-stereotypes of aging.* J Gerontol B Psychol Sci Soc Sci, 2000. 55(4): p. P205-P213.

Levy, B.R., et al., *Age stereotypes held earlier in life predict cardiovascular events in later life.* Psychol Sci, 2009. 20(3): p. 296-298.

Lang, P.O., J.P. Michel, and D. Zekry, *Frailty syndrome: a transitional state in a dynamic process.* Gerontology, 2009. 55(5): p. 539-49.

耶魯大學研究顯示，一旦覺得自己老了，生理機能就會迅速發生變化 …… 包括「阿茲海默症」、「困惑」、「衰退」、「老朽」、「失智」、「依賴」、「疾病」、「垂死」、「遺忘」、「無能」、「東西亂放」和「老糊塗」：Levy, B., *Improving memory in old age through implicit self-stereotyping.* J Pers Soc Psychol, 1996. 71(6): p. 1092-1107.

Levy, B.R., et al., *Subliminal strengthening: improving older individuals' physical function over time with an implicit-age-stereotype intervention.* Psychol Sci, 2014. 25(12): p. 2127-35.

接觸到負面刻板印象的受試者，會出現不良的過度生理反應 …… 負面的老化刻板印象會讓他們比較不能應對壓力：Levy, B.R., et al., *Reducing cardiovascular stress with positive self-stereotypes of aging.*

Levy, B., *Improving memory in old age through implicit self-stereotyping.*

這些較年長成人愈同意前兩種負面說法 …… 在接下來八年內，他們也愈有可能發現自己在身體與認知上加速老化：Robertson, D.A., Kenny, R.A., et al., *Negative perceptions of aging and decline in walking speed.*

Robertson, D.A. and Kenny R.A., *Negative perceptions of aging modify the association between frailty and cognitive function in older adults.*

Robertson, D.A., B.L. King-Kallimanis, and Kenny R.A., *Negative perceptions of aging predict longitudinal decline in cognitive function.*

如果抱持著負面態度，會影響各種健康狀況之間的互動 …… 如果一樣是身體虛弱的受試者，卻能抱持著正面態度，他的心理能力並不下於身體強健的同輩：Robertson, D.A. and R.A. Kenny, *Negative perceptions of aging modify the association between frailty and cognitive function in older adults.*

一般人常常會低估性生活與感覺老了之間的關係 …… 比較不覺得自己老，也比較不認為變老是件壞事：*Sexual activity in the over 50s population in Ireland.* Orr, J., McGarrigle, C., Kenny, R.A., On behalf of the TILDA team February 2017 Copyright © The Irish Longitudinal Study on Ageing 2017 The Irish Longitudinal Study on Ageing Trinity College Dublin. https://tilda.tcd.ie/publications/reports/ pdf/Report_SexualActivity.pdf.

Orr, J., R. Layte, N. O'Leary Kenny, R. A.,, *Sexual Activity and Relationship Quality in Middle and Older Age: Findings From The Irish Longitudinal Study on Ageing (TILDA).* J Gerontol B Psychol Sci Soc Sci, 2019. 74(2): p. 287-297.

較年長成人如果感覺自己老了，會比那些感覺自己還年輕的人短命7.5年，主要是因為心臟病發病率較高：Levy, B., *Stereotype Embodiment:A Psychosocial Approach to Aging.* Curr Dir Psychol Sci, 2009 Dec 1; 18(6): 332-336.

Jang, Y., L.W. Poon, and P. Martin, *Individual Differences in the Effects of Disease and Disability on Depressive Symptoms: The Role of Age and Subjective Health.* Int J Aging Hum Dev, 2004. 59(2): p. 125-137.

Kim, S.H., *Older people's expectations regarding ageing, health-promoting behaviour and health status.* J Adv Nurs, 2009. 65(1): p. 84-91.

Moor, C., et al., *Personality, aging self-perceptions, and subjective health: a mediation model.* Int J Aging Hum Dev, 2006. 63(3): p. 241-57.

Levy, B.R., et al., *Reducing cardiovascular stress with positive self-stereotypes of aging.*

Levy, B.R., et al., *Age stereotypes held earlier in life predict cardiovascular events in later life.*

Levy, B., *Improving memory in old age through implicit self-stereotyping.*

光是「感覺老了」這項因素，就足以對早逝造成影響：Robertson, D.A., Kenny, R.A., et al., *Negative perceptions of aging and decline in walking speed.*

Robertson, D.A. and Kenny, R.A., *Negative perceptions of aging modify the association between frailty and cognitive function in older adults.*

Robertson, D.A., B.L. King-Kallimanis, and Kenny R.A., *Negative perceptions of aging predict longitudinal decline in cognitive function.*

McGarrigle C, Ward M, and Kenny, R.A., *Negative Ageing Perceptions and Cognitive and Functional Decline*

喜劇片《荳蔻年華》…… 達成了自己的目標，而感到心滿意足：Wikipedia contributors. *As Young As You Feel.* [2020 10 May 2020 July 16, 2020]; Available from: https://en.wikipedia.org/w/index.php?title=As_Young_as_You_Feel&oldid=955839774

像是強制退休之類的政策 …… 在最適合自身能力、興趣與職涯規劃的年齡，自願退出勞動人口：Till von Wachter, *The End of Mandatory Retirement in the US: Effects on Retirement and Implicit Contracts*. 2002: Columbia University. p. 60.

在許多歐洲國家 …… 公部門依然有強制退休制度：Aegon Centre for Longevity and Retirement (ACLR) Survey. *Aegon Retirement Readiness Survey 2015: Inspiring a World of Habitual Savers*. [2015 May 27, 2015 July 16, 2020]; Available from: https://www.aegon.com/research/reports/annual/aegon-retirement-readiness-survey-2015-inspiring-a-world-of-habitual-savers/

歐盟公民有三分之二比較希望能一邊領部分的養老金、一邊繼續做點兼職工作，而不是完全退休：Eurofound, *European Quality of Life Survey 2016: Quality of Life, quality of public services, and quality of society,*. 2017: Publications Office of the European Union, Luxembourg. p. 122.

幾個歐洲國家與美國的調查顯示……平均壓力比較小、生活滿意度也比較高：Nikolova, M. and C. Graham, *Employment, late-life work, retirement, and well-being in Europe and the United States.* IZA J Labor Stud 3, 5 (2014).

「能夠選擇何時不再工作」是件重要的事，會大大影響生活滿意度以及是否覺得自己老了：Walker, J.W. and H.L. Lazer, *The End of Mandatory Retirement: Implications for Management*. 1978, Chichester, New York: Wiley & Sons.

OECD, *Pensions at a Glance 2017: OECD and G20 Indicators*. 2017, OECD Publishing, Paris.

但很遺憾，強制退休的做法與社會其他對老化的負面態度不謀而合 …… 彷彿較年長的成人就是身體虛弱、健忘、固執、又自私：Lupien, S.J. and N. Wan, *Successful ageing: from cell to self.* Philos Trans R Soc London (Biol), 2004. 359(1449): p. 1413-1426.

這些關於老化常見的「事實」，背後根本找不到什麼客觀的醫學或心理學證據：World Health Organization. *Ageism*. [2020 July 16, 2020]; Available from: https://www.who.int/ageing/ageism/en/

在較年長成人當中，只有一小部分在身體、認知或精神上出現嚴重障礙 …… 50歲之後還是不斷提高：Layte, R., E. Sexton, G. Savva, Kenny, R. A., *Quality of life in older age: evidence from an Irish cohort study.* J Am Geriatr Soc, 2013. 61 Suppl 2: p. S299-305.

「他說我太老了，不該做那件事」：Royal Society for Public Health (RSPH), *That Age Old Question: How Attitudes To Ageing Affect Our Health and Wellbeing*. 2018: RSPH, London.

Abrams, D., Eilola T, and H. Swift, *Attitudes to age in Britain 2004-2008*. 2009, University of Kent: UK.

歐洲社會調查2018年調查二十八國共五萬五千人的態度 …… 而在葡萄牙、瑞士與德國，也只有三分之一表示他們有較年長的朋友：ESS9. *European Social Survey 2018.* [2018 July 30, 2020]; Available from: https://www.europeansocialsurvey.org/data/download.html?r=9

在某些醫療情境中，單純因為年齡因素，就可能讓較年長成人無法得到如年輕人一般的治療：Jackson, S., R. Hackett, and A. Steptoe, *Associations between age discrimination and health and wellbeing: cross-sectional and prospective analysis of the English Longitudinal Study of Ageing.* Lancet Public Health, 2019:e200-e208.

「不能以醫療負擔過重，做為歧視較年長成人的藉口」：Hill, A. *Favouring young over old in COVID-19 treatment justifiable, says ethicist*. [2020 22 April, [2020 July 30, 2020]; Available from: https://www. theguardian.com/world/2020/apr/22/favouring-young-over-old-in-covid-19-treatment-justifiable-says-ethicist

嬰兒潮這段期間光是美國就有將近七千七百萬嬰兒出生……能跑馬拉松、蓋房子、甚至創業：Chappelow, J. *Baby Boomer*. [Economics 2020 Feb 28, 2020 July 30, 2020]; Available from: https://www.investopedia.com/terms/b/ baby_boomer.asp

社會進步指數：Porter M.E., Stern S, and Green M, *The Social Progress Index 2017*. 2017: Washington DC.

丹麥的冬天又暗又長……與來自不同年齡層的朋友聚會：Parkinson, J., *A heart-warming lesson from Denmark.* 2015.

人類的語言帶有力量，而從語言與詞彙，就會透露出年齡歧視：Avers, D., et al., *Use of the Term "Elderly"* . J Geriatr Phys Ther, 2011. 34(4): p. 153- 154.

有些詞雖然用起來方便，但太過包山包海 …… 像「老人家」這個詞，說的既可能是個堅強、獨立的人，也可能是個虛弱、必須依賴他人的人：Sarkisian, C.A., et al., *The relationship between expectations for aging and physical activity among older adults.* J Gen Intern Med, 2005. 20(10): p. 911-5.

Sarkisian, C.A., et al., *Development, reliability, and validity of the expectations regarding aging (ERA-38) survey.* Gerontologist, 2002. 42(4): p. 534-42.

Sarkisian, C.A., et al., *Correlates of attributing new disability to old age. Study of Osteoporotic Fractures Research Group.* J Am Geriatr Soc, 2001. 49(2): p. 134-41.

Kim, S.H., *Older people's expectations regarding ageing, health-promoting behaviour and health status.*

想想看，光是在近來的新冠危機期間，有多常聽到人談到「老人家」或「老人」：Palmore, E., *Ageism: Negative and Positive,*. 2nd ed. 1999: Springer Publishing Company.

帶有年齡歧視的詞彙，會使較年長成人遭到貶低……照護較少、較不健全，造成了很負面的後果：Nemmers, T.M., *The Influence of Ageism and Ageist Stereotypes on the Elderly.* Phys Occup Ther Geriatr, 2005. 22(4): p. 11-20.

在歐洲的一項調查中，較年長成人表示比較喜歡被說是older（較年長）或senior（年齡較高），強烈厭惡被稱為aged（上了年紀）、old（老人），而且最厭惡的就是elderly（老人家）：European Commission DG for Employment Social Affairs and Inclusion and DG Communication. *Special Eurobarometer 378 on Active ageing.* [2012 17 May 2012 September 9, 2020]; Available from: https://ec.europa.eu/eip/ageing/library/special-eurobarometer-378-active-ageing_en

Walker, A. and G.B.E. Gemeinschaften, *Age and attitudes: main results from a Eurobarometer survey*. 1993: Commission of the European Communities.

聯合國較年長者經濟、社會與文化權利委員會便不用elderly一詞：UN Committee on Economic Social and Cultural Rights (CESCR), *General Comment No. 6: The Economic, Social and Cultural Rights of Older Persons*. 1995. p. 11.

國際長壽研究中心出版的媒體指南，也推薦使用older adults（較年長成人）一詞，而不是senior（年事已高者）和elderly：Dahmen, N. and R. Cozma, *Media takes: on aging*. 2008: International Longevity Center (USA) (ILC).

用一些精準、正確、不帶價值批判、而且較年長成人也比較喜歡的用詞，絕對是件該做的事：Kleinspehn-Ammerlahn, A., D. Kotter-Grühn, and J. Smith, *Self-perceptions of aging: do subjective age and satisfaction with aging change during old age?* J Gerontol B Psychol Sci Soc Sci, 2008. 63(6): p. P377-85.

Kotter-Grühn, D., et al., *Self-perceptions of aging predict mortality and change with approaching death: 16-year longitudinal results from the Berlin Aging Study.* Psychol Aging, 2009. 24(3): p. 654-67.

Levy, B.R. and L.M. Myers, *Preventive health behaviors influenced by self-perceptions of aging.* Prev Med, 2004. 39(3): p. 625-9.

美國聖母學校修女會的六百七十八名修女，還真的同意參加這項由斯諾登主持的長期研究……瞭解人類一輩子的健康與生活經歷，會如何對大腦造成影響：Tomasulo, D., *Learned Hopefulness: The Power of Positivity to Overcome Depression*. 2020: New Harbinger Publications. 192.

正面的態度能夠形成一種對大腦疾病的預防機制：Tomasulo, D. *Proof Positive: Can Heaven Help Us? The Nun Study - Afterlife*. 2010 13 May 2021]; Available from: https://psychcentral.com/blog/proof-positive-can-heaven-help-us- the-nun-study-afterlife#1

第2章　人為什麼會變老

藍色寶地的概念出自2004年的幾篇論文：Poulain, M., et al., *Identification of a geographic area characterized by extreme longevity in the Sardinia island: the AKEA study.* Exp Gerontol, 2004. 39(9): p. 1423-9.

Poulain, M., A. Herm, and G. Pes, *The Blue Zones: areas of exceptional longevity around the world.* Vienna Yearbook of Population Research, 2013. 11: p. 87-108.

科學家根據資料數據以及對當地生活的第一手觀察，開始解釋為什麼這些人活得更健康長壽：Buettner, D., *The Blue Zones. Lessons for living longer from the people who've lived the longest.* First Paperbacked. ed. 2009, Washington DC: National Geographic.

如果人生有目標，會過得更健康、更快樂，平均來說，竟能讓人多活7年：Hill, P.L. and N.A. Turiano, *Purpose in Life as a Predictor of Mortality Across Adulthood.* Psychol Sci, 2014. 25(7): p. 1482-1486.

像那些基督復臨安息日會的教友，他們的「目標」就是成為這個信仰社群的一員：Wallace, L.E., et al., *Does Religion Stave Off the Grave? Religious Affiliation in One's Obituary and Longevity.* Soc Psychol Personal Sci, 2019. 10(5): p. 662-670.

三處藍色寶地有一些重疊的健康行為：Buettner, D., *The Secrets of a Long Life*, in *National Geographic*. 2005, National Geographic.

Wikipedia contributors. *Okinawa Island.* [2020 21 July 2020 July 28, 2020]; Available from: https://en.wikipedia.org/w/index.php?title=Okinawa_Island&oldid=968792880

Wikipedia contributors. *Icaria.* [2020 6 July 2020 July 28, 2020]; Available from: https://en.wikipedia.org/w/index.php?title=Icaria&oldid=966277626

醫師利夫詳細記述自己如何造訪了幾個據稱極為長壽的社群：Leaf, A., *Every day is a gift when you are over 100.*, in *National Geographic Magazine. Vol 143. No. 1, pp. 92-119.* 1973, National Geographic Society.: Washing D.C. p. 92-119.

利夫也承認，並沒有實質的客觀證據能夠證明維爾卡班巴小村的長壽：Leaf, A., *Statement Regarding the Purported Longevous Peoples of Vilcabamba*, in *In Controversial Issues in Gerontology, ed by H. Hershow.* 1981, Springer. p.25-26: New York. p. 25-26.

進一步的研究證實，一經細察，以上地區都露了餡：Mazess, R.B. and S.H. Forman, *Longevity and age exaggeration in Vilcabamba, Ecuador.* J Gerontol, 1979. 34(1): p. 94-8.

他們也在ResearchGate.net發出一份初稿來質疑卡爾門的故事：Zak, N, *Jeanne Calment: the secret of longevity*. 2018. DOI: 10.13140/RG.2.2.29345.04964.

他們也認為，光從數學角度來說，簡恩・卡爾門根本不可能活這麼久：Zak, N., *Evidence That Jeanne Calment Died in 1934-Not 1997.* Rejuvenation Res, 2019. 22(1): p. 3-12.

這套說法根本就不是事實 …… 信譽掃地的反而是扎克與諾伏西羅夫：Robine, J.M., et al., *The Real Facts Supporting Jeanne Calment as the Oldest Ever Human.* J Gerontol A Biol Sci Med Sci, 2019. 74(Supplement_1): p. S13-S20.

Robine, J.M., Allard M, *Validation of the exceptional longevity case of a 120 years old woman.*, in *Facts and Research in Gerontology. pp363-367.*

Desjardins, B., *Validation of extreme longevity cases in the Past: The French-Canadian Experience.*, in *Validation of Exceptional Longevity*, B. Jeune and J.W. Vaupel, Editors. 1999, Odense University Press: Denmark.

關閉生長激素受體基因，有可能讓小鼠的壽命顯著延長：Beyea, J.A., et al., *Growth hormone (GH) receptor knockout mice reveal actions of GH in lung development.* Proteomics, 2006. 6(1): p. 341-348.

基因理論 …… 這是一般大眾最相信的一套：Stibich, M. *What is the genetic theory of aging? How genes affect aging and how you may "alter" your genes.* [2020 January 26, 2020 April 1, 2020.]; Available from: https://www.verywellhealth.com/the-genetic-theory-of-aging-2224222

基因對於80歲以前的老化差異只有20%到30%的影響力，要到80歲以後才會發揮更大的作用：Zeliadt N. *Live Long and Proper: Genetic Factors Associated with Increased Longevity Identified*. [2010 July 1, 2010 July 28, 2020]; Available from: https://www.scientificamerican.com/article/genetic-factors-associated-with-increased-longevity-identified/

研究人員發現有幾個因素會影響外貌與臉部的老化，包括吸菸及過度日曬…… 但女性到了40歲以後，雙胞胎裡比較重的那一位，反而看起來會比較年輕：Parker-Pope, T. *Twins and the wrinkles of aging*. [2009 Feb 5 April 2, 2020.]; Available from: https://well.blogs.nytimes.com/2009/02/05/twin-studies-explain-wrinkles-of-aging/

同卵雙胞胎有哪位看起來比較老，實在是有許多外部因素所導致，不能全怪基因：Dorshkind, K., E. Montecino-Rodriguez, and R.A. Signer, *The ageing immune system: is it ever too old to become young again?* Nat Rev Immunol, 2009. 9(1): p. 57-62.

Gudmundsson, H., et al., *Inheritance of human longevity in Iceland.* Eur J Hum, 2000. 8(10): p. 743-749.

Sebastiani, P., et al., *Genetic signatures of exceptional longevity in humans.* PLoS One, 2012; 7(1): e29848.

Puca, A.A., et al., *A genome-wide scan for linkage to human exceptional longevity identifies a locus on chromosome 4.* Proc Natl Acad Sci U S A, 2001. 98(18): p. 10505-8.

有些蛋白質會擔任垃圾車的角色，將廢物與毒素運送到細胞內外的回收站，而這些功能也是依據細胞核的指令而啟動或關閉：Stibich, M. *What is the genetic theory of aging?*

大隅良典發現了自噬的運作方式…… 目前學術界也熱切希望能夠操控自噬作用：Kumsta, C., et al., *The autophagy receptor p62/SQST-1 promotes proteostasis and longevity in C. elegans by inducing autophagy.* Nat Commun, 2019. 10(1): 5648.

還有一種理論，認為我們的老化都是人體早就設計好的：Jin, K., *Modern Biological Theories of Aging.* Aging Dis, 2010. 1(2): p. 72-74.

安靜心率較快的人確實死得較早：Fox, K., et al., *Resting Heart Rate in Cardiovascular Disease.* Journal of the American College of Cardiology, 2007. 50(9): p. 823-830.

在各種抗氧化物營養補充品（常見說法為「保健食品」）的人體研究，目前並未顯現同樣顯著的效果：Eldridge, L., *Free Radicals: Definition, Causes, Antioxidants, and Cancer - What Exactly Are Free Radicals and Why Are they Important?* February 02, 2020 Accessed Oct 18 2021; Available from https://www.verywellhealth.com/ information-about-free-radicals-2249103

如果能夠延遲老化或逆轉老化，無論在現在或未來，都有可能大大有益於我們的免疫系統：European Centre for Disease Prevention and Control (ECDC). *COVID-19 pandemic*. [2020 July 28, 2020]; Available from: https://www.ecdc.europa.eu/en/covid-19/latest-evidence/epidemiology

我們已經更瞭解細胞的變化如何導致免疫功能下降：Dorshkind, K., E. Montecino-Rodriguez, and R.A. Signer, *The ageing immune system.*

如果能縮短這種病殘時間，對經濟也將是一大好處：Science Advice for Policy by European Academies (SAPEA), *Transforming the Future of Ageing*. Michel, JP., Kuh, D., Kenny, R.A., et al., 2019: Berlin.

法國有將近150年的反應時間，但巴西、中國與印度卻只有20年：World Health Organization, *World Report on Ageing and Health*. 2015, WHO.

只要能將老化過程延緩7年，在每個年紀可能遇上的疾病就會減少一半：Olshansky, S.J., L. Hayflick, and B.A. Carnes, *Position statement on human aging.* J Gerontol A Biol Sci Med Sci, 2002. 57(8): p. B292-7.

第 3 章　友誼萬歲

賓州的羅塞多就是個自給自足的小世界：Gladwell, M., *Outliers: The Story of Success*. 2008: Penguin.

伍爾夫認為，這個鎮上的居民多半是義大利移民：Oransky, I., *Stewart Wolf.* The Lancet, 2005. 366(9499): p. 1768.

伍爾夫與布魯恩的著作《氏族的力量》特別強調鎮民如何透過分享資源、共同承擔憂慮與情緒，於是避免了壓力內化的問題：Wolf, S. and J.G. Bruhn, *The Power of Clan: Influence of Human Relationships on Heart Disease*. 1998: Routledge.

Grossman, R. and C. Leroux. *A New "Roseto Effect"* . [1996 October 11, 1996 August 17, 2020]; Available from: https://www.chicagotribune.com/news/ct-xpm-1996-10-11-9610110254-story.html.

對猴類的研究通常也能轉化成對人類的觀察與研究 …… 這就是所謂的隨機對照實驗：Mattison, J.A., et al., *Caloric restriction improves health and survival of rhesus monkeys.* Nat Commun 2017. 8(1): p. 14063.

獼猴的長壽與否，也與社會連結的強度有關，而連結就包括要花時間相處、互相理毛：Christakis, N.A. and P.D. Allison, *Mortality after the hospitalization of a spouse.* N Engl J Med, 2006. 354(7): p. 719-30.

Holt-Lunstad, J., T.B. Smith, and J.B. Layton, *Social relationships and mortality risk: a meta-analytic review.* PLoS Med, 2010 Jul 27; 7(7): e1000316.

House, J.S., K.R. Landis, and D. Umberson, *Social relationships and health.* Science, 1988. 241(4865): p. 540-5.

Seeman, T.E., *Social ties and health: the benefits of social integration.* Ann Epidemiol, 1996. 6(5): p. 442-51.

成年雌性獼猴近親之間的關係就像是友誼一般 …… 能讓牠們用較少的社會支持就得到「保護」：Brent, L.J.N., A. Ruiz-Lambides, and M.L. Platt, *Family network size and survival across the lifespan of female macaques.* Proc Biol Sci, 2017. 284(1854).

Ellis, S., et al., *Deconstructing sociality: the types of social connections that predict longevity in a group-living primate.* Proc Royal Soc B, 2019. 286(1917): 20191991.

House, J.S., K.R. Landis, and D. Umberson, *Social relationships and health.*

社會關係除了對獼猴很重要，對於許多其他也會相親相愛的物種，例如狒狒、海豚、老鼠，社會關係都與壽命的延長有關：Archie, E.A., et al., *Social affiliation matters: both same-sex and opposite-sex relationships predict survival in wild female baboons.* Proc Royal Soc B, 2014. 281(1793): 20141261.

Silk, J.B., et al., *Strong and consistent social bonds enhance the longevity of female baboons.* Curr Biol, 2010. 20(15): p. 1359-61.

Stanton, M.A. and J. Mann, *Early social networks predict survival in wild bottlenose dolphins.* PLoS One, 2012; 7(10): e47508.

Yee, J.R., et al., *Reciprocal affiliation among adolescent rats during a mild group stressor predicts mammary tumors and lifespan.* Psychosomatic medicine, 2008. 70(9): p. 1050-1059.

在許多不同物種上，「友誼」都有著共同的演化基礎：Brent, L.J., et al., *The neuroethology of friendship.* Ann N Y Acad Sci, 2014. 1316(1): p. 1-17.

Almeling, L., et al., *Motivational Shifts in Aging Monkeys and the Origins of Social Selectivity.* Curr Biol, 2016. 26(13): p. 1744-1749.

Brent, L.J.N., et al., *Ecological knowledge, leadership, and the evolution of menopause in killer whales.* Curr Biol, 2015. 25(6): p. 746-750.

Nussey, D.H., et al., *Senescence in natural populations of animals: widespread evidence and its implications for bio-gerontology.* Ageing Res Rev, 2013. 12(1): p. 214-25.

Holt-Lunstad, J., T.B. Smith, and J.B. Layton, *Social relationships and mortality risk.*

到目前為止，大部分的研究都還是集中在較年長成人社交行為與長壽之間的連結：Giles, L.C., et al., *Effect of social networks on 10 year survival in very old Australians: the Australian longitudinal study of aging.* J Epidemiol Community Health, 2005. 59(7): p. 574-9.

Steptoe, A., et al., *Social isolation, loneliness, and all-cause mortality in older men and women.* Proc Natl Acad Sci U S A, 2013. 110(15): p. 5797-801.

Luo, Y., et al., *Loneliness, health, and mortality in old age: a national longitudinal study.* Soc Sci Med, 2012. 74(6): p. 907-14.

人類與獼猴不同之處在於，不論是年輕或是年長，社交網路的規模都會影響身體健康：Yang, Y.C., et al., *Social relationships and physiological determinants of longevity across the human life span.* Proc Natl Acad Sci USA, 2016. 113(3): p. 578-583.

伯克曼……談社交互動的重要、以及哪些類型的社交網路會影響我們的健康：Berkman, L.F. and S.L. Syme, *Social networks, host resistance, and mortality: a nine-year follow-up study of Alameda County residents.* Am J Epidemiol, 1979. 109(2): p. 186-204.

後續許多的長期研究，也都再次點出社會連結對於死亡率的影響：Christakis, N.A. and P.D. Allison, *Mortality after the hospitalization of a spouse.*

Holt-Lunstad, J., T.B. Smith, and J.B. Layton, *Social relationships and mortality risk.*

House, J.S., K.R. Landis, and D. Umberson, *Social relationships and health.*

Seeman, T.E., *Social ties and health.*

Giles, L.C., et al., *Effect of social networks on 10 year survival in very old Australians.*

Steptoe, A., et al., *Social isolation, loneliness, and all-cause mortality in older men and women.*

Luo, Y., et al., *Loneliness, health, and mortality in old age*

纖維蛋白原與社會孤立之間的相關性，極為顯著，其影響程度又與吸菸相同：Kim, D.A., et al., *Social connectedness is associated with fibrinogen level in a human social network.* Proc Biol Sci, 2016. 283(1837): 20160958.

對這些靈長類動物的觀察結果，也與在羅塞多及其他社交網路研究對人類的觀察結果一致：Vandeleest, J.J., et al., *Social stability influences the association between adrenal responsiveness and hair cortisol concentrations in rhesus macaques.* Psychoneuro-endocrinology, 2019. 100: p. 164-171.

Capitanio, J.P., S. Cacioppo, and S.W. Cole, *Loneliness in monkeys: Neuroimmune mechanisms.* Curr Opin Behav Sci, 2019. 28: p. 51-57.

科學記者丹維斯在肯亞南部的報導提到，她在狒狒當中，觀察到類似人類的社交動作：Denworth, L., *Friendship: The Evolution, Biology, and Extraordinary Power of Life's Fundamental Bond.* 2020: W. W. Norton & Company.

友誼的機制實在是與生俱來，不是什麼選擇、或少數人才能擁有的奢侈品：Brent, L.J., et al., *Genetic origins of social networks in rhesus macaques.* Sci Rep, 2013. 3: 1042.

Brent, L.J.N., J. Lehmann, and G. Ramos-Fernández, *Social network analysis in the study of nonhuman primates: a historical perspective.* American journal of primatology, 2011. 73(8): p. 720-730.

打破了「女性交友就是得聊個不停，男性交友就是得靠並肩活動」的刻板印象 …… 這些男性就表示，這讓他們對彼此的友誼更滿意：Fehr, B., *Friendship Processes.* 1996: SAGE Publications, Inc: 1 edition.

許多男性友誼其實也需要深度：Denworth, L., *Friendship.*

在茫茫人海中，我們會挑上的朋友就是和我們的親戚相似：Settle, J.E., et al., *Friendships Moderate an Association Between a Dopamine Gene Variant and Political Ideology.* J Politics, 2010. 72(4): p. 1189-1198.

研究人員找來五千對青少年朋友，做了許多次的基因比較：Christakis, N.A. and J.H. Fowler, *Friendship and natural selection.* Proc Natl Acad Sci USA, 2014. 111(Supplement 3): p. 10796-10801.

除了朋友之間的基因會比較相似，配偶之間的基因還會更相似：Domingue, B.W., et al., *Genetic and educational assortative mating among US adults.* Proc Natl Acad Sci USA, 2014. 111(22): p. 7996-8000.

Christakis, N.A. and J.H. Fowler, *Friendship and natural selection.*

基因會決定你怎麼挑朋友，也會影響你是否落入孤獨：Fowler, J.H., J.E. Settle, and N.A. Christakis, *Correlated genotypes in friendship networks.* Proc Natl Acad Sci USA, 2011;108(5): p.1993-1997.

Cacioppo, J.T., J.H. Fowler, and N.A. Christakis, *Alone in the crowd: the structure and spread of loneliness in a large social network.* J Pers Soc Psychol, 2009. 97(6): p. 977-991.

Christakis, N.A. and J.H. Fowler, *Friendship and natural selection.*

想緩解孤獨，好辦法很多：Murthy, V., *Together - The Healing Power of Human Connection in a Sometimes Lonely World.* 2020: Harper Wave.

英國有超過900萬人（約占總人口14%）經常或總是感到孤獨。根據估計，光是因為孤獨感，就讓英國雇主每年損失高達三十五億英鎊：Tara John. *How the World's First Loneliness Minister Will Tackle "the Sad Reality of Modern Life"* . [2018 April 25, 2018 August 17, 2020]; Available from: https://time.com/5248016/tracey-crouch-uk-loneliness-minister/

愛爾蘭成人有25%「有時候」感到孤獨，5%是「經常」感到孤獨 …… 孤獨的人也比較容易罹患憂鬱症：Ward M, Kenny, R.A., et al., *Loneliness and social isolation in the COVID-19 Pandemic among the over 70s: Data from The Irish Longitudinal Study on Ageing (TILDA) and ALONE*. 2020, TILDA, Trinity College Dublin.

2000年，一名69歲男子死後三年才被發現：Onishi, N. *A Generation in Japan Faces a Lonely Death*. [2017 Nov 30, 2017 August 17, 2020]; Available from: https://www.nytimes.com/2017/11/30/world/asia/japan- lonely-deaths-the-end.html

光是在2008年，據稱東京就有超過2,200人孤獨死 …… 他們的業務有高達20%正是在處理孤獨死的遺物：Suzuki Hikaru, *Death and Dying in Contemporary Japan*. 1 ed. 2012: Routledge, 1 edition.

孤獨死主要影響的是50歲以上的男性：Wikipedia contributors. *Kodokushi*. [2020 4 August 2020 August 18, 2020]; Available from: https:// en.wikipedia.org/w/index.php?title=Kodokushi&oldid=971219759

隨著日本較年長成人愈來愈常獨居、而非多代同堂，社會孤立的情形也在加劇：Leng Leng Thang, *Generations in Touch: Linking the Old and Young ina Tokyo Neighborhood*. The Anthropology of Contemporary Issues. 2001: Cornell University Press.

談到那些孤獨死的受害者，就有人說他們是從政府和家庭支持「之間的縫隙滑落」：Wikipedia contributors. *Kodokushi*.

美國最近有一項針對超過兩萬名18歲以上成人的調查：Bruce, L.D., et al., *Loneliness in the United States: A 2018 National Panel Survey of Demographic, Structural, Cognitive, and Behavioral Characteristics*. Am J Health Promot, 2019. 33(8): p. 1123-1133.

現代家庭的規模不斷縮小，目前歐洲單人成戶的比例已經高於所有其他家庭類型：Eurostat. [2019 August, 19 2020]; Available from: https:// ec.europa.eu/eurostat/statistics-explained/index.php?title=Household_composition_ statistics

我們在人際關係投入多少，得到的支持與長期好處就有多少：Roberts, B.W., D. Wood, and J.L. Smith, *Evaluating Five Factor Theory and social investment perspectives on personality trait development*. J Res Pers, 2005. 39(1): p. 166-184.

Carstensen, L.L., D.M. Isaacowitz, and S.T. Charles, *Taking time seriously: A theory of socioemotional selectivity*. Am Psychol, 1999. 54(3): p. 165-181.

我們都知道和諧的家庭關係對人有好處：Solomon, B.C. and J.J. Jackson, *The Long Reach of One's Spouse:Spouses' Personality Influences Occupational Success*. Psychol Sci, 2014. 25(12): p. 2189-2198.

Umberson, D., *Relationships between adult children and their parents: Psychological consequences for both generations*. J Marriage Fam, 1992. 54(3): p. 664-674.

心理學家喬比克做了兩項大規模研究分析：Chopik, W.J., *Associations among relational values, support, health, and well-being across the adult lifespan*. Pers Relatsh, 2017. 24(2): p. 408-422.

先前也有其他研究探討了親密關係的整體益處與長期益處：House, J.S., K.R. Landis, and D. Umberson, *Social relationships and health*.

如果親友給人帶來壓力，人就可能罹患更多慢性疾病：Bearman, P.S. and J. Moody, *Suicide and friendships among American adolescents*. Am J Public Health, 2004. 94(1): p. 89-95.

Christakis, N.A. and J.H. Fowler, *The spread of obesity in a large social network over 32 years*. N Engl J Med, 2007. 357(4): p. 370-9.

Giles, L.C., et al., *Effect of social networks on 10 year survival in very old Australians*

隨著我們年紀愈大，社交網路的規模往往是愈來愈小，但我們也會將更多注意力與資源，用來維持現有的關係、從中得到最大的幸福感：Carstensen, L.L., D.M. Isaacowitz, and S.T. Charles, *Taking time seriously*

我們與朋友的互動都是出於自己的選擇：Giles, L.C., et al., *Effect of social networks on 10 year survival in very old Australians*

與朋友有正面互動的時候，我們就會感覺更快樂，情緒也更為正面：Sandstrom, G.M. and E.W. Dunn, *Social Interactions and Well-Being: The Surprising Power of Weak Ties.* Pers Soc Psychol Bull, 2014. 40(7): p. 910-922.

Huxhold, O., M. Miche, and B. Schüz, *Benefits of having friends in older ages: differential effects of informal social activities on well-being in middle-aged and older adults.* J Gerontol B Psychol Sci Soc Sci, 2014. 69(3): p. 366-75.

友誼與幸福感兩者關係緊密：Larson, R., R. Mannell, and J. Zuzanek, *Daily well-being of older adults with friends and family.* Psychology and Aging, 1986. 1(2): p. 117-126.

面對未來的全球疫情時，這也是我們應該牢記的科學原則：N. Clarke, R.A. Kenny, et al., *Altered lives in a time of crisis: The impact of the COVID-19 pandemic on the lives of older adults in Ireland Findings from The Irish Longitudinal Study on Ageing.* Dublin, 2021.

平均而言，已婚人士在晚年的幸福感會高於未婚人士：Lee, K.S. and H. Ono, *Marriage, Cohabitation, and Happiness: A Cross- National Analysis of 27 Countries.* J Marriage Fam, 2012. 74(5): p. 953-972.

不論男女，結婚都能夠提升人的幸福感：Diener, E., et al., *Similarity of the Relations between Marital Status and Subjective Well-Being Across Cultures.* J Cross Cult Psychol, 2000. 31(4): p. 419-436.

那些快樂又結了婚的人，最後還是會比那些快樂但未婚的人來得更快樂：Stutzer, A. and B.S. Frey, *Does marriage make people happy, or do happy people get married?* J Socio Econ, 2006. 35(2): p. 326-347.

比起「是否已婚」，更能預測快樂程度的會是婚姻滿意程度：Carr, D., et al., *Happy Marriage, Happy Life? Marital Quality and Subjective Well-being in Later Life.* J Marriage Fam, 2014. 76(5): p. 930-948.

如果是個單身人士選擇不婚、但能夠透過其他方式獲得強大社會支持，肯定也能過得很快樂：Hostetler, A.J., *Singlehood and Subjective Well- Being among Mature Gay Men: The Impact of Family, Friends, and of Being "Single by Choice"* . J GLBT Fam, 2012. 8(4): p. 361-384.

如果能有一段長期、忠誠的關係 …… 絕對有益於人的幸福感：Bourassa, K.J., D.A. Sbarra, and M.A. Whisman, *Women in very low quality marriages gain life satisfaction following divorce.* J Fam Psychol, 2015. 29(3): p. 490-499.

Dolan, P., *Happy Ever After: Escaping The Myth of The Perfect Life*. 2019: Allen Lane. 256.

那些到了 80 多歲依然擁有強大社會連結的人，晚年認知能力下降、罹患失智的可能性都較低：Butler, R.N., F. Forette, and B.S. Greengross, *Maintaining cognitive health in an ageing society.* J R Soc Promot Health, 2004. 124(3): p. 119-121.

密西根州立大學的研究 …… 測試了社會關係的哪些方面與人的記憶最為相關：Zahodne, L.B., et al., *Social relations and age- related change in memory.* Psychol Aging, 2019. 34(6): p. 751-765.

社會參與、與親友有聯繫、參與各種活動與組織，則都有助於避免認知功能不良與失智：Fratiglioni, L., S. Paillard-Borg, and B. Winblad, *An active and socially integrated lifestyle in late life might protect against dementia.* Lancet Neurol, 2004. 3(6): p. 343-53.

倫敦大學學院的幾位學者對現有文獻進行大規模回顧研究，探討三項生活方式因素對認知功能及失智的影響：Hackett, R.A., et al., *Social engagement before and after dementia diagnosis in the English Longitudinal Study of Ageing.* PLoS One, 2019. 14(8): p. e0220195.

如果讓大鼠活在一個匱乏的環境（孤獨、缺乏活動），會看到牠們的大腦功能受損。好消息是 …… 這種情況也有部分逆轉的機會：Winocur, G., *Environmental influences on cognitive decline in aged rats.* Neurobiol Aging, 1998. 19(6): p. 589-97.

Pham, T.M., et al., *Effects of environmental enrichment on cognitive function and hippocampal NGF in the non-handled rats.* Behav Brain Res, 1999. 103(1): p. 63-70.

Pham, T.M., et al., *Environmental influences on brain neurotrophins in rats.* Pharmacol Biochem Behav, 2002. 73(1): p. 167-175.

講到新的腦細胞形成及認知存量，影響的幾乎就是絕大部分的重要大腦功能：Churchill, J.D., et al., *Exercise, experience and the aging brain.* Neurobiol Aging, 2002. 23(5): p. 941-55.

核磁共振腦部掃描證實，認知存量較高的人（由於社會接觸所提供的心理刺激），對大腦病變的耐受度也會比較高：Scarmeas, N. and Y. Stern, *Cognitive reserve and lifestyle.* J Clin Exp Neuropsychol, 2003. 25(5): p. 625-33.

透過友誼與人際關係所形成的社會、心理與身體刺激，也會透過血管系統產生作用：Skoog, I., et al., *15-year longitudinal study of blood pressure and dementia.* Lancet, 1996. 347(9009): p. 1141-5.

de la Torre, J.C., *Alzheimer disease as a vascular disorder: nosological evidence.* Stroke, 2002. 33(4): p. 1152-62.

Launer, L.J., *Demonstrating the case that AD is a vascular disease: epidemiologic evidence.* Ageing Res Rev, 2002. 1(1): p. 61-77.

Fratiglioni, L., S. Paillard-Borg, and B. Winblad, *An active and socially integrated lifestyle in late life might protect against dementia.*

如果對壓力的感受性較高，會讓皮質醇這種壓力激素長期處於較高的濃度，而使失智的風險加倍：Yaffe, K., et al., *Posttraumatic stress disorder and risk of dementia among US veterans.* Arch Gen Psychiatry, 2010. 67(6): p. 608-13.

第 4 章　歡笑與使命感，讓日子從來不無聊

我們生來就喜歡快樂 …… 歡笑是一種社會行為：Wellenzohn, S., R.T. Proyer, and W. Ruch, *Who Benefits From Humor-Based Positive Psychology Interventions? The Moderating Effects of Personality Traits and Sense of Humor.* Front Psychol, 2018. 9: p. 821.

O'Nions, E., et al., *Reduced Laughter Contagion in Boys at Risk for Psychopathy.* Curr Biol, 2017. 27(19): p. 3049-3055 e4.

光是從笑的聲調與類型，就足以判斷人與人之間關係的強弱：Lavan, N., et al., *Flexible voices: Identity perception from variable vocal signals.* Psychon Bull Rev, 2019. 26(1): p. 90-102.

Lavan, N., S. Scott, and C. McGettigan, *Laugh Like You Mean It: Authenticity Modulates Acoustic, Physiological and Perceptual Properties of Laughter.* J Nonverbal Behav, 2016. 40: p. 133-149

笑聲非但各有不同，也很能看出其中關係的類型：Lavan, N., et al., *Neural correlates of the affective properties of spontaneous and volitional laughter types.* Neuropsychologia, 2017. 95: p. 30-39.

笑除了能讓人感覺快樂 …… 讓人更為健康：Goldstein, J.H., *A Laugh A Day.* The Sciences, 1982. 22(6): p. 21-25.

我們也是在旁邊有人的時候，才比較會開懷大笑：Cai, Q.C., et al., *Modulation of humor ratings of bad jokes by other people's laughter.* Current Biology, 2019. 29 (14): p. R677-R678.

朋友聊天的時間有10%是在笑聲中度過：Scott, S. *What do we know about laughter?* Huxley Summit 2017 Dec 2017; Available from: https://www.youtube.com/watch?v=Ow824i0nvRc.

人與人之間的關係，不但與生存息息相關，也會影響各種身心狀況（包括老化），而笑又正是推進社交互動的一大利器：Scott, S. *Why we laugh [video file].* TED2015 2015 March Available from: https://www.ted.com/talks/sophie_scott_why_we_laugh?referrer=playlist-10_days_of_positive_thinking

Scott, S. *What do we know about laughter?*

歡笑能提振心情，也就讓相關各方的壓力都得以減輕：Savage, B.M., et al., *Humor, laughter, learning, and health! A brief review.* Adv Physiol Educ, 2017. 41(3): p. 341-347.

各種狗狗也會笑 …… 甚至連老鼠也會笑：Scott, S. *Why we laugh [video file].*

幽默和歡笑的好處，史上早有詳細記載：Proverbs 17:22 NIV, *A cheerful heart is good medicine, but a crushed spirit dries up the bones*, in *the Bible.*

古希臘醫師也認為，病人的康復過程除了要接受妥善的治療，「看喜劇」也是一種重要的輔助：Kleisiaris, C.F., C. Sfakianakis, and I.V. Papathanasiou, *Health care practices in ancient Greece: The Hippocratic ideal.* J Med Ethics Hist Med, 2014. 7: p. 6.

Savage, B.M., et al., *Humor, laughter, learning, and health!*

早期美洲原住民也會結合傳統巫師與小丑的表演：Emmons, S.L., *A disarming laughter: The role of humor in tribal cultrues. An examination of humor in contemporary Native American literature and art.*, in *Department of English*. 2000, University of Oklahoma. p. 262.

「讓外科醫師小心調整病人的整個生活規律 ……」：Clarke, C.C., *Henri De Mondeville.* Yale J Biol Med, 1931. 3(6): p. 458-81.

到了十六世紀，英國牧師兼學者伯頓再加以延伸，開始以幽默來治療精神疾病：Burton, R., *The Anatomy of Melancholy*. 1977, New York, United States: Vintage Books.

馬丁・路德建議有憂鬱症的人別讓自己孤立：Wells, K., *Humor Therapy*, in *The Gale Encyclopedia of Alternative Medicine*, L. J, Editor. 2001, Thomson Gale: Detroit, MI. p. 1009-1010.

我們大笑的時候，是用肋間肌：Scott, S. *Why we laugh [video file].*

大笑是一種身體的釋放……甚至對於免疫系統及心臟來說，也是很好的運動：Scott, E. *How to Deal With Negative Emotions and Stress*. [Emotions 2020 April 30, 2020 June, 23 2020]; Available from: https://www.verywellmind.com/how-should-i-deal-with-negative-emotions-3144603

Ghiadoni, L., et al., *Mental stress induces transient endothelial dysfunction in humans.* Circulation, 2000. 102(20): p. 2473-8.

Hayashi, T., et al., *Laughter up-regulates the genes related to NK cell activity in diabetes.* Biomed Res J, 2007. 28(6): p. 281-285.

皮質醇低，就能讓血糖與胰島素更穩定：Savage, B.M., et al., *Humor, laughter, learning, and health!*

要是每天能有一次一小時處於歡笑當中，就能讓心臟病復發率降低42%：Berk, L., Tan, LG, Tan SA, *Mirthful Laughter, as Adjunct Therapy in Diabetic Care, Attenuates Catecholamines, Inflammatory Cytokines, C – reactive protein, and Myocardial Infarction Occurrence*, in *FASEB 2008*. 2008, Experimental Biology 2017 Meeting Abstracts: San Diego, CA.

笑還能增加腦內啡：Tan, S.A., et al., *Humor, as an adjunct therapy in cardiac rehabilitation, attenuates catecholamines and myocardial infarction recurrence.* Adv Mind Body Med, 2007. 22(3-4): p. 8-12.

Lavan, N., S. Scott, and C. McGettigan, *Laugh Like You Mean It.*

Cai, Q.C., et al., *Modulation of humor ratings of bad jokes by other people's laughter.*

用大笑來刺激這些系統不是好多了嗎：Takahashi, K., et al., *The elevation of natural killer cell activity induced by laughter in a crossover designed study.* Int J Mol Med, 2001. 8(6): p. 645-650.

腦內啡除了左右疼痛與壓力：Scott, S. *Voluntary and Involuntary Mechanisms in Laughter Production and Perception.* in *Proceedings of Laughter Workshop* 2018. Sorbonne University: academia.eu.

Takahashi, K., et al., *The elevation of natural killer cell activity induced by laughter.*

如果能增加腦內啡，對較年長成人會特別有益。而且在各種壓力激素濃度高的時候，就會使免疫系統變得虛弱：Dillon, K.M., B. Minchoff, and K.H. Baker, *Positive emotional states and enhancement of the immune system.* Int J Psychiatry Med, 1985. 15(1): p. 13-8.

Savage, B.M., et al., *Humor, laughter, learning, and health!*

Scott, E. *How to Deal With Negative Emotions and Stress.*

光是預期會看到喜劇片，包括腦內啡在內的各種有益化學物質濃度，就比基準值高出了87%：Berk, L.S., S.A. Tan, and D. Berk, *Cortisol and Catecholamine stress hormone decrease is associated with the behavior of perceptual anticipation of mirthful laughter.* The FASEB Journal, 2008. 22(S1): p. 946.11-946.11.

大笑療法確實對憂鬱症病人有效：Bressington, D., et al., *The effects of group-based Laughter Yoga interventions on mental health in adults: A systematic review.* J Psychiatr Ment Health Nurs, 2018. 25(8): p. 517-527.

在許多網站上，都能查到關於大笑療法及大笑瑜伽的參考資訊：Yim, J., *Therapeutic Benefits of Laughter in Mental Health: A Theoretical Review.* Tohoku J Exp Med, 2016. 239(3): p. 243-9.

隨著年齡成長，人會愈來愈少笑，但大笑對身心的好處依然存在：Yoshikawa, Y., et al., *Beneficial effect of laughter therapy on physiological and psychological function in elders.* Nurs Open, 2019. 6(1): p. 93-99.

使命感是一種很關鍵的心理力量：Ryff, C.D., *The Benefits of Purposeful Life Engagement on Later-Life Physical Function.* JAMA Psychiatry, 2017. 74(10): p. 1046-1047.

最早談論人生目標有何價值的醫師之一，是一位精神病學家 …… 這位醫師名叫弗蘭克 ……《活出意義來》總銷量超過一千六百萬冊：Frankl, V.E., *Man's Search for Meaning*. 1959, Boston, MA, United States: Beacon Press.

所謂「有沒有目標」其實是出於人的反思：Ryff, C.D., *The Benefits of Purposeful Life Engagement on Later-Life Physical Function.*

許多資料都顯示，做志工的人比較不會憂鬱：Ward, M., et al., The Irish Longitudinal Study on Ageing (TILDA), *TILDA Wave 4 Report: Wellbeing and Health in Ireland's over 50s 2009-2016.* 2018, Trinity College Dublin.

許多領域都有志工需求：Ward, M., S. Gibney, and I. Mosca, *Volunteering and social participation,* in *TILDA Wave 4 Report: Welbeing and health in Ireland's over 50s 2009-2016.* Kenny, R. A., 2018: Trinity College Dublin.

爺爺奶奶幫忙帶小孩，深具各種重要意義：Aassve, A., B. Arpino, and A. Goisis, *Grandparenting and mothers'labour force participation: A comparative analysis using the Generations and Gender Survey.* Demogr Res, 2012. S11(3): p. 53- 84.

許多百歲人瑞都有一種特點：依然覺得人生充滿目標與意義：Antonini, F.M., et al., *Physical performance and creative activities of centenarians.* Archives of Gerontology and Geriatrics, 2008. 46(2): p. 253-261.

Katz, J., et al., *A Better Life: what older people with high support needs value*, I. Blood, Editor. 2011: Joseph Rowntree Foundation https://www.jrf.org.uk/report/better-life-what-older-people-high-support-needs-value

還有各種活動，像是參加合唱團、做園藝，讀新的學位、課程或取得新的文憑，也都能讓人覺得生活充滿目標意義，這會帶來正面的心理健康好處：Cohen, G.D., et al., *The impact of professionally conducted cultural programs on the physical health, mental health, and social functioning of older adults.* Gerontologist, 2006. 46(6): p. 726-34.

Nimrod, G., *Retirees'Leisure: Activities, Benefits, and their Contribution to Life Satisfaction.* Leisure Studies, 2007. 26: 1, p. 65-80.

人生的目標也能透過創造力來放大加強：Price, K.A. and A.M. Tinker, *Creativity in later life.* Maturitas, 2014. 78(4): p. 281-286.

藝術創作除了能改善情緒，更能在腦細胞之間形成更強壯的新連結，而使認知功能得到提升：Mclean, J., et al., *An Evidence Review of the impact of Participatory Arts on Older People.* 2011, Mental Health Foundation, London.

雖然大腦的老化無可避免，但是人的創造力並不會退化：Miller, B.L. and C.E. Hou, *Portraits of artists: emergence of visual creativity in dementia.* Arch Neurol, 2004. 61(6): p. 842-4.

想像力和創造力依然能夠生氣勃勃：Haier, R.J. and R.E. Jung, *Brain Imaging Studies of Intelligence and Creativity: What is the Picture for Education?* Roeper Review, 2008. 30(3): p. 171-180.

每週參與藝術活動的人，身體更健康：Cohen, G.D., et al., *The impact of professionally conducted cultural programs on the physical health, mental health, and social functioning.*

Price, K.A. and A.M. Tinker, *Creativity in later life.*

研究清楚顯示，宗教活動與心臟病和死亡之間有正向的關係：Orr, J., Kenny, R.A., et al., *Religious Attendance, Religious Importance, and the Pathways to Depressive Symptoms in Men and Women Aged 50 and Over Living in Ireland.* Res Aging, 2019. 41(9): p. 891-911.

Central Statistics Office, *Census 2016 Results Profile 8 - Irish Travellers, Ethnicity and Religion* in *Census 2016 Results* C.S. Office, Editor. 2017: Dublin, Ireland.

Inglis, T., *Moral monopoly: The rise and fall of the Catholic Church in modern Ireland.* 1998: Univ College Dublin Press.

Chida, Y., A. Steptoe, and L.H. Powell, *Religiosity/spirituality and mortality. A systematic quantitative review.* Psychother Psychosom, 2009. 78(2): p. 81-90.

虔誠的愛爾蘭成人，血壓較低、免疫力較好：Orr, J., Kenny, R.A., et al., *Religious Attendance, Religious Importance, and the Pathways to Depressive Symptoms in Men and Women Aged 50 and Over Living in Ireland.* Seeman, T.E., L.F. Dubin, and M. Seeman, *Religiosity/spirituality and health. A critical review of the evidence for biological pathways.* Am Psychol, 2003. 58(1): p. 53-63.

Koenig, H., D. King, and V.B. Carson, *Handbook of Religion and Health.* 2012: Oxford University Press.

Ano, G. and E. Vasconcelles, *Religious coping and psychological adjustment to stress: A meta-analysis.* J Clin Psychol, 2005. 61: p. 461-80.

Ellison, C.G., et al., *Religious Involvement, Stress, and Mental Health: Findings from the 1995 Detroit Area Study*.* Social Forces, 2001. 80(1): p. 215-249.

Strawbridge, W.J., et al., *Religious attendance increases survival by improving and maintaining good health behaviors, mental health, and social relationships.* Ann Behav Med, 2001. 23(1): p. 68-74.

Van Ness, P.H., S.V. Kasl, and B.A. Jones, *Religion, race, and breast cancer survival.* Int J Psychiatry Med, 2003. 33(4): p. 357-75.

如果參加的是有組織的宗教活動，還會因為種種社會與文化因素，而得到更強的附加效果：Ferraro, K.F. and S. Kim, *Health benefits of religion among Black and White older adults? Race, religiosity, and C-reactive protein.* Soc Sci Med, 2014. 120: p. 92-9.

Krause, N., *Church-based social support and health in old age: exploring variations by race.* J Gerontol B Psychol Sci Soc Sci, 2002. 57(6): p. S332-47.

Debnam, K., et al., *Relationship between religious social support and general social support with health behaviors in a national sample of African Americans.* J Behav Med, 2012. 35(2): p. 179-89.

Chida, Y., A. Steptoe, and L.H. Powell, *Religiosity/spirituality and mortality.*

宗教儀式也算是一種因應心理壓力的機制：Ano, G. and E. Vasconcelles, *Religious coping and psychological adjustment to stress.*

雖然宗教與憂鬱、焦慮之類的心理健康問題實在是千絲萬縷，但整體而言，宗教與心理健康之間，仍然算是有著正向的關係：Hackney, C.H. and G.S. Sanders, *Religiosity and Mental Health: A Meta-Analysis of Recent Studies.* J Sci Study Relig, 2003. 42(1): p. 43-55.

Deaton, A. and A.A. Stone, *Two happiness puzzles.* Am Econ Rev, 2013. 103(3): p. 591-597.

Myers, D.G. and E. Diener, *The Scientific Pursuit of Happiness.* 2018. 13(2): p. 218- 225.

在某些國家，像是瑞典，生活品質的幾個重要面向有政府負責，宗教因素就不會是能夠有效預測生活滿意度的因素：Zuckerman, M., C. Li, and E. Diener, *Religion as an Exchange System: The Interchangeability of God and Government in a Provider Role.* Pers Soc Psychol Bull, 2018. 44(8): p. 1201-1213.

至少在一定程度上，是在某些需求無法以其他方式滿足的時候，宗教就會成為一項重要的手段：Graham, C. and Crown, S., *Religion and well-being around the world: Social purpose, social time, or social insurance?* Int J Wellbeing, 2014. 4(1).

Diener, E. and M.Y. Chan, *Happy people live longer: Subjective well-being contributes to health and longevity.* Appl Psychol: Health Well-Being, 2011. 3(1): p. 1-43.

Tay, L., et al., *Religiosity and Subjective Well-Being: An International Perspective*, in *Religion and Spirituality Across Cultures*, C. Kim-Prieto, Editor. 2014, Springer Netherlands: Dordrecht. p. 163-175.

Diener, E., et al., *Advances and open questions in the science of subjective well-being.* Collabra: Psychology, 2018. 4(1).

Koenig, H., D. King, and V.B. Carson, *Handbook of Religion and Health.*

對於一出生就患有心臟病的人來說，宗教信仰與更好的生活品質之間呈現正相關：Moons, P. and K. Luyckx, *Quality-of-life research in adult patients with congenital heart disease: current status and the way forward.* Acta Paediatr, 2019. 108(10): p. 1765-1772.

對於因為嚴重腎疾而需要洗腎、患有心力衰竭、或是曾心臟病發而還在康復的人來說，發現宗教信仰也確實能讓生活品質有所改善：Burlacu, A., et al., *Religiosity, spirituality and quality of life of dialysis patients: a systematic review.* Int Urol Nephrol, 2019. 51(5): p. 839-850.

Abu, H.O., et al., *Association of religiosity and spirituality with quality of life in patients with cardiovascular disease: a systematic review.* Qual Life Res, 2018. 27(11): p. 2777-2797.

歡笑與人生目標顯然都是長壽與健康的核心要素：Eger, R.J. and Maridal J.H., *A statistical meta-analysis of the wellbeing literature.* Int J Wellbeing, 2015. 5(2).

Diener, E. and M.Y. Chan, Happy people live longer.

第 5 章　一夜好眠

解釋為何如此，並提供一些改善睡眠的解方：Siegel, J.M., *Clues to the functions of mammalian sleep.* Nature, 2005. 437(7063): p. 1264-71.

Porkka-Heiskanen, T., *Adenosine in sleep and wakefulness.* Ann Med, 1999. 31(2): p. 125-9.

Frank, M.G., *The mystery of sleep function: current perspectives and future directions.* Rev Neurosci, 2006. 17(4): p. 375-92.

University of California - Berkeley. *Stressed to the max? Deep sleep can rewire the anxious brain.* [2019 4 November 2019 June 12, 2020]; Available from: https:// www.sciencedaily.com/ releases/2019/11/191104124140.htm.

REM睡眠障礙隨著年紀愈大會愈常見，70歲以上的人，就有10%會出現這種症狀：Molano J, Boeve B, and Roberts R et al, *Frequency of sleep disorders in community-dwelling elderly: The Mayo Clinic Study of Aging.* Neurology., 2009. 72(Suppl 3:A107).

出現夢遊狀況的比例高達十分之一…… 幸好與任何重大的潛在健康問題都無關：Stallman, H.M. and M. Kohler, *Prevalence of Sleepwalking: A Systematic Review and Meta- Analysis.* PlOS One, 2016. 11(11): p. e0164769-e0164769.

夜驚只會發生在深度睡眠期間，並不需要什麼特殊治療：Llorente, M.D., et al., *Night terrors in adults: Phenomenology and relationship to psychopathology.* J Clin Psychiatry, 1992. 53(11): p. 392-394.

幾乎有三分之二的人，都曾遇上睡眠癱瘓的情形：Dahlitz, M. and J.D. Parkes, *Sleep paralysis.* Lancet, 1993. 341(8842): p. 406-7.

高達四分之一的人曾因壓力或疲勞而產生睡眠幻覺：Ohayon, M.M., *Prevalence of hallucinations and their pathological associations in the general population.* Psychiatry Res. 2000. 97(2): p. 153-164.

下午的小睡時間，通常也是身體內部的警報訊號剛好有點減弱的時候…… 想睡的衝動就有可能打敗要清醒的衝動：Division of Sleep Medicine Harvard Medical School. *Homeostatic sleep drive.* Healthy Sleep Web Site. [2008 June 9, 2020.]; Available from: http://healthysleep. med.harvard.edu/healthy/glossary/g-j#homeostatic-sleep-drive

如果是失眠症的病人，午睡可能會讓生理時鐘混亂：Clark, N. *How to power nap like a pro.* [2018 Nov 16, 2018 June 9, 2020.]; Available from: https://www.sleepcycle.com/how-to-fall-asleep/how-to-power-nap-like-a- pro/

隨著年紀愈來愈大，睡眠也通常會變得更為零碎，而這通常又與白天的小睡脫不了關係…… 我們最好是找出自己適合的小睡模式：Goldman, S.E., et al., *Association between nighttime sleep and napping in older adults.* Sleep, 2008. 31(5): p. 733-40.

Leng, Y., et al., *Who Take Naps? Self-Reported and Objectively Measured Napping in Very Old Women.* The Journals of Gerontology. Series A, Biological sciences and medical sciences, 2018. 73(3): p. 374-379.

Ben-Simon, E., et al., *Overanxious and underslept.* Nat Hum Behav, 2020. 4: p. 100-110.

Division of Sleep Medicine at Harvard Medical School. *Why Sleep Matters. Benefits of Sleep.* [Healthy Sleep 2008 June 9, 2020.]; Available from: http://healthysleep. med.harvard.edu/healthy/ media-index

Knoblauch, V., et al., *Age-related changes in the circadian modulation of sleep-spindle frequency during nap sleep.* Sleep, 2005. 28(9): p. 1093-101.

Siegel, J.M., *Clues to the functions of mammalian sleep.* Nature, 2005. 437(7063): p. 1264-71.

Porkka-Heiskanen, T., *Adenosine in sleep and wakefulness.* Ann Med, 1999. 31(2): p. 125-9.

Frank, M.G., *The mystery of sleep function: current perspectives and future directions.* Rev Neurosci, 2006. 17(4): p. 375-92.

Clark, N. *How to power nap like a pro.* [2018 Nov 16, 2018 June 9, 2020.]

在學習之後，睡一段時間，有助於我們記住學習的內容：Diekelmann, S. and J. Born, *The memory function of sleep.* Nat Rev Neurosci, 2010. 11(2): p. 114-26.

一夜好眠能讓情緒穩定，而一夜難眠則會讓焦慮的程度上升高達30%：Anwar, Y. *Stress to the max? Deep sleep can rewire the anxious brain.* [Mind & Body, Research 2019 November 4, 2019 July 31, 2020]; Available from: https://news.berkeley.edu/2019/11/04/deep-sleep- can-rewire-the-anxious-brain/

睡眠就是一種非藥物的焦慮自然療法：Ben-Simon, E., et al., *Overanxious and underslept.*

就算夜間的睡眠只是稍有變化，也會影響我們焦慮的程度：Chang, J., et al., *Circadian control of the secretory pathway maintains collagen homeostasis.* Nat Cell Biol, 2020. 22(1): p. 74-86.

是什麼讓我們無法得到充足的NREM深度睡眠呢：American Sleep Association (ASA). *Deep Sleep: How to get more of it.* [2019 11 June 2020]; Available from: https://www.sleepassociation.org/about-sleep/stages-of-sleep/deep-sleep/#Function_of_Deep_Sleep

就算想運動也最好早一點，不要等到睡前才運動。有些人發現，吃宵夜會讓他們半夜睡不好，但也有些人則是吃了睡得更好：Adam, K., *Dietary Habits and Sleep After Bedtime Food Drinks.* Sleep, 1980. 3(1): p. 47-58.

運用各種聲音刺激，像是聽粉紅噪音或白噪音，就有可能促進深度睡眠：Papalambros, N.A., et al., *Acoustic Enhancement of Sleep Slow Oscillations and Concomitant Memory Improvement in Older Adults.* Frontiers in Human Neurosci, 2017 Mar 8;11:109.

50歲之後，如果睡眠時間少於7小時或是長於9小時，都會影響未來的智力：Scarlett, S., Kenny, R.A., et al., *Objective Sleep Duration in Older Adults: Results From The Irish Longitudinal Study on Ageing.* J Am Geriatr Soc, 2020. 68(1): p. 120-128.

白天所累積的毒素，其中就包括那些與失智有關的毒素：Eugene, A.R. and J. Masiak, *The Neuroprotective Aspects of Sleep.* MEDtube Sci, 2015. 3(1): p. 35-40.

這些毒素與廢物必須定期由腦脊髓液清除：Baranello, R.J., et al., *Amyloid-beta protein clearance and degradation (ABCD) pathways and their role in Alzheimer's disease.* Curr Alzheimer Res, 2015. 12(1): p. 32-46.

就算只是有一個晚上沒睡，Tau蛋白的濃度就會比一晚好眠的人來得高 …… 中年失眠的症狀實在應該像高血壓與糖尿病一樣，得到重視：Benedict, C., et al., *Effects of acute sleep loss on diurnal plasma dynamics of CNS health biomarkers in young men.* Neurology, 2020. 94: (11) e1181-e1189.

Ooms, S., et al., *Effect of 1 night of total sleep deprivation on cerebrospinal fluid β amyloid 42 in healthy middle-aged men: a randomized clinical trial.* JAMA Neurol, 2014. 71(8): p. 971-7.

Pandi-Perumal, S.R., et al., *Senescence, sleep, and circadian rhythms.* Ageing Res Rev, 2002. 1(3): p. 559-604.

Della Monica, C., et al., *Rapid Eye Movement Sleep, Sleep Continuity and Slow Wave Sleep as Predictors of Cognition, Mood, and Subjective Sleep Quality in Healthy Men and Women, Aged 20-84 Years.* Front Psychiatry. 2018 Jun 22;9:255.

Fan, M., et al., *Sleep patterns, genetic susceptibility, and incident cardiovascular disease: a prospective study of 385 292 UK biobank participants.* Eur Heart J, 2020 Mar 14;41(11): p.1182-1189.

英文說一夜好眠能讓人「看起來像雛菊一樣清新」，這可有著生物學上的道理：Chang, J., et al., *Circadian control of the secretory pathway maintains collagen homeostasis*

心臟供氧減少，可能導致心臟病：Yaffe, K., et al., *Sleep-Disordered Breathing, Hypoxia, and Risk of Mild Cognitive Impairment and Dementia in Older Women.* JAMA, 2011. 306(6): p. 613-619.

氧氣濃度下降時，壓力激素也會大幅增加，導致高血壓的症狀：Osman, A.M., et al., *Obstructive sleep apnea: current perspectives.* Nat Sci Sleep, 2018. 10: p. 21-34.

在20歲至44歲的族群中，患有睡眠呼吸中止症的比例約在3%，45歲至64歲的族群來到11%，而65歲以上的族群更上升到20%：McMillan, A. and M.J. Morrell, *Sleep disordered breathing at the extremes of age: the elderly.* Breathe (Sheffield, England), 2016. 12(1): p. 50-60.

Bixler, E.O., et al., *Effects of age on sleep apnea in men: I. Prevalence and severity.* Am J Respir Crit Care Med, 1998. 157(1): p. 144-8.

某些細胞激素也有助於促進睡眠：Olson, E.J. *Lack of sleep: Can it make you sick?* [2018 Nov 28, 2018 June 9, 2020]; Available from: https://www.mayoclinic.org/diseases-conditions/insomnia/expert-answers/lack-of-sleep/faq-20057757

睡眠不足會減少產生與分泌具保護性的細胞激素：The Sleep Foundation. [2020 June 16, 2020]; Available from: https://www.sleepfoundation.org/

人如果睡得好，免疫T細胞也能發動一套黏性策略來對抗感染…… 至於長期睡眠不足的人，則比較容易感冒或染上流感，甚至就連接種疫苗的效果也比較差：Perras, B. and J. Born, *Sleep associated endocrine and immune changes in the elderly*, in *Advances in Cell Aging and Gerontology*. 2005, Elsevier. p. 113-154.

University of Washington Health Sciences/UW Medicine. *Chronic sleep deprivation suppresses immune system: Study one of first conducted outside of sleep lab.* [2017 January 27, 2017 June 9, 2020]; Available from: www.sciencedaily.com/ releases/2017/01/170127113010.htm

Phillips, D.J., M.I. Savenkova, and I.N. Karatsoreos, *Environmental disruption of the circadian clock leads to altered sleep and immune responses in mouse.* Brain Behav Immun, 2015. 47: p. 14-23.

Bryant, P.A., J. Trinder, and N. Curtis, *Sick and tired: Does sleep have a vital role in the immune system?* Nat Rev Immunol, 2004. 4(6): p. 457-67.

Van Someren, E.J.W., *Circadian and sleep disturbances in the elderly.* Experimental Gerontology, 2000. 35(9): p. 1229-1237.

Santos, R.V.T., et al., *Moderate exercise training modulates cytokine profile and sleep in elderly people.* Cytokine, 2012. 60(3): p. 731-735.

Prinz, P.N., *Age impairments in sleep, metabolic and immune functions.* Exp Gerontol, 2004. 39(11-12): p. 1739-43.

Wang, D., et al., *The effect of sleep duration and sleep quality on hypertension in middle-aged and older Chinese: the Dongfeng-Tongji Cohort Study.* Sleep Med, 2017. 40: p. 78-83.

Shi, G., et al., *A Rare Mutation of -(1)-Adrenergic Receptor Affects Sleep/Wake Behaviors.* Neuron, 2019. 103(6): p. 1044-1055 e7.

Olson, E.J. *Lack of sleep*: Can it make you sick? Mayo Clinic Website. Nov 28, 2018, June 9, 2020. Available from: https://www.mayoclinic.org/diseases- conditions/insomnia/expert-answers/lack-of-sleep/faq-20057757

透過視交叉上核這個位於大腦的中央控制系統，協調所有細胞的節奏：Morin, L.P. and C.N. Allen, *The circadian visual system, 2005.* Brain Res Rev, 2006. 51(1): p. 1-60.

Reppert, S.M. and D.R. Weaver, *Coordination of circadian timing in mammals.* Nature, 2002. 418(6901): p. 935-41.

老化的現象，就與晝夜節律 …… 息息相關：Lin, J.B., K. Tsubota, and R.S. Apte, *A glimpse at the aging eye.* npj Aging and Mech Dis 2, 16003 (2016).

Lucas, R.J., et al., *Diminished pupillary light reflex at high irradiances in melanopsin-knockout mice.* Science, 2003. 299(5604): p. 245-7.

Lucas, R.J., et al., *How rod, cone, and melanopsin photoreceptors come together to enlighten the mammalian circadian clock.* Prog Brain Res, 2012. 199: p. 1-18.

就算移除Bmal1基因，皮膚與肝臟細胞還是能維持24小時的晝夜節律 …… 只要我們能更有效操縱這些基因，就能夠延緩細胞老化：Ray, S., et al., *Circadian rhythms in the absence of the clock gene Bmal1.* Science, 2020. 367(6479): p. 800-806.

褪黑激素調節著睡眠與清醒的週期 …… 褪黑激素主要是在遇到黑暗的情境時，由大腦裡的松果腺所分泌，而且作用除了調節睡眠，還能抗氧化：Zisapel, N., *New perspectives on the role of melatonin in human sleep, circadian rhythms and their regulation.* Br J Pharmacol, 2018. 175(16): p. 3190-3199.

Auld, F., et al., *Evidence for the efficacy of melatonin in the treatment of primary adult sleep disorders.* Sleep Med Rev, 2017 Aug;34: p.10-22.

Faraone, S., *ADHD: Non-Pharmacologic Interventions, An Issue of Child and Adolescent Psychiatric Clinics of North America.* 2014, Elsevier.

Chattoraj, A., et al., *Melatonin formation in mammals: in vivo perspectives.* Rev Endocr Metab Disord, 2009. 10(4): p. 237-43.

光線刺激會阻礙褪黑激素的產生：Reiter, R.J., *Pineal melatonin: cell biology of its synthesis and of its physiological interactions.* Endocr Rev, 1991. 12(2): p. 151-80.

白天日照期間的褪黑激素濃度非常低：Dominguez-Rodriguez, A., P. Abreu-Gonzalez, and R.J. Reiter, *Clinical aspects of melatonin in the acute coronary syndrome.* Curr Vasc Pharmacol, 2009. 7(3): p. 367- 73.

Waldhauser, F., J. Kovács, and E. Reiter, *Age-related changes in melatonin levels in humans and its potential consequences for sleep disorders.* Exp Gerontol, 1998. 33(7-8): p. 759-72.

褪黑激素的產生，本來就會隨著年紀而減少：Emet, M., et al., *A Review of Melatonin, Its Receptors and Drugs.* Eurasian J Med, 2016. 48(2): p. 135-41.

視力會減弱，而白內障等眼部疾病也愈來愈常見，於是降低了眼睛對光的反應：Duggan, E., Kenny, R.A., et al., *Time to Refocus Assessment of Vision in Older Adults? Contrast Sensitivity but Not Visual Acuity Is Associated With Gait in Older Adults.* J Gerontol A Biol Sci Med Sci, 2017. 72(12): p. 1663-1668.

Connolly, E., Kenny, R.A., et al., *Prevalence of age-related macular degeneration associated genetic risk factors and 4-year progression data in the Irish population.* Br J Ophthalmol, 2018. 102(12): p. 1691-1695.

Maynard, M.L., et al., *Intrinsically Photosensitive Retinal Ganglion Cell Function, Sleep Efficiency and Depression in Advanced Age-Related Macular Degeneration.* Invest Ophthalmol Vis Sci, 2017. 58(2): p. 990-996.

Wulff, K. and R.G. Foster, *Insight into the Role of Photoreception and Light Intervention for Sleep and Neuropsychiatric Behaviour in the Elderly.* Curr Alzheimer Res, 2017. 14(10): p. 1022-1029.

如果補充褪黑激素這種睡眠調節激素的不足，能夠改善睡眠：Haimov, I., et al., *Sleep disorders and melatonin rhythms in elderly people.* BMJ, 1994. 309(6948): 167.

Tordjman, S., et al., *Advances in the research of melatonin in autism spectrum disorders: literature review and new perspectives.* Int J Mol Sci, 2013. 14(10): p. 20508-20542.

緩釋型的褪黑激素似乎又比速效型的褪黑激素更為有效……55歲以上患有失眠的族群，能夠使用療程不超過2年、劑量2毫克的褪黑激素來治療：Wade, A.G., et al., *Prolonged release melatonin in the treatment of primary insomnia: evaluation of the age cut-off for short- and long-term response.* Curr Med Res Opin, 2011. 27(1): p. 87-98.

Sateia, M.J., et al., *Clinical Practice Guideline for the Pharmacologic Treatment of Chronic Insomnia in Adults: An American Academy of Sleep Medicine Clinical Practice Guideline.* J Clin Sleep Med, 2017. 13(2): p. 307-349.

Riemersma-van der Lek, R.F., et al., *Effect of bright light and melatonin on cognitive and noncognitive function in elderly residents of group care facilities: a randomized controlled trial.* JAMA, 2008. 299(22): p. 2642-55.

對於像是時差或是輪班工作造成的睡眠問題，也能用褪黑激素進行短期治療：Matheson, E. and B.L. Hainer, *Insomnia: Pharmacologic Therapy.* Am Fam Physician, 2017. 96(1): p. 29-35.

British National Formulary, *BNF 76.* 76 ed, ed. J.F. Committee. 2018: Pharmaceutical Press. 1640.

人類主要所接觸、也是生活與演化所依賴的，其實都是黃光，而接觸藍光的機會大概就只有冬季的幾個小時：Scott, A.C., *Burning Planet. The Story of Fire Through Time.* 2018, UK: Oxford University Press. 256.

Scott, A.C., et al., *The interaction of fire and mankind: Introduction.* Philosophical Transactions of the Royal Society B: Biological Sciences, 2016. 371(1696): p. 20150162.

二十世紀廣泛使用的白熾燈泡，產生的藍光相對也並不多：Cornell University Program of Computer Graphics. *Light Source Spectra.* [2001 02/06/2001 June 10, 2020.]; Available from: http://www.graphics.cornell.edu/online/ measurements/source-spectra/index.html

睡前接觸藍光的時間愈長，睡眠時間就愈短：Hysing, M., et al., *Sleep and use of electronic devices in adolescence: results from a large population-based study.* BMJ Open, 2015. 5(1): e006748.

年紀愈大，藍光造成的負面影響就可能愈顯著：Kayumov, L., et al., *Blocking low-wavelength light prevents nocturnal melatonin suppression with no adverse effect on performance during simulated shift work.* J Clin Endocrinol Metab, 2005. 90(5): p. 2755-61.

Burkhart, K. and J.R. Phelps, *Amber lenses to block blue light and improve sleep: a randomized trial.* Chronobiol Int, 2009. 26(8): p. 1602-12.

Biello, S.M., et al., *Alterations in glutamatergic signaling contribute to the decline of circadian photoentrainment in aged mice.* Neurobiology of Aging, 2018. 66: p. 75-84.

每個人這種生理時鐘的傾向，就稱為「睡眠類型」：Wright, K.P., et al., *Entrainment of the Human Circadian Clock to the Natural Light-Dark Cycle.* Current Biology, 2013. 23(16): p. 1554-1558.

Rosenberg, J., et al., *"Early to bed, early to rise" : Diffusion tensor imaging identifies chronotype-specificity.* NeuroImage, 2014. 84: p. 428-434.

Geddes, L. *First physical evidence of why you're an owl or a lark.* [Health 2013 30 September 2013 June 12, 2020]; Available from: https://www.newscientist.com/article/dn24292-first-physical-evidence-of-why-youre-an-owl-or-a-lark/

PER3基因屬於「週期基因」家族的一員：Matsumura, R. and M. Akashi, *Role of the clock gene Period3 in the human cell-autonomous circadian clock.* Genes Cells, 2019. 24(2): p. 162-171.

Xu, Y., et al., *Association Between Period 3 Gene Polymorphisms and Adverse Effects of Antidepressants for Major Depressive Disorder.* Genet Test Mol Biomarkers, 2019. 23(12): p. 843-849.

Leocadio-Miguel, M.A., et al., *PER3 gene regulation of sleep-wake behavior as a function of latitude.* Sleep Health, 2018. 4(6): p. 572-578.

Cheng, P., et al., *Daytime Sleep Disturbance in Night Shift Work and the Role of PERIOD3.* J Clin Sleep Med, 2018. 14(3): p. 393-400.

Golalipour, M., et al., *PER3 VNTR polymorphism in Multiple Sclerosis: A new insight to impact of sleep disturbances in MS.* Mult Scler Relat Disord, 2017. 17: p. 84-86.

雖然睡眠類型屬於天生，但確實會隨著年紀而改變：Didikoglu, A., et al., *Longitudinal change of sleep timing: association between chronotype and longevity in older adults.* Chronobiology International, 2019. 36(9): p. 1285-1300.

獅型人的成就較高、為眾人制定目標：Escribano, C. and J.F. Díaz- Morales, *Are achievement goals different among morning and evening-type adolescents?* Personality and Individual Differences, 2016. 88: p. 57-61.

Hess, A. *10 highly successful people who wake up before 6 a.m.* [Careers 2018 17 May 2018 June 11, 2020]; Available from: https://www.cnbc.com/2018/05/17/10-highly-successful-people-who-wake-up-before-6-a-m.html.

狼型人往往更有創意：Gjermunds, N., et al., *Musicians: Larks, Owls or Hummingbirds?* J Circardian Rhythms, 2019;17:4.

一組大鼠是24小時都能取得食物，另一組大鼠則是只有8小時能夠取得食物：Chaix, A., et al., *Time-Restricted Feeding Prevents Obesity and Metabolic Syndrome in Mice Lacking a Circadian Clock.* Cell Metabolism, 2019. 29(2): p. 303- 319.e4.

如果想在睡前吃點零食，有些食物能夠刺激分泌褪黑激素、以及色胺酸和血清素之類的神經肽，也就有助於睡眠：Richard, D.M., et al., *L-Tryptophan: Basic Metabolic Functions, Behavioral Research and Therapeutic Indications.* Int J Tryptophan Res, 2009. 2: p. 45-60.

St-Onge, M.-P., A. Mikic, and C.E. Pietrolungo, *Effects of Diet on Sleep Quality.* Advances in Nutrition, 2016. 7(5): p. 938-949.

Halson, S.L., *Sleep in elite athletes and nutritional interventions to enhance sleep.* Sports medicine (Auckland, N.Z.), 2014. 44 Suppl 1(Suppl 1): p. S13-S23.

洋甘菊含有芹黃素，這是一種抗氧化劑，能與大腦受體結合，引發睡意：Zick, S.M., et al., *Preliminary examination of the efficacy and safety of a standardized chamomile extract for chronic primary insomnia: A randomized placebo-controlled pilot study.* BMC Complementary and Alternative Medicine, 2011. 11(1): p. 78.

在一項收錄95名男性的隨機對照試驗中：Hansen, A.L., et al., *Fish consumption, sleep, daily functioning, and heart rate variability.* J Clin Sleep Med, 2014. 10(5): p. 567-575.

另一項收錄1,848名20歲到60歲受試者的研究：Yoneyama, S., et al., *Associations between rice, noodle, and bread intake and sleep quality in Japanese men and women.* PLoS One, 2014. 9(8): p. e105198.

第 6 章　抒壓延緩老化

英國一項研究發現，年輕成人平均每天解鎖手機85次：Andrews, S., et al., *Beyond Self-Report: Tools to Compare Estimated and Real-World Smartphone Use.* Plos One, 2015. 10(10): p. e0139004.

請年輕成人暫時不要用手機，但他們卻出現了與吸毒成癮者相同的戒斷症狀：Clayton, R.B., G. Leshner, and A. Almond, *The Extended iSelf: The Impact of iPhone Separation on Cognition, Emotion, and Physiology.* J Comput-Mediat Comm, 2015. 20(2): p. 119-135.

智慧型手機的使用與憂鬱、焦慮、慢性壓力、自卑之間，出現顯著的相關性：Harrison, G. and M. Lucassen. *Stress and anxiety in the digital age: The dark side of technology.* [2019 1 March 2019 July 21, 2020]; Available from: https://www.open.edu/openlearn/health-sports-psychology/mental-health/managing-stress-and-anxiety-the-digital-age-the-dark-side-technology

Elhai, J.D., et al., *Problematic smartphone use: A conceptual overview and systematic review of relations with anxiety and depression psychopathology.* J Affect Disord, 2017. 207: p. 251-259.

較年長成人用起網路比較有節制：Lam, S.S.M., S. Jivraj, and S. Scholes, *Exploring the Relationship Between Internet Use and Mental Health Among Older Adults in England: Longitudinal Observational Study.* J Med Internet Res, 2020. 22(7): p. e15683.

「壓力」歷久彌新的醫學定義：Aldwin, C.M., *Stress, coping, and development: An integrative perspective, 2nd ed.* 2007, New York, NY, US: Guilford Press.

壓力的判斷除了主觀感受，也有生物學上的一些客觀指標：Li, A.W. and C.A. Goldsmith, *The effects of yoga on anxiety and stress.* Altern Med Rev, 2012. 17(1): p. 21-35.

Juster, R.P., B.S. McEwen, and S.J. Lupien, *Allostatic load biomarkers of chronic stress and impact on health and cognition.* Neurosci Biobehav Rev, 2010. 35(1): p. 2-16.

壓力讓還有色素的頭髮脫落，但是沒有色素的頭髮則留著：Tan, S. and R. Weller, *Sudden whitening of the hair in an 82-year-old woman: the 'overnight greying'phenomenon.* Clinical and experimental dermatology, 2012. 37(4): p. 458.

一位美國皮膚科醫師提到自己診治了一位63歲男性病人：Navarini, A.A., S. Nobbe, and R.M. Trüeb, *Marie Antoinette syndrome.* Arch Dermatol, 2009. 145(6): p. 656.

參議員馬侃 …… 傳記也提到，馬侃在越戰期間淪為戰俘，受到酷刑對待，而讓頭髮迅速變白：Coram, R., *American Patriot: The Life and Wars of Coloney Bud Day*. 2007, US: Little, Brown and Company. 417.

Rochester, S.I. and F.T. Kiley, *Honor Bound: American Prisoners of war in Southeast Asia, 1961-1973*. 1999, US: Naval Inst Pr. 706.

哈佛大學的研究，進一步解釋了壓力為什麼會讓頭髮迅速變白 …… 希望能夠阻止或逆轉壓力的影響，避免老化加速：Zhang, B., et al., *Hyperactivation of sympathetic nerves drives depletion of melanocyte stem cells.* Nature, 2020. 577(7792): p. 676-681.

蓋洛普在一百四十個國家進行的一項大型民調：GALLUP, *Gallup 2019 Global Emotions Report*. 2019: gallup.com.

南加州大學還有另一項大型系列研究的結論也類似，發現受訪者對日常感知壓力的評等有種難以解釋的現象：Stone, A.A., S. Schneider, and J.E. Broderick, *Psychological stress declines rapidly from age 50 in the United States: Yet another well-being paradox.* J Psychosom Res, 2017. 103: p. 22-28.

這也與我們對生活滿意度與幸福感的研究結論相當一致。我們的研究結論顯示出一條U形曲線：Ward, M., C.A. McGarrigle, and R.A. Kenny, *More than health: quality of life trajectories among older adults-findings from The Irish Longitudinal Study of Ageing (TILDA).* Qual Life Res, 2019. 28(2): p. 429-439.

年紀大了之後，變得比較聰明，比較懂得活在當下：Horovitz, B. *The Secrets to Happiness as You Age*. [2017 September 6, 2017 July 21, 2020]; Available from: https://www.nextavenue.org/the-secret-to-chronic-happiness-as-you-age/

隨著年歲漸長，我們會更善於應對各種造成壓力的挑戰：Antczak, S. *Does Wisdom Come With Age?* [Living 2018 April 30, 2018 July 21, 2020]; Available from: https://www.nextavenue.org/wisdom-come-age/

從大腦成像，就能為所謂的智慧提供生物學上的解釋：Meeks, T.W. and D.V. Jeste, *Neurobiology of wisdom: a literature overview.* Arch Gen Psychiatry, 2009. 66(4): p. 355-365.

在不同世代之間分享、傳承智慧：Jeste, D.V., et al., *Age- Friendly Communities Initiative: Public Health Approach to Promoting Successful Aging.* Am J Geriatr Psychiatry, 2016. 24(12): p. 1158-1170.

資深研究員希門主持了一項實驗性質的創新輔導計畫：Gen2Gen. *Generation to Generation.* [2020 August 4, 2020]; Available from: https://www.facebook.com/pg/ iamGen2Gen/community/

雖然藍色寶地的居民也確實會有壓力，但他們已經找出了能夠抵禦壓力的技巧 …… 這些人能活得更長壽，實在並非巧合：Buettner, D., *The Blue Zones. Lessons for living longer from the people who've lived the longest.* First Paperbacked. ed. 2009, Washington DC: National Geographic.

在每位受試者演講的前、中、後，研究人員也會去測量他們的皮質醇濃度：Townsend, S.S.M., H.S. Kim, and B. Mesquita, *Are You Feeling What I'm Feeling? Emotional Similarity Buffers Stress.* Social Psychological and Personality Science, 2014. 5(5): p. 526-533.

花點時間與大自然相處，不但能夠抒解壓力，還能讓人覺得一切在自己掌握之中：Gonzalez, M.T., et al., *Therapeutic horticulture in clinical depression: a prospective study.* Res Theory Nurs Pract, 2009. 23(4): p. 312-28.

有許多研究指出園藝有益身心健康：Genter, C., et al., *The contribution of allotment gardening to health and wellbeing: A systematic review of the literature.* Br J Occup Ther, 2015. 78(10): p. 593-605.

Soga, M., K.J. Gaston, and Y. Yamaura, *Gardening is beneficial for health: A meta- analysis.* Prev Med Rep, 2016. 5: p. 92-99.

證實園藝是如何結合了身體活動、社交互動、以及與大自然和陽光的接觸：Thompson, R., *Gardening for health: a regular dose of gardening.* Clin Med (Lond), 2018. 18(3): p. 201-205.

像是在挖地、耙地、割草的時候，特別需要消耗大量熱量：Vaz, M., et al., *A compilation of energy costs of physical activities.* Public Health Nutr, 2005. 8(7a): p. 1153-83.

此類計畫也能帶來社交上的好處，有可能延緩失智症狀：Simons, L.A., et al., *Lifestyle factors and risk of dementia: Dubbo Study of the elderly.* Med J Aust, 2006. 184(2): p. 68-70.

心臟病發作或中風後的康復病人也發現，比起在正規的運動環境治療，不如到庭園裡動動身子：Wolf, S.L., et al., *Effect of constraint-induced movement therapy on upper extremity function 3 to 9 months after stroke: the EXCITE randomized clinical trial.* JAMA, 2006. 296(17): p. 2095-104.

最近的另一篇論文，統合分析了22篇討論園藝與健康的重要研究：Soga, M., K.J. Gaston, and Y. Yamaura, *Gardening is beneficial for health.*

為了測試園藝抒解壓力的效果，找來一群都市菜園的都市農夫做為受試者，給他們一項心理任務：Van Den Berg, A.E. and M.H.G. Custers, *Gardening Promotes Neuroendocrine and Affective Restoration from Stress.* J Health Psychol, 2011. 16(1): p. 3-11.

另有一項實驗針對臨床憂鬱症成年病人，進行為期12週的園藝治療計畫：Gonzalez, M.T., et al., *Therapeutic horticulture in clinical depression*

有證據強烈顯示，園藝很能讓人減輕壓力，改善心情：Van Den Berg, A.E. and M.H.G. Custers, *Gardening Promotes Neuroendocrine and Affective Restoration from Stress.*

這種細菌就是牝牛分枝桿菌，能刺激分泌血清素：Reber, S.O., et al., *Immunization with a heat-killed preparation of the environmental bacterium – Mycobacterium vaccae – promotes stress resilience in mice.* Proc Natl Acad Sci USA, 2016. 113(22): p. E3130-E3139.

就算在都市環境，要是身邊環繞一片綠意，就能讓人覺得生活彷彿更在掌握之中：van Dillen, S.M., et al., *Greenspace in urban neighbourhoods and residents' health: adding quality to quantity.* J Epidemiol Community Health, 2012. 66(6): e8.

自然環境有助於身心健康，各國政府也開始重塑都市環境，讓都市有更多綠意：Frumkin, H., *Beyond toxicity: human health and the natural environment.* Am J Prev Med, 2001. 20(3): p. 234-40.

不但環境受益，眼前可見的大自然也能讓我們感覺壓力減輕：Kinzler, D. *Reduce pandemic stress and anxiety with gardening and greenery.* [Home and Garden 2020 Mar 21st 2020 July 22, 2020]; Available from: https://www. wctrib.com/lifestyle/home-and-garden/5005515-Reduce-pandemic-stress-and-anxiety-with-gardening-and-greenery

日本農林水產省創造了「森林浴」一詞：Kaplan S and Talbot JF, *Psychological Benefits of a Wilderness Experience*, in *Behavior and the Natural Environment. Human Behavior and Environment (Advances in Theory and Research), vol 6.*, Altman I and Wohlwill JF, Editors. 1983, Springer, Boston, MA.

隨著有愈來愈多研究探索如何以自然環境促進健康幸福，更凸顯目前我們尚未充分運用這項資源來改善人類的健康：Park, B.J., et al., *The physiological effects of Shinrin-yoku (taking in the forest atmosphere or forest bathing): evidence from field experiments in 24 forests across Japan.* Environmental health and preventive medicine, 2010. 15(1): p. 18-26.

Nielsen, A. and K. Nilsson, *Urban forestry for human health and wellbeing.* Urban Forestry & Urban Greening - Urban for Urban Green, 2007. 6: p. 195-197.

Coley, R.L., W.C. Sullivan, and F.E. Kuo, *Where Does Community Grow?:The Social Context Created by Nature in Urban Public Housing.* Environment and Behavior, 1997. 29(4): p. 468-494.

Thompson, C.W., et al., *Enhancing Health Through Access to Nature: How Effective are Interventions in Woodlands in Deprived Urban Communities? A Quasi- experimental Study in Scotland, UK.* Sustainability, 2019. 11(12): p. 3317-3317.

IUFRO, *International Union of Forest Research Organisations* [July 2021]; Available from: https://www.iufro.org/discover/organization/

受訪者有超過四分之三都表示，希望能有更多機會和家人一同用餐：Conklin, A.I., et al., *Social relationships and healthful dietary behaviour: evidence from over-50s in the EPIC cohort, UK.* Soc Sci Med, 2014. 100(100): p. 167-75.

在這些75歲以上受訪者中，有五分之一自己吃飯時會覺得孤單：Swerling, G. *A million elderly people skipping meals because they find eating alone too loney, charity reveals.* [2019 5 November 2019 August 4, 2020]; Available from: https://www.telegraph. co.uk/news/2019/11/05/million-elderly-people-skipping-meals-find-eating-alone-lonely/

Tani, Y., et al., *Eating alone and depression in older men and women by cohabitation status: The JAGES longitudinal survey.* Age Ageing, 2015. 44(6): p. 1019-26.

與人一同用餐的時候，用餐時間也會長於獨自用餐的時間：Hamrick, K. *Americans Spend an Average of 37 Minutes a Day Preparing and Serving Food and Cleaning Up.* [2016 November 07, 2016 August 4, 2020]; Available from: https://www.ers.usda.gov/amber-waves/2016/november/americans-spend-an-average-of-37-minutes-a-day-preparing-and-serving-food-and-cleaning-up/

大多數較年長成人都記得，在自己的孩子還小的時候，一起吃飯會是一家人聊聊天、分享生活經驗的重要機會：SeniorLiving.org. *Senior Living: The Risks of Eating Alone.* [2018 April 19, 2018 August 4, 2020]; Available from: https://www.seniorliving.org/health/eating-alone-risk/

幾乎有一半的成人是在電腦前、車子裡、行程中用餐：Hartman Group. *Dinner: The American Mealtime Ritual's Last Stand.* [2018 February 12,2018 July 22, 2020]; Available from: https://www.hartman-group.com/press-releases/1268781429/dinner-the-american-mealtime-rituals-last-stand

全家一起吃飯……是培養社交技巧的機會：Ball, K., et al., *Is healthy behavior contagious: associations of social norms with physical activity and healthy eating.* International Journal of Behavioral Nutrition and Physical Activity, 2010. 7(1): p. 86.

Bevelander, K.E., D.J. Anschütz, and R.C.M.E. Engels, *Social norms in food intake among normal weight and overweight children.* Appetite, 2012. 58(3): p. 864-872.

用餐時間也是較年長成人分享畢生珍貴智慧的絕佳良機：Mental Health Ireland. *Mealtimes*. [2021 13 May 2021]; Available from: https://www.mentalhealthireland.ie/a-to-z/m/

《走路的科學》：O'Mara, S., *In Praise of Walking*. 2019: Bodley Head.

如果我們已經習慣散步，但忽然不走了，就會少了那份刺激，變得暴躁而不滿：Currey, M., *Daily Rituals: How Artists Work*. 2013: Penguin Random House USA.

史丹佛大學的一項研究，就指出走路能夠激發創意靈感 …… 就算已經散完步坐下，短時間內創意的泉源還是會繼續湧現：Oppezzo, M. and D.L. Schwartz, *Give your ideas some legs: The positive effect of walking on creative thinking.* Journal of Experimental Psychology: Learning, Memory, and Cognition, 2014. 40(4): p. 1142-1152.

不論是散步或創意靈感湧現，都是既能減輕壓力、也有助於提升我們正面的情緒：Kardan, O., et al., *Is the preference of natural versus man-made scenes driven by bottom- up processing of the visual features of nature?* Front Psychol, 2015. 6: p. 471-471.

Kelly, P., et al., *Walking on sunshine: scoping review of the evidence for walking and mental health.* Br J Sports Med, 2018. 52(12): p. 800-806.

經過嚴謹的科學研究，已經證實了古老的冥想不但能夠抒解壓力，還能帶來長期的整體健康：Pickut, B.A., et al., *Mindfulness based intervention in Parkinson's disease leads to structural brain changes on MRI: a randomized controlled longitudinal trial.* Clin Neurol Neurosurg, 2013. 115(12): p. 2419-25.

Donley, S., et al., *Use and perceived effectiveness of complementary therapies in Parkinson's disease.* Parkinsonism Relat Disord, 2019. 58: p. 46-49.

冥想會增加大腦的血流量與含氧量 …… 讓神經滋養蛋白的數量增加：Tang, Y.-Y., et al., *Short-term meditation increases blood flow in anterior cingulate cortex and insula.* Front Psychol, 2015. 6: p. 212.

人腦與身體的每個細胞裡都有粒線體，細胞有90%的能量都是由粒線體產生：Black, D.S. and G.M. Slavich, *Mindfulness meditation and the immune system: a systematic review of randomized controlled trials.* Ann N Y Acad Sci, 2016. 1373(1): p. 13-24.

有鑑於冥想在整體上有這麼多顯著的好處，每個人都該試試冥想：Peng, C.K., et al., *Heart rate dynamics during three forms of meditation.* Int J Cardiol, 2004. 95(1): p. 19-27.

Sudsuang, R., V. Chentanez, and K. Veluvan, *Effect of Buddhist meditation on serum cortisol and total protein levels, blood pressure, pulse rate, lung volume and reaction time.* Physiol Behav, 1991. 50(3): p. 543-8.

Wenneberg, S.R., et al., *A controlled study of the effects of the Transcendental Meditation program on cardiovascular reactivity and ambulatory blood pressure.* Int J Neurosci, 1997. 89(1-2): p. 15-28.

越南禪宗的一行禪師，一生堅定推廣正念禪修：Thích Nhát Hanh, *Taming the Tiger Within: Meditations on Transforming Difficult Emotions*. 2004: Riverhead Books.

研究顯示，如果具備這樣的正念，對身體、心理與認知都有許多好處：Conklin, Q.A., et al., *Meditation, stress processes, and telomere biology.* Curr Opin Psychol, 2019. 28: p. 92-101.

Bower, J.E. and M.R. Irwin, *Mind-body therapies and control of inflammatory biology: A descriptive review.* Brain Behav Immun, 2016. 51: p. 1-11.

特質正念應該成為生活的一種特性：Tomasulo, D., *American Snake Pit: Hope, Grit, and Resilience in the Wake of Willowbrook.* 2018: Stillhouse Press. 290.

Tomasulo, D., *Learned Hopefulness: The Power of Positivity to Overcome Depression.* 2020: New Harbinger Publications. 192.

對於正念與冥想如何改善生理老化的狀況……雖然目前的觀察看來大有可為，但還需要更多試驗來加以證實：Black, D.S. and G.M. Slavich, *Mindfulness meditation and the immune system.*

超過6%的美國人聽了醫師或治療師推薦，開始做瑜伽：Jeter, P.E., et al., *Yoga as a therapeutic intervention: a bibliometric analysis of published research studies from 1967 to 2013.* The Journal of Alternative and Complementary Medicine, 2015. 21(10): p. 586-592.

英國國民保健署也提倡國民多做瑜伽……瑜伽也就結合了各種體位、呼吸技巧、放鬆與冥想的元素：The Minded Institute. *Yoga in the NHS.* [2020 August 5, 2020]; Available from: https://themindedinstitute.com/yoga-in-healthcare/.

自2014年以來，瑜伽相關的研究成長了50倍：Jeter, P.E., et al., *Yoga as a therapeutic intervention.*

瑜伽特別有利於改善人的平衡感與靈活度，其效用的發揮，靠的是讓人更正面看待壓力、自我意識、應對機制、掌控權：Bonura, K.B., *The psychological benefits of yoga practice for older adults: Evidence and guidelines.* International Journal of Yoga Therapy, 2011. 21(1): p. 129-142.

Sherman, K.J., et al., *Mediators of yoga and stretching for chronic low back pain.* Evidence-based Complementary and Alternative Medicine, 2013. 2013. 130818. doi:10.1155/2013/130818

Brown, R.P. and P.L. Gerbarg, *Sudarshan Kriya Yogic breathing in the treatment of stress, anxiety, and depression: part II—clinical applications and guidelines.* J Altern Complement Med, 2005. 11(4): p. 711-717.

靈性：Moadel, A.B., et al., *Randomized controlled trial of yoga among a multiethnic sample of breast cancer patients: effects on quality of life.* Journal of Clinical Oncology, 2007. 25(28): p. 4387-4395.

同情心和正念：Brown, K.W. and R.M. Ryan, *The benefits of being present: mindfulness and its role in psychological well-being.* J Pers Soc Psychol, 2003. 84(4): p. 822.

Chiesa, A. and A. Serretti, *Mindfulness-based stress reduction for stress management in healthy people: a review and meta-analysis.* J Altern Complement Med, 2009. 15(5): p. 593-600.

Evans, S., et al., *Protocol for a randomized controlled study of Iyengar yoga for youth with irritable bowel syndrome.* Trials, 2011. 12(1): p. 1-19.

而在細胞的層級，瑜伽也能減少發炎：Kiecolt-Glaser, J.K., et al., *Stress, inflammation, and yoga practice.* Psychosom Med, 2010. 72(2): p. 113-121.

瑜伽能增加血液中的大麻素與類鴉片的濃度，並且影響大腦與腎臟壓力控制腺（腎上腺）之間的神經活動：Purdy, J., *Chronic physical illness: a psychophysiological approach for chronic physical illness.* YJBM. 2013. 86(1): p. 15-28.

Ross, A. and S. Thomas, *The health benefits of yoga and exercise: a review of comparison studies.* J Altern Complement Med, 2010. 16(1): p. 3-12.

Black, D.S., et al., *Yogic meditation reverses NF--B and IRF-related transcriptome dynamics in leukocytes of family dementia caregivers in a randomized controlled trial.* Psychoneuroendocrinology, 2013. 38(3): p. 348-355.

釋放出放鬆血管的化學物質：Prabhakaran, D. and A.M. Chandrasekaran, *Yoga for the prevention of cardiovascular disease.* Nat Rev Cardiol, 2020.

Wolff, M., et al., *Impact of a short home-based yoga programme on blood pressure in patients with hypertension: a randomized controlled trial in primary care.* J Hum Hypertens, 2016. 30(10): p. 599-605.

Thiyagarajan, R., et al., *Additional benefit of yoga to standard lifestyle modification on blood pressure in prehypertensive subjects: a randomized controlled study.* Hypertens Res, 2015. 38(1): p. 48-55.

但是隨著老化，端粒縮短，也就讓染色體受損、細胞衰弱並凋亡：Kaszubowska, L., *Telomere shortening and ageing of the immune system.* J Physiol Pharmacol, 2008. 59(Suppl 9): p. 169-186.

Hornsby, P.J., *Telomerase and the aging process.* Exp Gerontol, 2007. 42(7): p. 575-81.

Blackburn, E.H., C.W. Greider, and J.W. Szostak, *Telomeres and telomerase: the path from maize, Tetrahymena and yeast to human cancer and aging.* Nat Med, 2006. 12(10): p. 1133-1138.

端粒酶的重要之處就在於可防止端粒縮短：López-Otín, C., et al., *The hallmarks of aging.* Cell, 2013. 153(6): p. 1194-1217.

Jacobs, T.L., et al., *Intensive meditation training, immune cell telomerase activity, and psychological mediators.* Psychoneuroendocrinology, 2011. 36(5): p. 664-681.

許多研究都提到，瑜伽會影響端粒酶與端粒長度：Lengacher, C.A., et al., *Influence of mindfulness-based stress reduction (MBSR) on telomerase activity in women with breast cancer (BC).* Biol Res Nurs, 2014. 16(4): p. 438-47.

Lavretsky, H., et al., *A pilot study of yogic meditation for family dementia caregivers with depressive symptoms: effects on mental health, cognition, and telomerase activity.* Int J Geriatr Psychiatry, 2013. 28(1): p. 57-65.

Krishna, B.H., et al., *Association of leukocyte telomere length with oxidative stress in yoga practitioners.* JCDR, 2015. 9(3): p. CC01-CC3.

做瑜伽能強化端粒酶、並增加端粒長度：Tolahunase, M., R. Sagar, and R. Dada, *Impact of Yoga and Meditation on Cellular Aging in Apparently Healthy Individuals: A Prospective, Open-Label Single-Arm Exploratory Study.* Oxid Med Cell Longev, 2017. 2017: p. 7928981.

我們先前也已經討論過其他關於細胞老化的重要指標……這幾項也都會在做了瑜伽之後，有更年輕的跡象：Kumar, S.B., et al., *Telomerase activity and cellular aging might be positively modified by a yoga-based lifestyle intervention.* J Altern Complement Med, 2015. 21(6): p. 370-2.

Krishna, B.H., et al., *Association of leukocyte telomere length with oxidative stress in yoga practitioners.*

Tolahunase, M., R. Sagar, and R. Dada, *Impact of Yoga and Meditation on Cellular Aging in Apparently Healthy Individuals*

第 7 章　尋找青春靈藥

唐朝歷任皇帝一心尋求長生不老藥 …… 毒死了一票追求永生的皇帝與貴族：Soth, A. *Elixirs of Immortal Life Were a Deadly Obsession. Ironically Enough.* [Cabinet of Curiosities 2018 December 28, 2018 March 31, 2020.]; Available from: https://daily.jstor.org/elixir-immortal-life-deadly-obsessions/

Pettit, H. *Mysterious "eternal life" potion discovered inside 2,000-year-old bronze pot in ancient Chinese tomb.* [2019 2019, March 4 March 31, 2020.]; Available from: https://www.thesun.ie/tech/3822766/elixir-of-immortality-found-in-ancient-chinese-tomb-reveals-deadly-quest-to-cheat-death-by-drinking-lethal-chemicals/

著名詩人白居易就會花上幾小時，彎著腰在爐鼎裡攪拌著：Yoke, H.P., G.T. Chye, and D. Parker, *Po Chü-i's Poems on Immortality.* Harv J Asiat Stud, 1974. 34: p. 163-186.

裸鼴鼠女王在一群公裸鼴鼠的協助下，十分神奇的維持著穩定的繁殖率……想尋找當今的青春靈藥，重點搞不好就在於這種鮮為人知、毫不起眼……的小型哺乳動物：Foster, K.R. and F.L. Ratnieks, *A new eusocial vertebrate?* Trends Ecol Evol, 2005. 20(7): p. 363-4.

Olshansky S. Jay, Perry. D., Miller Richard A, Butler Robert N. *In pursuit of the longevity dividend. What should we be doing to prepare for the unprecdented aging of humanity?* [2006 Feb 28, 2006 April 1, 2020.]; Available from: https://www.the- scientist.com/uncategorized/the-longevity-dividend-47757

有些會影響小型生物（例如蒼蠅、蠕蟲）老化速度的激素與細胞作用 …… 我們關於人類細胞老化原因的大部分知識，都是靠著觀察像這樣的小型生物：van Heemst, D., *Insulin, IGF-1 and longevity.* Aging Dis, 2010. 1(2): p. 147-57.

Beyea, J.A., et al., *Growth hormone (GH) receptor knockout mice reveal actions of GH in lung development.* Proteomics, 2006. 6(1): p. 341-348.

也有許多突變會造成生物死亡或功能障礙：de Boer, J., et al., *Premature aging in mice deficient in DNA repair and transcription.* Science, 2002. 296(5571): p. 1276-9.

這個嬰兒可能活到142歲：Carstensen, L., *The New Age of Much Older Age*, in *Time*. 2015.

1900年，女性的預期壽命是47歲。這個數字在2010年來到79歲，而且還在持續上升：Bell, F. and M. Miller, *Life Tables for the Unites States Social Security Area 1900-2100.* 2005, Social Security Administration, Office of the Chief Actuary, SSA Pub. No. 11-11536.

雌激素這種女性激素能夠保護心血管：Palmisano, B.T., L. Zhu, and J.M. Stafford, *Role of Estrogens in the Regulation of Liver Lipid Metabolism.* Adv Exp Med Biol, 2017. 1043: p. 227-256.

「理論上，如果不是像一般這樣，人愈老的死亡率就愈高，那麼人類應該能活上幾百年。」這可能是某種演化的發展，讓牠們擁有繁殖上的優勢，也可能就是一個意外：Finch, C.E., *Longevity, Senescence and the Genome*. May 1994: The University of Chicago Press Books.

比較現實而可能達成的目標，是讓老化速度稍稍減緩，足以將所有老化相關疾病的時程往後推大約7年：Olshansky S. Jay, *"Can we justify efforts to slow the rate of aging in humans?"* in *Presentation before the Annual meeting of the Gerontological Society of America*. 2003.

會希望達成這個目標，是因為在人的一生中，死亡風險以及其他與老化相關的負面影響是呈現指數上升：Brody, J.A. and M.D. Grant, *Age- associated diseases and conditions: Implications for decreasing late life morbidity.* Aging Clinical and Experimental Research, 2001. 13(2): p. 64-67.

只要能將時程推遲7年，就能夠帶來比消滅癌症或心臟病更大的健康與長壽效益：Olshansky, S. Jay, *Simultaneous/multiple cause-delay (SIMCAD): an epidemiological approach to projecting mortality.* J Gerontol, 1987. 42(4): p. 358-65.

一旦實現這種7年的延遲，對健康與長壽的好處是所有後代都得以同享：Olshansky, S.Jay, L. Hayflick, and B.A. Carnes, *Position statement on human aging.* J Gerontol A Biol Sci Med Sci, 2002. 57(8): p. B292-7.

許多元素（友誼、減輕壓力、歡笑、人生有目標、睡眠、飲食、身體活動、正面的態度）都有助於將各種年齡相關疾病、失調與死亡的時間延後7年以上：McCrory, C., Kenny R.A., et al., *The lasting legacy of childhood adversity for disease risk in later life.* Health Psychol, 2015. 34(7): p. 687-96.

World Health Organization, *Global Health and Ageing*. 2011: NIH, US.

第 8 章　冷水與激效反應

羅馬人洗澡有著某種標準化的模式：Encyclopaedia Britannica Editors. *Thermae*. [1998 30 March 2011 April 30, 2020]; Available from: https://www.britannica.com/technology/thermae

水療這種做法有著古遠的歷史：Gianfaldoni, S., et al., *History of the Baths and Thermal Medicine.* Open Access Maced J Med Sci, 2017. 5(4): p. 566-568.

除了會來治療肌肉骨骼的疾病，像是關節炎或脊髓損傷，也會用來治療燒傷、中風或癱瘓的病人：Mooventhan, A. and L. Nivethitha, *Scientific evidence-based effects of hydrotherapy on various systems of the body.* N Am J Med Sci, 2014. 6(5): p. 199-209.

很多證據顯示，對許多與老化過程有關的系統與作用，冷水都能帶來健康上的好處：Shevchuk, N.A., *Hydrotherapy as a possible neuroleptic and sedative treatment.* Med Hypotheses, 2008. 70(2): p. 230-8.

泡冷水能刺激人體生理系統，引發激效反應：Leslie,. M., *How can we use moderate stresses to fortify humans and slow aging?* Sci Aging Knowledge Environ, 2005. 2005(26): p. nf49.

將細胞暴露在溫和的壓力下，能夠刺激蛋白質的合成 …… 觸發了細胞裡的某種復原機制，而提升了其他的修復與復原系統：Shevchuk, N.A., *Adapted cold shower as a potential treatment for depression.* Medical Hypotheses, 2008. 70(5): p. 995-1001.

不論是沖個冷水澡或泡個冷水浴，都會造成冷卻的刺激 …… 造成一種帶有激效反應的生理壓力：Arumugam, T.V., et al., *Hormesis/preconditioning mechanisms, the nervous system and aging.* Ageing Res Rev, 2006. 5(2): p. 165-78.

Fonager, J., et al., *Mild stress-induced stimulation of heat-shock protein synthesis and improved functional ability of human fibroblasts undergoing aging in vitro.* Exp Gerontol, 2002. 37(10-11): p. 1223-8.

Leslie, M., *How can we use moderate stresses to fortify humans and slow aging?*

人體皮膚的冷覺受器可能是熱覺受器的10倍之多：Iggo, A. and B.J. Iggo, *Impulse coding in primate cutaneous thermoreceptors in dynamic thermal conditions.* J Physiol (Paris), 1971. 63(3): p. 287-90.

Woodworth, R.S. and H. Schlosberg, *Experimental psychology [by] Robert S. Woodworth [and] Harold Schlosberg*. 1965, New York: Holt, Rinehart and Winston.

皮膚接觸冷水的時候，會讓血管收縮、血壓升高：Drummond, P.D., *Immersion of the hand in ice water releases adrenergic vasoconstrictor tone in the ipsilateral temple.* Auton Neurosci, 2006. 128(1-2): p. 70-5.

Arumugam, T.V., et al., *Hormesis/preconditioning mechanisms.*

其中一種化學物質是正腎上腺素：Jansky, L., et al., *Change in sympathetic activity, cardiovascular functions and plasma hormone concentrations due to cold water immersion in men.* Eur J Appl Physiol Occup Physiol, 1996. 74(1-2): p. 148-52.

接觸到寒冷的時候，也會讓正腎上腺素釋放到大腦控制情緒、注意力與記憶力的重要區域：Schmidt, R.F., ed. *Fundamentals of Sensory Physiology.* 1978, Springer-Verlag, New York. 286.

Encyclopaedia Britannica Editors. *Brain.* [1998 March 21, 2020 May 01, 2020]; Available from: https://www.britannica.com/science/brain

人體幾乎所有器官都會用到正腎上腺素 …… 只要是能提升正腎上腺素活性的刺激，對老化生理學來說，都至關緊要：Edvinsson, L., et al., *Effect of exogenous noradrenaline on local cerebral blood flow after osmotic opening of the blood-brain barrier in the rat.* J Physiol, 1978. 274: p. 149-156.

Jedema, H.P., et al., *Chronic cold exposure potentiates CRH-evoked increases in electrophysiologic activity of locus coeruleus neurons.* Biol Psychiatry, 2001. 49(4): p. 351-9.

Jedema, H.P. and A.A. Grace, *Chronic exposure to cold stress alters electrophysiological properties of locus coeruleus neurons recorded in vitro.* Neuropsychopharmacology, 2003. 28(1): p. 63-72.

Nisenbaum, L.K., et al., *Prior exposure to chronic stress results in enhanced synthesis and release of hippocampal norepinephrine in response to a novel stressor.* J Neurosci, 1991. 11(5): p. 1478-84.

某項刺激（例如冷水）能夠讓大腦釋放正腎上腺素，或許就能預防失智：Robertson, I. H., *A noradrenergic theory of cognitive reserve: implications for Alzheimer's disease.* Neurobiol Aging, 2013. 34(1): p. 298-308.

正腎上腺素是讓交感神經系統發揮作用的化學物質之一：Wikipedia contributors. *Sympathetic Nervous System.* [2003 15 April 2020 May 8, 2020]; Available from: https://en.wikipedia.org/wiki/Sympathetic_nervous_system

Encyclopaedia Britannica Editors. *Autonomic Nervous System.* 1998 Jan 11, 2019 May 01, 2020]; Available from: https://www.britannica.com/science/autonomic-nervous-system

透過釋放更多正腎上腺素，控制著全身的血液流動：Nakamoto, M., *Responses of sympathetic nervous system to cold exposure in vibration syndrome subjects and age-matched healthy controls.* Int Arch Occup Environ Health, 1990. 62(2): p. 177-81.

Shevchuk, N.A., *Adapted cold shower as a potential treatment for depression.*

Jansky, L., et al., *Change in sympathetic activity, cardiovascular functions and plasma hormone concentrations due to cold water immersion in men*

接觸冷水會讓腦內啡增加為4倍：Vaswani, K.K., C.W. Richard, 3rd and G.A. Tejwani, *Cold swim stress-induced changes in the levels of opioid peptides in the rat CNS and peripheral tissues.* Pharmacol Biochem Behav, 1988. 29(1): p. 163-8.

Suzuki, K., et al., *Responses of the hypothalamic-pituitary-adrenal axis and pain threshold changes in the orofacial region upon cold pressor stimulation in normal volunteers.* Arch Oral Biol, 2007. 52(8): p. 797-802.

Mizoguchi, H., et al., *[Met5]enkephalin and delta2-opioid receptors in the spinal cord are involved in the cold water swimming-induced antinociception in the mouse.* Life Sci, 1997. 61(7): p. PL81-6.

刺激人體的類鴉片受體，提升幸福感、抑制疼痛：*Endorphins.*, in *The Columbia Encyclopedia* P. Lagasse, Goldman, L, Hobson, A, Norton, SR., 2000, Columbia University Press.

Encyclopaedia Britannica Editors. *Endorphin.* [1998 5 Jan 2012 May 01, 2020]; Available from: https://www.britannica.com/science/endorphin

那些喜歡游冬泳、洗冷水的人，他們都會說自己比較少感冒：Brenner, I.K., et al., *Immune changes in humans during cold exposure: effects of prior heating and exercise.* J Appl Physiol (1985), 1999. 87(2): p. 699-710.

Eglin, C.M. and M.J. Tipton, *Repeated cold showers as a method of habituating humans to the initial responses to cold water immersion.* Eur J Appl Physiol, 2005. 93(5-6): p. 624-9.

Castellani, J.W., Brenner, I.K., and S.G. Rhind, *Cold exposure: human immune responses and intracellular cytokine expression.* Med Sci Sports Exerc, 2002. 34(12): p. 2013-20.

Jansky, L., et al., *Immune system of cold-exposed and cold-adapted humans.* Eur J Appl Physiol Occup Physiol, 1996. 72(5-6): p. 445-50.

Sramek, P., et al., *Human physiological responses to immersion into water of different temperatures.* Eur J Appl Physiol, 2000. 81(5): p. 436-42.

高達91%也表示願意在90天的實驗結束後，繼續這項習慣：Buijze, G.A., et al., *The Effect of Cold Showering on Health and Work: A Randomized Controlled Trial.* PLoS One, 2016. 11(9): p. e0161749.

有充分的證據顯示，游冷水與緩解緊張、紓解疲勞、改善情緒、提升記憶力與整體幸福感，都存在著關聯：Knechtle, B., et al., *Cold Water Swimming-Benefits and Risks: A Narrative Review.* Int J Environ Res Public Health, 2020. 17(23): 8984.

Huttunen, P., L. Kokko, and V. Ylijukuri, *Winter swimming improves general well- being.* Int J Circumpolar Health, 2004. 63(2): p. 140-4.

接觸冷水讓人感到精神百倍，背後其實有合理的演化理論支持……接觸冷水其實對人體來說是一件很自然的事：McCullough, L. and S. Arora, *Diagnosis and treatment of hypothermia.* Am Fam Physician, 2004. 70(12): p. 2325-32.

Encyclopaedia Britannica Editors. *Human Nervous System.* [1998 Apr 09, 2020 April 30, 2020]; Available from: https://www.britannica.com/science/human-nervous-system

Nutt, D.J., *The neuropharmacology of serotonin and noradrenaline in depression.* Int Clin Psychopharmacol, 2002. 17 Suppl 1: p. S1-12.

Encyclopaedia Britannica Editors. *Hypothalamus.* [1998 Jan 10, 2019 May 01, 2019]; Available from: https://www.britannica.com/science/hypothalamus

Holloszy, J.O. and E.K. Smith, *Longevity of cold-exposed rats: a reevaluation of the "rate-of-living theory".* J Appl Physiol (1985), 1986. 61(5): p. 1656-60.

Tikuisis, P., *Heat balance precedes stabilization of body temperatures during cold water immersion.* J Appl Physiol (1985), 2003. 95(1): p. 89-96.

Mooventhan, A. and L. Nivethitha, *Scientific evidence-based effects of hydrotherapy on various systems of the body*

Arumugam, T.V., et al., *Hormesis/preconditioning mechanisms.*

Iggo, A. and B.J. Iggo, *Impulse coding in primate cutaneous thermoreceptors in dynamic thermal conditions.*

Woodworth, R.S. and H. Schlosberg, *Experimental psychology [by] Robert S. Woodworth [and] Harold Schlosberg.*

Drummond, P.D., *Immersion of the hand in ice water releases adrenergic vasoconstrictor tone in the ipsilateral temple.*

Jansky, L., et al., *Change in sympathetic activity, cardiovascular functions and plasma hormone concentrations due to cold water immersion in men.*

Edvinsson, L., et al., *Effect of exogenous noradrenaline on local cerebral blood flow after osmotic opening of the blood-brain barrier in the rat.*

Jedema, H.P., et al., *Chronic cold exposure potentiates CRH-evoked increases in electrophysiologic activity of locus coeruleus neurons.*

Nisenbaum, L.K., et al., *Prior exposure to chronic stress results in enhanced synthesis and release of hippocampal norepinephrine in response to a novel stressor.*

Wikipedia contributors. *Sympathetic Nervous System.*

Vaswani, K.K., C.W. Richard 3rd, and G.A. Tejwani, *Cold swim stress-induced changes in the levels of opioid peptides in the rat CNS and peripheral tissues.*

Suzuki, K., et al., *Responses of the hypothalamic-pituitary-adrenal axis and pain threshold changes in the orofacial region upon cold pressor stimulation in normal volunteers.*

Mizoguchi, H., et al., *[Met5]enkephalin and delta2-opioid receptors in the spinal cord are involved in the cold water swimming-induced antinociception in the mouse.*

Endorphins., in *The Columbia Encyclopedia* P. Lagasse, Goldman, L, Hobson, A, Norton, SR.,

Encyclopaedia Britannica Editors. *Endorphin.*

關於以接觸冷水來治療憂鬱症的效果，長期以來已有大量文獻討論：Shevchuk, N.A., *Adapted cold shower as a potential treatment for depression.*

一位年輕女性靠著在冷水裡游泳，而使憂鬱症得到緩解：van Tulleken, C., et al., *Open water swimming as a treatment for major depressive disorder.* British Medical Journal Case Reports, 2018. 2018: bcr-2018-225007.

要是心血管已經因為動脈粥狀硬化或血栓而窄化，一旦交感神經刺激激增，就可能誘發心臟病：Imai, Y., et al., *Acute myocardial infarction induced by alternating exposure to heat in a sauna and rapid cooling in cold water.* Cardiology, 1998. 90(4): p. 299-301.

Manolis, A.S., et al., *Winter Swimming: Body Hardening and Cardiorespiratory Protection Via Sustainable Acclimation.* Curr Sports Med Rep, 2019. 18(11): p. 401- 415.

Buijze, G.A., et al., *The Effect of Cold Showering on Health and Work: A Randomized Controlled Trial.*

全身短暫接觸冷水（攝氏15度至23度）其實十分安全：Sramek, P., et al., *Human physiological responses to immersion into water of different temperatures.*

Holloszy, J.O. and E.K. Smith, *Longevity of cold-exposed rats.*

除非是接觸冷水時間過長，否則這對於核心體溫的影響也小到可以忽略，幾乎不可能出現體溫過低的問題：Doufas, A.G. and D.I. Sessler, *Physiology and clinical relevance of induced hypothermia.* Neurocrit Care, 2004. 1(4): p. 489-98.

Tikuisis, P., *Heat balance precedes stabilization of body temperatures during cold water immersion.*

這還有助於治療一種年紀愈大愈常見的皮膚問題：Dyhre-Petersen, N. and P. Gazerani, *Presence and characteristics of senile pruritus among Danish elderly living in nursing homes.* Future Sci OA, 2019. 5(6): p. FSO399.

用熱水沖澡、或是常常泡熱水澡，不但可能讓缺脂性溼疹惡化，有時候甚至正是成因：Roy, A., et al., *Plasma norepinephrine responses to cold challenge in depressed patients and normal controls.* Psychiatry Res, 1987. 21(2): p. 161-8.

Sramek, P., et al., *Human physiological responses to immersion into water of different temperatures.*

Holloszy, J.O. and E.K. Smith, *Longevity of cold-exposed rats.*

住在藍色空間（也就是靠近大海）附近，與心情更好、憂鬱更少、整體幸福感更高，都有關聯 …… 有些研究顯示，我們年紀愈大的時候，這些相關性還愈高：Dempsey, S., et al., *Coastal blue space and depression in older adults.* Health Place, 2018. 54: p. 110-117.

如果住在大海附近，平均就能讓壽命延長4年到7年：Poulain, M., A. Herm, and G. Pes, *The Blue Zones: areas of exceptional longevity around the world.* Vienna Yearb Popul Res, 2013. 11: p. 87-108.

與大海愈常有視覺上的接觸，對情緒與幸福感的好處也會愈明顯：Volker, S. and T. Kistemann, *Reprint of: "I'm always entirely happy when I'm here!" Urban blue enhancing human health and well-being in Cologne and Dusseldorf, Germany.* Soc Sci Med, 2013. 91: p. 141-52.

Mackerron, G. and S. Mourato, *Happiness is Greater in Natural Environments.* Global Environmental Change, 2013. 23: p. 992–1000.

有些研究顯示，這點同樣是年紀愈大、相關性愈明顯：Nutsford, D., et al., *Residential exposure to visible blue space (but not green space) associated with lower psychological distress in a capital city.* Health Place, 2016. 39: p. 70-8.

Finlay, J., et al., *Therapeutic landscapes and wellbeing in later life: Impacts of blue and green spaces for older adults.* Health Place, 2015. 34: p. 97-106.

住得離大海近一些，也能增加身體活動的可能性：Foley, R., *Swimming in Ireland: Immersions in therapeutic blue space.* Health Place, 2015. 35: p. 218-25.

Foley, R., *Swimming as an accretive practice in healthy blue space.* Emot Space Socy, 2017. 22. p. 43-51.

第 9 章　吃個心滿意足

高熱量食物能讓大腦的「快樂中樞」釋放多巴胺 …… 結果也就會造成肥胖與相關疾病：Grippo, R.M., et al., *Dopamine Signaling in the Suprachiasmatic Nucleus Enables Weight Gain Associated with Hedonic Feeding.* Curr Biol, 2020. 30(2): p. 196-208 e8.

講到細胞的老化，最重要的控制因素就在於飲食的數量與種類，以及與新陳代謝和細胞產生能量相關的基因與化學作用：Duggal, N.A., *Reversing the immune ageing clock: lifestyle modifications and pharmacological interventions.* Biogerontology, 2018. 19(6): p. 481-496.

老鼠與鴿子的體型不相上下，基礎代謝率也十分類似，但是鴿子的壽命卻是老鼠的7倍：Montgomery, M.K., A.J. Hulbert, and W.A. Buttemer, *The long life of birds: the rat-pigeon comparison revisited.* PLoS One, 2011. 6(8): e24138.

發現愛爾蘭50歲以上成人，有高達70%屬於超重或肥胖：Leahy, S., Nolan, A., O'Connell, J., Kenny, R.A. *Obesity in an ageing society: implications for health, physical function and health service utilisation.* 2014. The Irish Longitudinal Study on Ageing (TILDA). https://www.doi.org/10.38018/ TildaRe.2014-01

超重和肥胖者的基礎代謝率會高於體重正常的人：Liu, X., et al., *Resting heart rate and risk of metabolic syndrome in adults: a dose-response meta-analysis of observational studies.* Acta Diabetol, 2017. 54(3): p. 223-235.

Zhang, S.Y., et al., *Overweight, resting heart rate and prediabetes/diabetes: A population-based prospective cohort study among Inner Mongolians in China.* Scientific Reports, 2016. 6: 23939.

綠茶、高麗菜、漿果、菠菜、辣椒和咖啡等等食物，都能增加棕色脂肪：Velickovic, K., et al., *Caffeine exposure induces browning features in adipose tissue in vitro and in vivo.* Scientific Reports, 2019. 9: 9104.

不論從哪個角度來看，棕色脂肪都是「好」脂肪：Virtanen, K.A., et al., *Functional brown adipose tissue in healthy adults.* N Engl J Med, 2009. 360(15): p. 1518-25.

或許這也是接觸冷水（包括洗冷水澡）有益健康的另一個原因：Cohen, P. and B.M. Spiegelman, *Brown and Beige Fat: Molecular Parts of a Thermogenic Machine.* Diabetes, 2015. 64(7): p. 2346-51.

我們到現在仍然未能完全瞭解在遺傳學、生理學、認知行為之間是有著怎樣的複雜互動，控制了能量與體重的關係：Lam, Y.Y. and E. Ravussin, *Analysis of energy metabolism in humans: A review of methodologies.* Mol Metab, 2016. 5(11): p. 1057-1071.

綠茶含有兒茶素，目前已經證明，兒茶素能在小鼠體內影響相關基因，進而延緩大腦老化：Unno, K., et al., *Green Tea Catechins Trigger Immediate-Early Genes in the Hippocampus and Prevent Cognitive Decline and Lifespan Shortening.* Molecules, 2020. 25(7): 1484.

在大多數藍色寶地，每天會喝一小杯到三小杯紅酒：Sass, C. *What Is the "Blue Zone" Diet? A Nutritionist Explains the Eating Plan That May Help You Live Longer and Healthier.* [2019 January 28, 2020 April 3, 2020]; Available from: https://www.health.com/nutrition/blue-zone-diet

所謂的地中海飲食，指的是在直到三十多年前，義大利、希臘、西班牙等國的傳統食物：Martínez-González, M.A., Gea, and M. Ruiz-Canela, *The Mediterranean Diet and Cardio-vascular Health.* Circ Res, 2019. 124(5): p. 779-798.

最近有一篇關於飲食的回顧研究，整合過去一系列參與人數達一千三百萬的研究：Dinu, M., et al., *Mediterranean diet and multiple health outcomes: an umbrella review of meta-analyses of observational studies and randomised trials.* Eur J Clin Nutr, 2018. 72(1): p. 30-43.

恆河猴如果經過20年限制攝取熱量……限制熱量攝取的恆河猴壽命也長了30%：Dorling, J.L., C.K. Martin, and L.M. Redman, *Calorie restriction for enhanced longevity: The role of novel dietary strategies in the present obesogenic environment.* Ageing Res Rev, 2020 Dec;64: 101038.

一項針對糖尿病前期肥胖族群的有趣研究：Sutton, E.F., et al., *Early time-restricted feeding improves insulin sensitivity, blood pressure, and oxidative stress even without weight loss in men with prediabetes.* Cell Metab, 2018. 27(6): p. 1212-1221. e3.

有些生物會在食物難尋的時候，進入休眠狀態：Calixto, A., *Life without Food and the Implications for Neurodegeneration.* Adv Genet, 2015. 92: p. 53-74.

間歇性斷食之所以能帶來健康上的許多好處，除了是因為減少了自由基、讓體重減輕……進行熱量限制，能夠降低罹患癌症的風險：Mattson, M.P., V.D. Longo, and M. Harvie, *Impact of intermittent fasting on health and disease processes.* Ageing Res Rev, 2017. 39: p. 46-58.

2017年，英國新堡大學泰勒團隊主持了一項多中心研究：Lean, M.E.J., et al., *Primary care-led weight management for remission of type 2 diabetes (DiRECT): an open-label, cluster-randomised trial.* The Lancet, 2018. 391(10120): p. 541-551.

《新英格蘭醫學期刊》也有一篇精采論文，回顧了目前的科學發展，結論認為斷食已經在演化過程裡成為人類生理機能的一部分……動物研究發現，只要在成年後，無論任何階段開始斷食，都能得到上述對細胞的好處，就算已經非常老的動物也是如此：de Cabo, R. and M.P. Mattson, *Effects of Intermittent Fasting on Health, Aging, and Disease.*N Engl J Med, 2019. 381(26): p. 2541-2551.

多項實驗室研究顯示，白藜蘆醇能影響動物與人類細胞的SIRT1基因：Lee, I.H., *Mechanisms and disease implications of sirtuin-mediated autophagic regulation.* Exp Mol Med, 2019. 51(9): p. 1-11.

要達到研究所稱的效果，每天的建議白藜蘆醇攝取量將高達2,000毫克：de la Lastra, C.A. and I. Villegas, *Resveratrol as an anti-inflammatory and anti-aging agent: mechanisms and clinical implications.*Mol Nutr Food Res, 2005. 49(5): p. 405-30.

最新一種能模仿斷食效果的成分是漆黃素，可抑制mTOR這種蛋白質：Niedernhofer, L.J. and P.D. Robbins, *Senotherapeutics for healthy ageing.* Nat Rev Drug Discov, 2018. 17(5): p. 377.

二甲雙胍除了是治療第二型糖尿病的藥物，也能模仿熱量限制效果：Glossmann, H.H. and O.M.D. Lutz, *Metformin and Aging: A Review.* Gerontology, 2019. 65(6): p. 581-590.

近期幾項臨床研究就提到，二甲雙胍有抗發炎的作用，以及對於研究關節炎的實驗小鼠，能帶來有益的影響：Son, H.-J., et al., *Metformin attenuates experimental autoimmune arthritis through reciprocal regulation of Th17/Treg balance and osteoclastogenesis.* Mediators Inflamm, 2014. 2014: 973986.

Martin-Montalvo, A., et al., *Metformin improves healthspan and lifespan in mice.* Nat Commun, 2013. 4: 2192.

Campbell, J.M., et al., *Metformin reduces all-cause mortality and diseases of ageing independent of its effect on diabetes control: A systematic review and meta-analysis.* Ageing Res Rev, 2017. 40: p. 31-44.

Saisho, Y., *Metformin and Inflammation: Its Potential Beyond Glucose-lowering Effect.* Endocr Metab Immune Disord Drug Targets, 2015. 15 (3):196-205.

Samaras, K., et al., *SAT-LB115 Metformin-Use Is Associated With Slowed Cognitive Decline and Reduced Incident Dementia in Older Adults With Type 2 Diabetes Mellitus: The Sydney Memory and Ageing Study.* Diabetes Care, 2020 Nov:43(11):2691-2701.

遵守日本政府推薦的飲食習慣，死亡率會比不遵守的人低15%：Kurotani, K., et al., *Quality of diet and mortality among Japanese men and women: Japan Public Health Center based prospective study.* BMJ, 2016. 352: i1209.

日本兒童有大約98%是走路或騎腳踏車上學：Mori, N., F. Armada, and D.C. Willcox, *Walking to school in Japan and childhood obesity prevention: new lessons from an old policy.* Am J Public Health, 2012. 102(11): p. 2068-73.

日本人的長壽也能歸功於良好的健康照護體系——在彭博健康照護效率指數排行榜上，位居全球第四：Miller, L., Lu, W. *These Are the World's Healthiest Nations.* [2019 24 February 2019 Jan 2021]; Available from: https://www.bloomberg.com/news/articles/2019-02-24/spain-tops-italy-as-world-s-healthiest-nation-while-u-s-slips

Omega-3脂肪酸對身體與大腦的運作非常重要：Ruxton, C., et al., *The health benefits of omega-3 polyunsaturated fatty acids: a review of the evidence.* J Hum Nutr Diet, 2007. 20(3): p. 275-85.

魚類又是我們認定數一數二有益心臟健康的食物：Link, R. *15 Incredibly Heart-Healthy Foods.* [Nutrition 2018 March 5, 2018 April 3, 2020]; Available from: https://www.healthline.com/nutrition/heart-healthy-foods

許多大型研究顯示，常吃魚的人得到心臟病、中風或死於心臟病的風險都比較低：Djousse, L., et al., *Fish consumption, omega-3 fatty acids and risk of heart failure: a meta-analysis.* Clin Nutr, 2012. 31(6): 846-53.

Zheng, J., et al., *Fish consumption and CHD mortality: an updated meta-analysis of seventeen cohort studies.* Public Health Nutr, 2012. 15(4): p. 725-37.

Chowdhury, R., et al., *Association between fish consumption, long chain omega 3 fatty acids, and risk of cerebrovascular disease: systematic review and meta-analysis.* BMJ, 2012. 345: e6698.

Buscemi, S., et al., *Habitual fish intake and clinically silent carotid atherosclerosis.* Nutr J, 2014. 13: 2.

相較於肉食者，吃魚的人心臟病發作的可能性低了13%，吃素的人更低了22%：Tong, T.Y.N., et al., *Risks of ischaemic heart disease and stroke in meat eaters, fish eaters, and vegetarians over 18 years of follow-up: results from the prospective EPIC-Oxford study.* BMJ, 2019. 366: l4897.

魚類也對免疫系統很有幫助：Mendivil, C.O., *Dietary Fish, Fish Nutrients, and Immune Function: A Review.* Front Nutr, 2021. 7: 617652.

Omega-3特別有益於大腦和眼睛：McCann, J.C. and B.N. Ames, *Is docosahexaenoic acid, an n-3 long-chain polyunsaturated fatty acid, required for development of normal brain function? An overview of evidence from cognitive and behavioral tests in humans and animals.* Am J Clin Nutr, 2005. 82(2): p. 281-95.

常吃魚的人不但大腦中樞的灰質較多：Roques, S., et al., *Metabolomics and fish nutrition: a review in the context of sustainable feed development.* Rev Aquac, 2020. 12(1): p. 261-282.

Raji, C.A., et al., *Regular fish consumption and age-related brain gray matter loss.* Am J Prev Med, 2014. 47(4): p. 444-51.

常吃魚的人不但大腦中樞（控制記憶與情緒）的灰質較多，在記憶力測試的表現也較佳：Grosso, G., et al., *Omega-3 fatty acids and depression: scientific evidence and biological mechanisms.* Oxid Med Cell Longev, 2014. 2014: 313570.

對於確診憂鬱症的病人，Omega-3脂肪酸和魚類能夠使症狀減輕：Sarris, J., D. Mischoulon, and I. Schweitzer, *Omega-3 for bipolar disorder: meta-analyses of use in mania and bipolar depression.* J Clin Psychiatry, 2012. 73(1): p. 81-6.

Peet, M. and D.F. Horrobin, *A dose-ranging study of the effects of ethyl- eicosapentaenoate in patients with ongoing depression despite apparently adequate treatment with standard drugs.* Arch Gen Psychiatry, 2002. 59(10): p. 913-9.

Lin, P.Y. and K.P. Su, *A meta-analytic review of double-blind, placebo-controlled trials of antidepressant efficacy of omega-3 fatty acids.* J Clin Psychiatry, 2007. 68(7): p. 1056-61.

Grosso, G., et al., *Omega-3 fatty acids and depression.*

有一項實驗收錄曾有自殘行為的病人，除了都接受標準的精神科治療，還隨機分配為安慰劑組與Omega油補充品組；經過12星期，補充品組的自殺行為指標顯著減少：Hallahan, B., et al., *Omega-3 fatty acid supplementation in patients with recurrent self-harm. Single-centre double-blind randomised controlled trial.* Br J Psychiatry, 2007. 190: p. 118-22.

魚類也有利於我們的睡眠：Leech, J. *10 Reasons Why Good Sleep Is Important.* Nutrition. [2020 February 24 April 3, 2020.]; Available from: https://www.healthline.com/nutrition/10-reasons-why-good-sleep-is-important

在6個月內每週吃三次鮭魚，就能讓夜間的睡眠與白天的精力都得到改善：Hansen, A.L., et al., *Fish consumption, sleep, daily functioning, and heart rate variability.* J Clin Sleep Med, 2014. 10(5): p. 567-575.

最近就有一項研究，整合了過去諸多研究的證據，進行大規模評估，研究紅肉對各種健康問題的影響：Johnston, B.C., et al., *Unprocessed Red Meat and Processed Meat Consumption: Dietary Guideline Recommendations From the Nutritional Recommendations (NutriRECS) Consortium.* Ann Intern Med, 2019; 171(10):756-764.

在愛爾蘭，18歲至30歲族群有29%、50歲以上的族群則是20%，會在冬季與春季出現維生素D不足的情形：It is very hard to get enough vitamin D if we live at high altitudes: Laird, E., Kenny, R.A., et al., *Vitamin D deficiency is associated with inflammation in older Irish adults.* J Clin Endocrinol Metab, 2014. 99(5): p. 1807-15.

Laird, E., Kenny, R.A., et al., *Vitamin D and bone health: potential mechanisms.* Nutrients, 2010. 2(7): p. 693-724.

維生素D對人體還有許多其他的重要作用：Vanherwegen, A.S., C. Gysemans, and C. Mathieu, *Regulation of Immune Function by Vitamin D and Its Use in Diseases of Immunity.* Endocrinol Metab Clin North Am, 2017. 46(4): p. 1061-1094.

Bacchetta, J., et al., *Antibacterial responses by peritoneal macrophages are enhanced following vitamin D supplementation.* PLoS One, 2014. 9(12): e116530.

Sloka, S., et al., *Predominance of Th2 polarization by vitamin D through a STAT6- dependent mechanism.* J Neuroinflammation, 2011. 8: 56.

我們的研究發現，維生素D能夠降低新冠病毒感染的嚴重程度，包括減少死亡：Rhodes, J.M., Kenny, R. A., et al., *Perspective: Vitamin D deficiency and COVID-19 severity – plausibly linked by latitude, ethnicity, impacts on cytokines, ACE2 and thrombosis.* J Intern Med, 2021.289(1):p. 97-115.

Rhodes, J., Kenny, R. A., et al., *COVID-19 mortality increases with northerly latitude after adjustment for age suggesting a link with ultraviolet and vitamin D.* BMJ Nutr Prev Health, 2020 Jun 14;3(1):118-120.

Rhodes, J.M., Kenny, R. A., et al., *Letter: low population mortality from COVID-19 in countries south of latitude 35° North supports vitamin D as a factor determining severity. Authors' reply.* Aliment Pharmacol Ther, 2020. 52(2): p. 412-413.

Martineau, A.R., et al., *Vitamin D supplementation to prevent acute respiratory infections: individual participant data meta-analysis.* Health Technol Assess, 2019. 23(2): p. 1-44.

維生素D或許也有助於改善與年齡相關的發炎症狀：Ferrucci, L. and E. Fabbri, *Inflammageing: chronic inflammation in ageing, cardiovascular disease, and frailty.* Nat Rev Cardiol, 2018. 15(9): p. 505-522.

Di Rosa, M., et al., *Vitamin D3: a helpful immuno-modulator.* Immunology, 2011. 134(2): p. 123-39.

根據我們的研究顯示，如果想要預防新冠病毒造成最嚴重的結果，每天攝取至少800 IU的維生素D：Huang, C., et al., *Clinical features of patients infected with 2019 novel coronavirus in Wuhan, China.* Lancet, 2020. 395(10223): p. 497-506.

Xu, Z., et al., *Pathological findings of COVID-19 associated with acute respiratory distress syndrome.* Lancet Respir Med, 2020.

Rhodes, J.M., Kenny, R. A., et al., *Perspective: Vitamin D deficiency and COVID-19 severity.*

Rhodes, J., Kenny, R. A., et al., *COVID-19 mortality increases with northerly latitude after adjustment for age suggesting a link with ultraviolet and vitamin D.*

Rhodes, J.M., et al., *Letter: low population mortality from COVID-19 in countries south of latitude 35° North supports vitamin D as a factor determining severity. Authors' reply.*

在細胞產生能量的過程中，會自然產生自由基這種有毒分子，造成氧化壓力：Christen, W.G., et al., *Vitamin E and age-related cataract in a randomized trial of women.* Ophthalmology, 2008. 115(5): p. 822-829 e1.

Christen, W.G., et al., *Vitamin E and age-related macular degeneration in a randomized trial of women.* Ophthalmology, 2010. 117(6): p. 1163-8.

Christen, W.G., et al., *Age-related cataract in a randomized trial of vitamins E and C in men.* Arch Ophthalmol, 2010. 128(11): p. 1397-405.

美國民眾攝取各種抗氧化成分的時候，很大一部分是來自補充品：National Center for Health Statistics (NCHS). *National Health and Nutrition Examination Survey US* [2009 14 August 2020 August 27, 2020]; Available from: https://www.cdc.gov/nchs/nhanes/index.htm

一項收錄將近四萬名45歲以上健康女性的研究……另一項大型研究也發現，各種維生素C、維生素E、β-胡蘿蔔素的補充品，無益於預防心臟病、中風或糖尿病：Mursu, J., et al., *Dietary supplements and mortality rate in older women: the Iowa Women's Health Study.* Arch Intern Med, 2011. 171(18): p. 1625-1633.

Song, Y., et al., *Effects of vitamins C and E and beta-carotene on the risk of type 2 diabetes in women at high risk of cardiovascular disease: a randomized controlled trial.* Am J Clin Nutr, 2009. 90(2): p. 429-37.

Lee, I.M., et al., *Vitamin E in the primary prevention of cardiovascular disease and cancer: the Women's Health Study: a randomized controlled trial.* JAMA, 2005. 294(1):p. 56-65.

Cook, N.R., et al., *A randomized factorial trial of vitamins C and E and beta carotene in the secondary prevention of cardiovascular events in women: results from the Women's Antioxidant Cardiovascular Study.* Arch Intern Med, 2007. 167(15): p. 1610-8.

美國的「醫師健康研究II」則是收錄一萬四千名50歲以上男性醫師的樣本，也發現維生素E與維生素C補充品並無法降低罹患心臟病、中風、糖尿病、癌症、或白內障的風險：Gaziano, J.M., et al., *Vitamins E and C in the prevention of prostate and total cancer in men: the Physicians' Health Study II randomized controlled trial.* JAMA, 2009. 301(1): p. 52-62.

Sesso, H.D., et al., *Vitamins E and C in the prevention of cardiovascular disease in men: the Physicians' Health Study II randomized controlled trial.* JAMA, 2008. 300(18): p. 2123-33.

Sesso, H.D., et al., *Multivitamins in the Prevention of Cardiovascular Disease in Men: The Physicians' Health Study II Randomized Controlled Trial.* JAMA, 2012. 308(17): p. 1751-1760.

無論是個別或搭配服用硒與維生素E補充品，非但無法預防攝護腺癌，還會讓罹癌風險上升17%：Lippman, S.M., et al., *Effect of selenium and vitamin E on risk of prostate cancer and other cancers: the Selenium and Vitamin E Cancer Prevention Trial (SELECT).* JAMA, 2009. 301(1): p. 39-51.

Klein, E.A., et al., *Vitamin E and the risk of prostate cancer: the Selenium and Vitamin E Cancer Prevention Trial (SELECT).* JAMA, 2011. 306(14): p. 1549-56.

如果健康的飲食含有抗氧化成分、而能夠預防上述疾病，為什麼補充品沒有同樣的好處：Crowe, F.L., et al., *Fruit and vegetable intake and mortality from ischaemic heart disease: results from the European Prospective Investigation into Cancer and Nutrition (EPIC)-Heart study.* Eur Heart J, 2011. 32(10): p. 1235-43.

Jerome-Morais, A., A.M. Diamond, and M.E. Wright, *Dietary supplements and human health: for better or for worse?* Mol Nutr Food Res, 2011. 55(1): p. 122-35.

有可能是自由基與健康的關係，比我們以前想像的更複雜：Halliwell, B., *The antioxidant paradox: less paradoxical now?* Br J Clin Pharmacol, 2013. 75(3): p. 637-644.

雖然富含抗氧化成分的飲食確實對健康有好處，但目前並沒有足夠的證據顯示能用抗氧化成分補充品來取代：Goodman, M., et al., *Clinical trials of antioxidants as cancer prevention agents: past, present, and future.* Free Radic Biol Med, 2011. 51(5): p. 1068-84.

U.S. Food and Drug Administration. *What You Need To Know About Dietary Supplements.* [2017 29 November April 6, 2020.]; Available from: https://www.fda.gov/food/buy-store-serve-safe-food/what-you-need-know-about-dietary-supplements

Gaziano, J.M., et al., *Vitamins E and C in the prevention of prostate and total cancer in men*

Sesso, H.D., et al., *Vitamins E and C in the prevention of cardiovascular disease in men: the Physicians' Health Study II randomized controlled trial.*

Lippman, S.M., et al., *Effect of selenium and vitamin E on risk of prostate cancer and other cancers*

Klein, E.A., et al., *Vitamin E and the risk of prostate cancer: the Selenium and Vitamin E Cancer Prevention Trial (*

Crowe, F.L., et al., *Fruit and vegetable intake and mortality from ischaemic heart disease*

Jerome-Morais, A., A.M. Diamond, and M.E. Wright, *Dietary supplements and human health: for better or for worse?*

Halliwell, B., *The antioxidant paradox: less paradoxical now?*

人類的飲食與身上的微生物群系之間，有著複雜的重要關係：Young, E., *I contain multitudes. The microbes within us and a grander view of life.* First U.S. edition. ed. 2016, New York, NY: Ecco, an imprint of HarperCollinsPublishers. 355.

Enders, G., *Gut: The inside story of our body's most underrated organ.* 2015, Germany: Greystone Books.

故事要從東非坦尚尼亞的哈扎部落說起，這是一個狩獵採集部落，住在埃亞西湖畔：de Vrieze, J., *Gut Instinct.*Science, 2014. 343(6168): p. 241-243.

Spector, T., *The Diet Myth: The Real Science Behind What We Eat.* 2015: W&N.

微生物群系的多樣性是件好事：Knight, R., *Follow Your Gut: How the Ecosystem in Your Gut Determines Your Health, Mood and More.* 2015: Simon & Schuster /TED.

Davis, N. *The human microbiome: why our microbes could be key to our health.* [2018 26 March April 6, 2020.]; Available from: https://www.theguardian.com/news/2018/mar/26/the-human-microbiome-why-our-microbes-could-be-key-to-our-health

後續帶出大量研究，發現微生物群系還可能造成更多因果關係：Anderson, S.C., Cryan, J. F., Dinan, T., *The Psychobiotic Revolution. Mood, Food and the New Science of the Gut-Brain Connection*. 2019: National Geographic.

Sandhu, K.V., et al., *Feeding the microbiota-gut-brain axis: diet, microbiome, and neuropsychiatry.* Transl Res, 2017. 179: p. 223-244.

Knight, R., *Follow Your Gut.*

如果想要有健康的消化道，就需要有多樣化的微生物，也就得有多樣化的飲食，好讓微生物「更受到刺激、更興奮」：Valdes, A.M., et al., *Role of the gut microbiota in nutrition and health.* BMJ, 2018. 361: p. k2179.

Spector, T., *The Diet Myth*

多酚含量高的食物：Saxelby, C. *Top 100 polyphenols. What are they and why are they important?* [Superfoods 2011 June 15, 2020]; Available from: https:// foodwatch.com.au/blog/super-foods/item/top-100-polyphenols-what-are-they-and-why-are-they-important.html

Saxelby, C., *Nutrition for Life*. 2020: Hardie Grant Books. 192.

有些特定的微生物群系與長壽格外相關：Biagi, E., et al., *Gut Microbiota and Extreme Longevity.* Curr Biol, 2016. 26(11): p. 1480-5.

Haran, J.P., et al., *The nursing home elder microbiome stability and associations with age, frailty, nutrition and physical location.* J Med Microbiol, 2018. 67(1): p. 40-51.

總之就是那些長壽又健康的人，擁有非常多樣化的微生物群系：Piggott, D.A. and S. Tuddenham, *The gut microbiome and frailty.* Translational Research, 2020. 221: p. 23-43.

各種西方加工食品，像是漢堡、番茄醬、美乃滋都含有乳化劑 …… 同樣的，人工甜味劑雖然一樣「安全」，但也會透過微生物而產生有毒化學物質：Chassaing, B., et al., *Dietary emulsifiers directly alter human microbiota composition and gene expression ex vivo potentiating intestinal inflammation.* Gut, 2017. 66(8): p. 1414- 1427.

Vo, T.D., B.S. Lynch, and A. Roberts, *Dietary Exposures to Common Emulsifiers and Their Impact on the Gut Microbiota: Is There a Cause for Concern?* Comprehensive Reviews in Food Science and Food Safety, 2019. 18(1): p. 31-47.

目前還沒有什麼證據指出，我們究竟該吃哪種益生元或益生菌，而且我們也還不確定益生菌到了腸道能不能定居繁殖：Tsai, Y.-L., et al., *Probiotics, prebiotics and amelioration of diseases.* J Biomed Sci, 2019. 26(1): 3.

Quigley, E.M.M., *Prebiotics and Probiotics in Digestive Health.* Clin Gastroenterol Hepatol, 2019. 17(2): p. 333-344.

如果你正在服用抗生素、或者出現腸躁症，確實有證據顯示益生菌會有幫助：National Health Service (NHS). *Probiotics*. [2018 27 November 2018 June 15, 2020]; Available from: https://www.nhs.uk/conditions/probiotics/

1958年，科羅拉多州外科醫師艾斯曼的研究團隊發表了一篇論文，談的就是成功運用直腸糞便移植，救回四名重症病人：Eiseman, B., et al., *Fecal enema as an adjunct in the treatment of pseudomembranous enterocolitis.* Surgery, 1958. 44(5): p. 854-9.

第 10 章　性與親密關係

芝加哥大學婦科醫師林道，在2007年發表了一系列關於美國較年長成人的重要論文：Lindau, S.T., et al., *A study of sexuality and health among older adults in the United States.* N Engl J Med, 2007. 357(8): p. 762-74.

Lindau, S.T. and N. Gavrilova, *Sex, health, and years of sexually active life gained due to good health: evidence from two US population based cross sectional surveys of ageing.* BMJ, 2010. 340: c810.

Lindau, S.T., et al., *A study of sexuality and health among older adults in the United States*

催產素也會刺激許多其他大腦活動，像是出現同理心與信任：Quintana, D.S., et al., *Oxytocin pathway gene networks in the human brain.* Nat Commun, 2019. 10(1): 668.

發現組對合作能提升催產素的濃度，也會更有同理心：Kosfeld, M., et al., *Oxytocin increases trust in humans.* Nature, 2005. 435(7042): p. 673-676.

催產素組會更願意信賴自己的投資夥伴：Mikolajczak, M., et al., *Oxytocin not only increases trust when money is at stake, but also when con-fidential information is in the balance.*

Biological Psychology, 2010. 85(1): p. 182-184.

人常有一種誤解，覺得年紀愈大，對性行為也會失去興趣及能力：Smith, L., et al., *Sexual Activity is Associated with Greater Enjoyment of Life in Older Adults.* J Sex Med, 2019. 7(1): p. 11-18.

較年長成人就算過了50歲，性生活依然十分活躍，也十分看重性行為：Lee, D.M., et al., *Sexual Health and Well-being Among Older Men and Women in England: Findings from the English Longitudinal Study of Ageing.* Arch Sex Behav, 2016. 45(1): p. 133-44.

Schick, V., et al., *Sexual behaviors, condom use, and sexual health of Americans over 50: implications for sexual health promotion for older adults.* J Sex Med, 2010. 7 Suppl 5: p. 315-29.

Dunn, K.M., P.R. Croft, and G.I. Hackett, *Association of sexual problems with social, psychological, and physical problems in men and women: a cross sectional population survey.* J Epidemiol Community Health, 1999. 53(3): p. 144-8.

Laumann, E.O., et al., *Sexual problems among women and men aged 40-80 y: prevalence and correlates identified in the Global Study of Sexual Attitudes and Behaviors.* Int J Impot Res, 2005. 17(1): p. 39-57.

我們的TILDA研究就能證明這一點：在平均年齡64歲的夫妻當中，仍有80%認為性生活十分重要：Orr, J., Layte, R., and O'Leary, N. *Sexual Activity and Relationship Quality in Middle and Older Age: Findings From The Irish Longitudinal Study on Ageing (TILDA).* J Gerontol B Psychol Sci Soc Sci, 2019. 74(2): p. 287-297.

英國較年長成人如果有活躍的性活動，對整體生活的滿意度也更高：Lee, D.M., et al., *Sexual Health and Well-being Among Older Men and Women in England.*

雖然性生活是否活躍，有很大程度是取決於有沒有配偶或同居伴侶，但這並非絕對：Orr J, McGarrigle C, and Kenny RA, *Sexual activity in the over 50s population in Ireland.* 2017, Trinity College Dublin: TILDA (The Irish Longitudinal Study on Ageing).

Orr, J., R. Layte, N. O'Leary, Kenny, R. A., *Sexual Activity and Relationship Quality in Middle and Older Age.*

林道最近的研究也顯示，較年長成人的性活動頻率，與美國在1992年針對18歲至59歲成人所做的研究結果，並無不同：Laumann, E.O., et al., *The Social Organization of Sexuality. Sexual Practices in the United States.* 1994: The University of Chicago Press Books. 750.

如果伴侶之間的性生活活躍、滿意度高，對於整體伴侶生活的滿意度會比較高：Byers, E.S., *Relationship satisfaction and sexual satisfaction: a longitudinal study of individuals in long-term relationships.* J Sex Res, 2005. 42(2): p. 113-8.

Fisher, W.A., et al., *Individual and Partner Correlates of Sexual Satisfaction and Relationship Happiness in Midlife Couples: Dyadic Analysis of the International Survey of Relationships.* Arch Sex Behav, 2015. 44(6): p. 1609-20.

不分男女，性生活活躍的人都有更好的記憶力與注意力：Wright, H. and R.A. Jenks, *Sex on the brain! Associations between sexual activity and cognitive function in older age.* Age Ageing, 2016. 45(2): p. 313-7.

Maunder, L., D. Schoemaker, and J.C. Pruessner, *Frequency of Penile-Vaginal Intercourse is Associated with Verbal Recognition Performance in Adult Women.* Arch Sex Behav, 2017. 46(2): p. 441-453.

性生活的滿意度與頻率，也與伴侶間有更好的溝通、性慾與性活動，更同步有關：Gillespie, B.J., *Sexual Synchronicity and Communication Among Partnered Older Adults.* J Sex Marital Ther, 2017. 43(5): p. 441-455.

腦內啡濃度較高，能對免疫系統有益：Plein, L.M. and H.L. Rittner, *Opioids and the immune system - friend or foe.* Br J Pharmacol, 2018. 175(14): p. 2717-2725.

性學研究先驅麥斯特斯與強生對性活動和其生物影響，提出了創新的理論：Brecher, E.M., The Journal of Sex Research, 1970. 6(3): p. 247-250.

幾項近來的研究，則是使用穿戴式測量科技，來判斷性行為期間的熱量消耗：Frappier, J., et al., *Energy Expenditure during Sexual Activity in Young Healthy Couples.* Plos One, 2013. 8(10): e79342.

很多時候，只要一談到較年長成人與性的關係，醫師、護理師和其他人都只會逃避現實：Gott, M., S. Hinchliff, and E. Galena, *General practitioner attitudes to discussing sexual health issues with older people.* Soc Sci Med, 2004. 58(11): p. 2093-103.

Malta, S., et al., *Do you talk to your older patients about sexual health? Health practitioners' knowledge of, and attitudes towards, management of sexual health among older Australians.* Aust J Gen Pract, 2018. 47(11): p. 807-811.

那些會讓晚年性生活變得麻煩的生物問題，其實都可以處理解決：Heiman, J.R., et al., *Sexual satisfaction and relationship happiness in midlife and older couples in five countries.* Arch Sex Behav, 2011. 40(4): p. 741-53.

Ambler, D.R., E.J. Bieber, and M.P. Diamond, *Sexual function in elderly women: a review of current literature.* Rev Obstet Gynecol, 2012. 5(1): p. 16-27.

Muller, B., et al., *Sexuality and affection among elderly German men and women in long-term relationships: results of a prospective population-based study.* PLoS One, 2014. 9(11): p. e111404.

這些學者合理推測，原因就在於性活動能在腦中釋放出催產素、多巴胺、以及其他腦內啡：Wright, H. and R.A. Jenks, *Sex on the brain!*

過去十年對人類和動物的研究發現，頻繁的性活動或許能夠提升大腦功能的表現：Wright, H., R. Jenks, and N. Demeyere, *Frequent Sexual Activity Predicts Specific Cognitive Abilities in Older Adults.* J Gerontol B Psychol Sci Soc Sci, 2017. 74 (1):47-51.

就算只是自慰、接吻、愛撫，也都與記憶功能的提升有關：Wright, H., R.A. Jenks, and D.M. Lee, *Sexual Expression and Cognitive Function: Gender-Divergent Associations in Older Adults.* Arch Sex Behav, 2020. 49(3): p. 941-951.

Maunder, L, D. Schoemaker, and J.C. Pruessner, *Frequency of Penile-Vaginal Intercourse is Associated with Verbal Recognition Performance in Adult Women*

2010年的一項研究發現，雄性大鼠的性活動與新腦細胞的生長之間有關聯：Leuner, B., E.R. Glasper, and E. Gould, *Sexual experience promotes adult neurogenesis in the hippocampus despite an initial elevation in stress hormones.* PLOS One, 2010. 5(7): p. e11597.

進一步雄性大鼠研究發現，每天都有性行為不但與新腦細胞的形成有關，還與大腦功能的提升有關 …… 性交帶來的「報償」或許正是讓新腦細胞形成的機制：Glasper, E.R. and E.

Gould, *Sexual experience restores age-related decline in adult neurogenesis and hippocampal function.* Hippocampus, 2013. 23(4): p. 303-12.

壓力和憂鬱這兩者都會阻礙新腦細胞的形成：Spalding, K.L., et al., *Dynamics of hippocampal neurogenesis in adult humans.* Cell, 2013. 153(6): p. 1219-1227.

陰道性交能提升血清素與催產素的濃度：Allen, M.S., *Sexual Activity and Cognitive Decline in Older Adults.* Arch Sex Behav, 2018. 47(6): p. 1711-1719.

Wright, H. and R.A. Jenks, *Sex on the brain!*

女性性慾到了更年期反而是上升，是到了停經之後，性慾、對性的反應、以及性活動頻率才會下降：Yoquinto, L. *Sex Life Becomes More Satisfying for Women After 40.* [2013 May 30, 2013 April 8, 2020.]; Available from: https://www.livescience.com/36073-women-sex-life-age.html

性交後的尿道感染也變得更頻繁：Raz, R., *Urinary tract infection in postmenopausal women.* Korean J Urol, 2011. 52(12): p. 801-8.

有一項針對較年長單身女性的德國研究，反映出她們對於非傳統性關係的態度與經驗：von Sydow, K., *Unconventional sexual relationships: data about German women ages 50 to 91 years.* Arch Sex Behav, 1995. 24(3): p. 271-90.

加州有一項大型研究，調查一千三百名40歲到100歲健康女性的性活動與性滿意度 …… 也有某些較年長女性，就算沒有任何形式的親密接觸，也依然覺得自己過得很不錯：Trompeter, S.E., R. Bettencourt, and E. Barrett-Connor, *Sexual activity and satisfaction in healthy community-dwelling older women.* Am J Med, 2012. 125(1): p. 37-43 e1.

Orr, J., R. Layte, N. O'Leary, Kenny, R. A., *Sexual Activity and Relationship Quality in Middle and Older Age.*

Yoquinto, L. *Sex Life Becomes More Satisfying for Women After 40.*

在英國，性活躍比例在60歲至69歲男性為85%：Lindau, S.T., et al., *A study of sexuality and health among older adults in the United States*

許多男性是在壓力大的時候，出現ED問題，而ED也可能是情感或人際關係出現困難的跡象 …… 如果是病人睪固酮濃度較低，睪固酮療法也可能有效：Schaefer, A. *12 Surprising Facts About Erections*. [2015 December 4, 2017 April 8, 2020]; Available from: https://www.healthline.com/health/erectile-dysfunction/surprising-facts#1

Ferguson, S. *Everything You Need to Know About Penis Health.* [2019 March 26]; Available from: https://www.healthline.com/health/penis-health

York, S., Nicholls, E. *All About the Male Sex Drive.* [2017 October 10, 2019. April 8, 2020]; Available from: https://www.healthline.com/health/mens-health/sex-drive

Cheng, J.Y.W., et al., *Alcohol consumption and erectile dysfunction: meta-analysis of population-based studies.* Int J Impot Res, 2007. 19(4): p. 343-352.

Healthline Editorial Team. *A List of Blood Pressure Medications.* [2019 April 7, 2020. April 8, 2020]; Available from: https://www.healthline.com/health/high-blood-pressure-hypertension-medication

第 11 章　肌肉該是你一輩子的好朋友

倫敦兩位病理學家莫里斯和克勞福德發現，他們解剖的巴士司機遺體似乎比車掌多 …… 這是我們第一次有明確的證據顯示 …… 久坐型態的職業更容易致人於死：Morris, J.N. and M.D. Crawford, *Coronary heart disease and physical activity of work; evidence of a national necropsy survey.* BMJ, 1958. 2(5111): p. 1485-1496.

有一項大型分析，追蹤近百萬參與者達20年，結果顯示比起常運動的人，沒有運動習慣的人早逝的可能性要高出40%：Nocon, M., et al., *Association of physical activity with all-cause and cardiovascular mortality: a systematic review and meta-analysis.* Eur J Cardiovasc Prev Rehabil, 2008. 15(3): p. 239-46.

規律進行身體活動，還能改善心理健康、提升幸福感：Teychenne, M., K. Ball, and J. Salmon, *Physical activity and likelihood of depression in adults: a review.* Prev Med, 2008. 46(5): p. 397-411.

預防或減輕憂鬱：Conn, V.S., *Depressive symptom outcomes of physical activity interventions: meta-analysis findings.* Ann Behav Med, 2010. 39(2): p. 128-38.

讓人更有活力、也更樂觀 …… BDNF能幫助我們抵禦壓力，也就能夠部分解釋為什麼在運動之後，我們常常會覺得心情輕鬆又快樂，思路也變得更清晰：Reed, J. and D. Ones, *The effect of acute aerobic exercise on positive activated affect: A meta-analysis.* Psychol Sport Exerc, 2006. 7: p. 477-514.

Puetz, T.W., P.J. O'Connor, and R.K. Dishman, *Effects of chronic exercise on feelings of energy and fatigue: a quantitative synthesis.* Psychol Bull, 2006. 132(6): p. 866-76.

運動過程釋放的BDNF還能促進新神經細胞生長：Coelho, F.G.d.M., et al., *Physical exercise modulates peripheral levels of brain-derived neurotrophic factor (BDNF): A systematic review of experimental studies in the elderly.* Arch Gerontol Geriatr, 2013. 56(1): p. 10-15.

Erickson, K.I., et al., *Exercise training increases size of hippocampus and improves memory.* Proc Natl Acad Sci USA, 2011. 108(7): p. 3017-22.

刊名有點殘忍的《美國精神錯亂期刊》就有一篇論文，談到以運動來治療憂鬱症的好處：Shepherd Ivory Franz, and G. V. Hamilton, *The effects of exercise upon the retardation in conditions of depression.* Am J Psychiatry, 1905. 62(2): p. 239-256.

我們已經發現大腦在運動過程中會釋放許多化學物質，包括類鴉片、大麻素、腦內啡、BDNF，這都有助於憂鬱與焦慮的治療及預防：Deslandes, A., et al., *Exercise and mental health: many reasons to move.* Neuropsychobiology, 2009. 59(4): p. 191-8.

運動也有各種心理上的好處：Daley, A., *Exercise and depression: a review of reviews.* J Clin Psychol Med Settings, 2008. 15(2): p. 140-7.

Martinsen, E.W., *Physical activity in the prevention and treatment of anxiety and depression.* Nord J Psychiatry, 2008. 62 Suppl 47: p. 25-9.

研究發現，患有憂鬱症的成人常常身體活動程度較低：López-Torres Hidalgo, J., et al., *Effectiveness of physical exercise in the treatment of depression in older adults as an alternative to antidepressant drugs in primary care.* BMC Psychiatry, 19, 21 (2019).

Hamer, M., K.L. Lavoie, and S.L. Bacon, *Taking up physical activity in later life and healthy ageing: the English longitudinal study of ageing.* Br J Sports Med, 2014. 48(3): p. 239-43.

Mammen, G. and G. Faulkner, *Physical activity and the prevention of depression: a systematic review of prospective studies.* Am J Prev Med, 2013. 45(5): p. 649-57.

Donoghue, O., M. O'Connell, and R.A. Kenny, *Walking to wellbeing: physical activity, social participation and psychological health in Irish adults aged 50 years and older.* Dublin: The Irish longitudinal study on ageing (TILDA), 2016.

Teychenne, M., K. Ball, and J. Salmon, *Physical activity and likelihood of depression in adults*

運動有一項了不起的效果：能夠增加海馬體的體積 …… 而且海馬體體積增加，也能釋放出更多BDNF：Hillman, C.H., K.I. Erickson, and A.F. Kramer, *Be smart, exercise your heart: exercise effects on brain and cognition.* Nat Rev Neurosci, 2008. 9(1): p. 58-65.

van Praag, H., et al., *Exercise enhances learning and hippocampal neurogenesis in aged mice.* J Neurosci, 2005. 25(38): p. 8680-5.

Cotman, C.W. and N.C. Berchtold, *Exercise: a behavioral intervention to enhance brain health and plasticity.* Trends Neurosci, 2002. 25(6): p. 295-301.

Creer, D.J., et al., *Running enhances spatial pattern separation in mice.* Proc Natl Acad Sci USA, 2010. 107(5): p. 2367-72.

Vaynman, S., Z. Ying, and F. Gomez-Pinilla, *Hippocampal BDNF mediates the efficacy of exercise on synaptic plasticity and cognition.* Eur J Neurosci, 2004. 20(10): p. 2580-90.

Li, Y., et al., *TrkB regulates hippocampal neurogenesis and governs sensitivity to antidepressive treatment.* Neuron, 2008. 59(3): p. 399-412.

有氧運動還能增加大腦某些區域的細胞，而那些區域負責了重要的認知任務：Colcombe, S.J., et al., *Aerobic exercise training increases brain volume in aging humans.* J Gerontol A Biol Sci Med Sci, 2006. 61(11): p. 1166-70.

Colcombe, S.J., et al., *Cardiovascular fitness, cortical plasticity, and aging.* Proc Natl Acad Sci U S A, 2004. 101(9): p. 3316-21.

Rosano, C., et al., *Psychomotor speed and functional brain MRI 2 years after completing a physical activity treatment.* J Gerontol A Biol Sci Med Sci, 2010. 65(6): p. 639-647.

Erickson, K.I., et al., *Physical activity predicts gray matter volume in late adulthood: the Cardiovascular Health Study.* Neurology, 2010. 75(16): p. 1415-22.

Erickson, K.I., et al., *Aerobic fitness is associated with hippocampal volume in elderly humans.* Hippocampus, 2009. 19(10): p. 1030-9.

Honea, R.A., et al., *Cardiorespiratory fitness and preserved medial temporal lobe volume in Alzheimer disease.* Alzheimer Dis Assoc Disord, 2009. 23(3): p. 188-97.

Pereira, A.C., et al., *An in vivo correlate of exercise-induced neurogenesis in the adult dentate gyrus.* Proc Natl Acad Sci U S A, 2007. 104(13): p. 5638-43.

Burdette, J.H., et al., *Using network science to evaluate exercise-associated brain changes in older adults.* Front Aging Neurosci, 2010. 2: p. 23-23.

Maejima, H., et al., *Exercise and low-level GABAA receptor inhibition modulate locomotor activity and the expression of BDNF accompanied by changes in epigenetic regulation in the hippocampus.* Neurosci Lett, 2018. 685: p. 18-23.

運動就能刺激組織蛋白酶B的分泌，其中特別是跑步的效果最佳：Moon, H.Y., et al., *Running-Induced Systemic Cathepsin B Secretion Is Associated with Memory Function.* Cell Metab, 2016. 24(2): p. 332-40.

BDNF與腦內啡兩者也都帶有與嗎啡、海洛因、尼古丁極為相似的成癮生理作用：Fernandes, R.M., et al., *The Effects of Moderate Physical Exercise on Adult Cognition: A Systematic Review.* Front Physiol, 2018. 9: p. 667.

van den Berg, V., et al., *Physical Activity in the School Setting: Cognitive Performance Is Not Affected by Three Different Types of Acute Exercise.* Front Psychol, 2016. 7: p. 723.

Best, J.R., et al., *Larger Lateral Prefrontal Cortex Volume Predicts Better Exercise Adherence Among Older Women: Evidence From Two Exercise Training Studies.* J Gerontol A Biol Sci Med Sci, 2017. 72(6): p. 804-810.

Tsai, C.L., et al., *Impact of acute aerobic exercise and cardiorespiratory fitness on visuospatial attention performance and serum BDNF levels.* Psychoneuroendocrinology, 2014. 41: p. 121-31.

Olson, R.L., et al., *Neurophysiological and behavioral correlates of cognitive control during low and moderate intensity exercise.* Neuroimage, 2016. 131: p. 171-80.

中年開始運動，就能預防或延緩晚年失智。有些研究認為，減少的幅度可以高達30%：Alty J, Farrow M, Lawler K. *Exercise and dementia prevention.* Pract Neurol, 2020 May;20(3): p. 234-240.

Collins, A., et al., *Exercise improves cognitive responses to psychological stress through enhancement of epigenetic mechanisms and gene expression in the dentate gyrus.* PLoS One, 2009. 4(1): e4330.

有一項研究刻意改造了小鼠的基因，讓牠們更可能罹患失智症：Choi, S.H., et al., *Combined adult neurogenesis and BDNF mimic exercise effects on cognition in an Alzheimer's mouse model.* Science, 2018. 361(6406): eaan8821.

慢性發炎與身體脂肪息息相關…… 規律進行身體活動就能減少脂肪：Ghilotti, F., et al., *Obesity and risk of infections: results from men and women in the Swedish National March Cohort.* Int J Epidemiol, 2019. 48(6): p. 1783-1794.

Ross, R. and A.J. Bradshaw, *The future of obesity reduction: beyond weight loss.* Nat Rev Endocrinol, 2009. 5(6): p. 319-25.

脂肪細胞還會降低免疫反應的效率：Lowder, T., D.A. Padgett, and J.A. Woods, *Moderate exercise protects mice from death due to influenza virus.* Brain Behav Immun, 2005. 19(5): p. 377-80.

在加護病房需要呼吸器的比例超過7倍：Simonnet, A., et al., *High Prevalence of Obesity in Severe Acute Respiratory Syndrome Coronavirus-2 (SARS-CoV-2) Requiring Invasive Mechanical Ventilation.* Obesity (Silver Spring), 2020. 28(7): p. 1195-1199.

原因就在於身體活動能夠增強免疫力、控制住身體的發炎反應：Sattar, N., I.B. McInnes, and J.J.V. McMurray, *Obesity Is a Risk Factor for Severe COVID-19 Infection.* Circulation, 2020. 142(1): p. 4-6.

Centers for Disease Control and Prevention. *People of Any Age with Underlying Medical Conditions*. [2020 25 June 2020 17 July 2020]; Available from: https:// www.cdc.gov/coronavirus/2019-ncov/need-extra-precautions/people-with-medical- conditions.html

在肌肉運動的時候，還會釋放一種稱為肌肉激素的酶，能夠暫時阻斷有害的發炎蛋白：Gulcelik, N.E., et al., *Adipocytokines and aging: adiponectin and leptin.* Minerva Endocrinol, 2013. 38(2): p. 203-210.

Vieira-Potter, V.J., *Inflammation and macrophage modulation in adipose tissues.* Cell Microbiol, 2014. 16(10): p. 1484-92.

Gleeson, M., et al., *The anti-inflammatory effects of exercise: mechanisms and implications for the prevention and treatment of disease.* Nat Rev Immunol, 2011. 11(9): p. 607-15.

Ross, R. and A.J. Bradshaw, *The future of obesity reduction.*

有充分的證據顯示，只要你願意開始運動或增加運動量，永遠不嫌遲：Bartlett, D.B., et al., *Habitual physical activity is associated with the maintenance of neutrophil migratory dynamics in healthy older adults.* Brain Behav Immun, 2016. 56: p. 12-20.

Timmerman, K.L., et al., *Exercise training-induced lowering of inflammatory (CD14+CD16+) monocytes: a role in the anti-inflammatory influence of exercise?* J Leukoc Biol, 2008. 84(5): p. 1271-8.

Duggal, N.A., et al., *Major features of immunesenescence, including reduced thymic output, are ameliorated by high levels of physical activity in adulthood.* Aging Cell, 2018. 17(2):e12750.

許多研究指出，如果在為期6週到10個月的時間內，每週運動1次到6次，都能讓免疫系統與發炎症狀出現各種改進：Shimizu, K., et al., *Effect of moderate exercise training on T-helper cell subpopulations in elderly people.* Exerc Immunol Rev, 2008. 14: p. 24-37.

Suchanek, O., et al., *Intensive physical activity increases peripheral blood dendritic cells.* Cell Immunol, 2010. 266(1): p. 40-5.

Arner, P., et al., *Adipose lipid turnover and long-term changes in body weight.* Nat Med, 2019. 25(9): p. 1385-1389.

人到了65歲以上，不但更容易染上流感，也更容易演變成重症：Ciabattini, A., et al., *Vaccination in the elderly: The challenge of immune changes with aging.* Semin Immunol, 2018. 40: p. 83-94.

較年長成人對疫苗的反應遠遠不及年輕人：Osterholm, M.T., et al., *Efficacy and effectiveness of influenza vaccines: a systematic review and meta-analysis.* Lancet Infect Dis, 2012. 12(1): p. 36-44.

Jefferson, T., et al., *Efficacy and effectiveness of influenza vaccines in elderly people: a systematic review.* Lancet, 2005. 366(9492): p. 1165-74.

Siegrist, C.A. and R. Aspinall, *B-cell responses to vaccination at the extremes of age.* Nat Rev Immunol, 2009. 9(3): p. 185-94.

請參與者在施打流感疫苗3個月前開始做有氧運動，發現這能夠顯著提升對疫苗的反應：Kohut, M.L., et al., *Moderate exercise improves antibody response to influenza immunization in older adults.* Vaccine, 2004. 22(17-18): p. 2298-306.

Long, J.E., et al., *Vaccination response following aerobic exercise: can a brisk walk enhance antibody response to pneumococcal and influenza vaccinations?* Brain Behav Immun, 2012. 26(4): p. 680-7.

規律進行身體活動與這些重要的健康益處有關：Shepherd, S.O., et al., *Low-Volume High-Intensity Interval Training in a Gym Setting Improves Cardio-Metabolic and Psychological Health.* PLoS One, 2015. 10(9): e0139056.

大多數的成人都沒達到世界衛生組織建議「每週有氧運動150分鐘」的標準：World Health Organization. *Global recommendations on physical activity for health.* [2010 May 6, 2020]; Available from: https://www.who.int/dietphysicalactivity/publications/9789241599979/en/

40歲以上成人每週坐在馬桶上的時間，還比走路多：UK Active. *Inactive Brits spend twice as long on toilet per week as they do exercising.* 2017 24 September 2017 May 7, 2020]; Available from: https://www.ukactive.com/events/inactive-brits-spend-twice-as-long-on-toilet-per-week-as-they-do-exercising/

如果想要好好維持肌肉，除了做重訓，還需要補充蛋白質：Tessier, A.J. and S. Chevalier, *An Update on Protein, Leucine, Omega-3 Fatty Acids, and Vitamin D in the Prevention and Treatment of Sarcopenia and Functional Decline.* Nutrients, 2018. 10(8):1099.

除了該好好運動之外，醫師也建議應該要盡可能多站，就算是在久坐期間，也應該每45分鐘站起來一會：Miller, K.J., et al., *Comparative effectiveness of three exercise types to treat clinical depression in older adults: A systematic review and network meta-analysis of randomised controlled trials.* Ageing Res Rev, 2020. 58: 100999.

Harris, T., et al., *Effect of pedometer-based walking interventions on long-term health outcomes: Prospective 4-year follow-up of two randomised controlled trials using routine primary care data.* PLoS Med., 2019. 16: e1002836.

GreyMatters. *Stand Up For Your Brain.* [2019 13 May 2021]; Available from: https://greymattersjournal.com/stand-up-for-your-brain/

Jung, J.-Y., H.-Y. Cho, and C.-K. Kang, *Brain activity during a working memory task in different postures: an EEG study.* Ergonomics, 2020. 63(11): p. 1359-1370.

這有助於把我們的生理系統「叫醒」：Maasakkers, C., Kenny R.A., et al., *Hemodynamic and structural brain measures in high and low sedentary older adults.* J. Cereb. Blood Flow Metab. 2021 Oct;41(10):2607-2616

既要有氧、也要重訓，就算需要長時間坐著，也要定時站起來活動活動：Davidsen, P.K., et al., *High responders to resistance exercise training demonstrate differential regulation of skeletal muscle microRNA expression.* J Appl Physiol (1985), 2011. 110(2): p. 309-17.

肌少症的概念在醫學上相對較新……這是一種進行性、全身性的老化肌肉疾病：Marzetti, E., et al., *Sarcopenia: an overview.* Aging Clin Exp Res, 2017. 29(1): p. 11-17.

Cruz-Jentoft, A.J., et al., *Sarcopenia: revised European consensus on definition and diagnosis.* Age Ageing, 2019. 48(1): p. 16-31.

Vellas, B., et al., *Implications of ICD-10 for Sarcopenia Clinical Practice and Clinical Trials: Report by the International Conference on Frailty and Sarcopenia Research Task Force.* J Frailty Aging, 2018. 7(1): p. 2-9.

由於肌肉量減少，我們每10年就會流失15%的肌力：McLean, R.R. and D.P. Kiel, *Developing Consensus Criteria for Sarcopenia: An Update.* J Bone Miner Res, 2015. 30(4): p. 588-592.

Limpawattana, P., P. Kotruchin, and C. Pongchaiyakul, *Sarcopenia in Asia.* Osteoporosis Sarcopenia, 2015. 1.

關於肌少症的常見程度，各家研究提出的數字各不相同，但有些估計70歲以上民眾有高達三分之二患有肌少症：Nascimento, C.M., et al., *Sarcopenia, frailty and their prevention by exercise.* Free Radic Biol Med, 2019. 132: p. 42-49.

Siparsky, P.N., D.T. Kirkendall, and W.E. Garrett, Jr., *Muscle changes in aging: understanding sarcopenia.* Sports Health, 2014. 6(1): p. 36-40.

要是你哪天得了重感冒，得在床上躺個幾天，也別忘了一定要在床上努力維持肌肉活動：Morley, J.E., *Frailty and Sarcopenia: The New Geriatric Giants.* Rev Invest Clin, 2016. 68(2): p. 59-67.

Frederiksen, H., et al., *Hand grip strength: a phenotype suitable for identifying genetic variants affecting mid- and late-life physical functioning.* Genet Epidemiol, 2002. 23(2): p. 110-22.

Marzetti, E., et al., *Sarcopenia: an overview.*

Nascimento, C.M., et al., *Sarcopenia, frailty and their prevention by exercise*

Kalinkovich, A. and G. Livshits, *Sarcopenic obesity or obese sarcopenia: A cross talk between age-associated adipose tissue and skeletal muscle inflammation as a main mechanism of the pathogenesis.* Ageing Res Rev, 2017. 35: p. 200-221.

雖然有氧運動絕對必要，但從中年開始，還得再加上額外的抗阻力運動：Fragala, M.S., et al., *Resistance Training for Older Adults: Position Statement From the National Strength and Conditioning Association.* J Strength Cond Res, 2019. 33(8): p. 2019-2052.

肌肉量的流失常常是漸進的：Melton, L.J., 3rd, et al., *Epidemiology of sarcopenia.* J Am Geriatr Soc, 2000. 48(6): p. 625-30.

從小就一直運動的人，確實有優勢：Gallagher, D., et al., *Appendicular skeletal muscle mass: effects of age, gender, and ethnicity.* J Appl Physiol (1985), 1997. 83(1): p. 229-39.

Janssen, I., et al., *Skeletal muscle mass and distribution in 468 men and women aged 18-88 yr.* J Appl Physiol (1985), 2000. 89(1): p. 81-8.

Frontera, W.R., et al., *Aging of skeletal muscle: a 12-yr longitudinal study.* J Appl Physiol (1985), 2000. 88(4): p. 1321-6.

Goodpaster, B.H., et al., *The loss of skeletal muscle strength, mass, and quality in older adults: the health, aging and body composition study.* J Gerontol A Biol Sci Med Sci, 2006. 61(10): p. 1059-64.

抗阻力運動能夠減輕老化對骨骼肌神經與骨骼肌本身的影響：Fragala, M.S., et al., *Resistance Training for Older Adults.*

At a cellular level, oxidative stress is improved: Johnston, A.P., M. De Lisio, and G. Parise, *Resistance training, sarcopenia, and the mitochondrial theory of aging.* Appl Physiol Nutr Metab, 2008. 33(1): p. 191-9.

運動計畫應該要量身打造、並且分階段進行……就算一時暫停（幾乎人人都難免），也請盡快重新開始：McGrath, R.P., et al., *Muscle Strength Is Protective Against Osteoporosis in an Ethnically Diverse Sample of Adults.* J Strength Cond Res, 2017. 31(9): p. 2586-2589.

McLean, R.R., et al., *Criteria for clinically relevant weakness and low lean mass and their longitudinal association with incident mobility impairment and mortality: the foundation for the National Institutes of Health (FNIH) sarcopenia project.* J Gerontol A Biol Sci Med Sci, 2014. 69(5): p. 576-583.

Peterson, M.D., et al., *Muscle Weakness Thresholds for Prediction of Diabetes in Adults.* Sports Med, 2016. 46(5): p. 619-28.

Dalsky, G.P., et al., *Weight-bearing exercise training and lumbar bone mineral content in postmenopausal women.* Ann Intern Med, 1988. 108(6): p. 824-8.

Nelson, M.E., et al., *Effects of high-intensity strength training on multiple risk factors for osteoporotic fractures. A randomized controlled trial.* JAMA, 1994. 272(24): p. 1909-14.

Westcott, W.L., *Resistance training is medicine: effects of strength training on health.* Curr Sports Med Rep, 2012. 11(4): p. 209-16.

Shaw, C.S., J. Clark, and A.J. Wagenmakers, *The effect of exercise and nutrition on intramuscular fat metabolism and insulin sensitivity.* Annu Rev Nutr, 2010. 30: p. 13-34.

Bweir, S., et al., *Resistance exercise training lowers HbA1c more than aerobic training in adults with type 2 diabetes.* Diabetol Metab Syndr, 2009. 1: 27.

在美國，75歲以上成人只有8%會把鍛鍊肌肉與阻力訓練當成休閒的一部分：National Center for Health Statistics (NCHS), *National Health Interview Survey, 2015.* 2016, Centers for Disease Control and Prevention (CDC): Hyattsville, Maryland.

已知會妨礙參與這些運動的因素，包括有恐懼、健康問題、疼痛、疲勞、缺乏社會支持：Burton, E., et al., *Motivators and Barriers for Older People Participating in Resistance Training: A Systematic Review.* J Aging Phys Act, 2017. 25(2): p. 311-324.

真心建議可以開始做些抗阻力運動，好預防或減輕肌少症的發生：Bunout, B., et al., *Effects of nutritional supplementation and resistance training on muscle strength in free living elders. Results of one year follow.* J Nutr Health Aging, 2004. 8(2): p. 68-75.

Pahor, M., et al., *Effects of a physical activity intervention on measures of physical performance: Results of the lifestyle interventions and independence for Elders Pilot (LIFE-P) study.* J Gerontol A Biol Sci Med Sci, 2006. 61(11): p. 1157-65.

Latham, N.K., et al., *Effect of a home-based exercise program on functional recovery following rehabilitation after hip fracture: a randomized clinical trial.* JAMA, 2014. 311(7): p. 700-8.

就算到了90歲以上，依然可以做抗阻力運動，而且有益於體能及整體的幸福感：Papa, E.V., X. Dong, and M. Hassan, *Resistance training for activity limitations in older adults with skeletal muscle function deficits: a systematic review.* Clin Interv Aging, 2017. 12: p. 955-961.

除了要開始做抗阻力運動，也應該用蛋白質補充品做為輔助：Kimball, S.R. and L.S. Jefferson, *Control of protein synthesis by amino acid availability.* Curr Opin Clin Nutr Metab Care, 2002. 5(1): p. 63-7.

Dardevet, D., et al., *Stimulation of in vitro rat muscle protein synthesis by leucine decreases with age.* J Nutr, 2000. 130(11): p. 2630-5.

Hasten, D.L., et al., *Resistance exercise acutely increases MHC and mixed muscle protein synthesis rates in 78-84 and 23-32 yr olds.* Am J Physiol Endocrinol Metab, 2000. 278(4): p. E620-6.

Balagopal, P., et al., *Effects of aging on in vivo synthesis of skeletal muscle myosin heavy-chain and sarcoplasmic protein in humans.* Am J Physiol, 1997. 273(4): p. E790-800.

如果每日服用乳清蛋白（重要成分為白胺酸）與維生素D，三個月後的肌肉量與肌力都有顯著提升：Robinson, S., C. Cooper, and A. Aihie Sayer, *Nutrition and Sarcopenia: A Review of the Evidence and Implications for Preventive Strategies.* J Aging Res, 2012. 2012: 510801.

Tessier, A.J. and S. Chevalier, *An Update on Protein, Leucine, Omega-3 Fatty Acids, and Vitamin D in the Prevention and Treatment of Sarcopenia and Functional Decline.*

動物與人體實驗研究顯示，維生素E有利於形成新的肌肉、提升肌力：Chung, E., et al., *Potential roles of vitamin E in age-related changes in skeletal muscle health.* Nutr Res, 2018. 49: p. 23-36.

誌謝

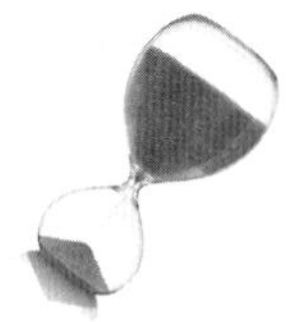

我想感謝以下這些人：

感謝先生 Gary 充滿耐心與遠見，感謝兩個兒子 Redmond Traynor 與 Pearse Traynor 協助編輯。感謝 Pearse 一直深入各項事實，也提供二十來歲年輕人的意見回饋。感謝 Kate、Paula、Grace，我們姊妹在我的寫作過程，有太多的歡笑與淚水。

感謝我最出色的 TILDA 研究團隊，我們在過去十五年，合作無間。感謝 Silvin Knight 博士處理幾張圖表，感謝 Cathal McCrory 博士修改 TILDA 的試驗，也要感謝 Deirdre O'Connor 與 Eleanor Gaffney 給這本書的行政支援。

感謝 TILDA 的參與者，慷慨投入大把時間，共同推動了一項偉大的研究，讓我們得以更瞭解老化的過程，協助改變全球的政策與實務。

感謝 Daniel McCaughey 在學醫過程中，還為我提供文獻檢索與資料審查的大力協助；感謝我慈愛的導師 Richard Sutton 與 Davis Coakley 兩位教授。

感謝與我已經合作長達十五年的祕書 Helen Fitzpatrick，她的耐心、智慧與努力，協助了我完成這本書。

還要感謝我的作家經紀人 Bill Hamilton 以及 Bonnier 的優秀團隊，我和這些人的合作非常愉快。

我在醫界的日子令我深感榮幸，至今仍然熱愛每一分鐘。還要感謝所有病人願意向我分享你們的生活與經驗，是你們讓我的生活視野變得更寬。

圖片出處

第22頁的長條圖，引自：Belsky, D.W., Caspi, A., Houts, R., Cohen, H.J., Corcoran, D.L., Danese, A., Harrington, H., Israel, S., Levine, M.E., Schaefer, J.D. and Sugden, K, *Quantification of biological aging in young adults*. PNAS 112(30); issued July 28th 2015 page 4105, Figure 2

第41頁的修女照片，由School Sisters of Notre Dame North American Archives, Milwaukee, Wisconsin提供。

第59頁的染色體圖示，由123rf.com提供。

第122頁的人類頭部與腦部圖示，由123rf.com提供。

第161頁的細胞圖示，由123rf.com提供。

第191頁的老化猴子照片。引用經American Association for the Advancement of Science許可，引自*Science*學術期刊。

科學天地 191

拒絕變老
讓人更長壽、更健康的新科學

Age Proof
The New Science of Living a Longer and Healthier Life

原著 — 蘿絲・坎尼（Rose Anne Kenny）
譯者 — 林俊宏
科學天地叢書顧問群 — 林和、牟中原、李國偉、周成功

總編輯 — 吳佩穎
編輯顧問暨責任編輯 — 林榮崧
封面設計暨美術排版 — 江儀玲

出版者 — 遠見天下文化出版股份有限公司
創辦人 — 高希均、王力行
遠見・天下文化 事業群榮譽董事長 — 高希均
遠見・天下文化 事業群董事長 — 王力行
天下文化社長 — 林天來
國際事務開發部兼版權中心總監 — 潘欣
法律顧問 — 理律法律事務所陳長文律師
著作權顧問 — 魏啟翔律師
社址 — 台北市 104 松江路 93 巷 1 號 2 樓
讀者服務專線 — 02-2662-0012 ｜ 傳真 — 02-2662-0007, 02-2662-0009
電子郵件信箱 — cwpc@cwgv.com.tw
直接郵撥帳號 — 1326703-6 號 遠見天下文化出版股份有限公司
製版廠 — 東豪印刷事業有限公司
印刷廠 — 柏皓彩色印刷有限公司
裝訂廠 — 聿成裝訂股份有限公司
登記證 — 局版台業字第 2517 號
總經銷 — 大和書報圖書股份有限公司 電話／ 02-8990-2588
出版日期 — 2024 年 1 月 25 日第一版第 1 次印行

國家圖書館出版品預行編目(CIP)資料

拒絕變老：讓人更長壽、更健康的新科學/蘿絲.坎尼(Rose Anne Kenny)著；林俊宏譯. -- 第一版. -- 臺北市：遠見天下文化出版股份有限公司, 2024.01
面； 公分. -- (科學天地；191)
譯自：Age proof : the new science of living a longer and healthier life.
ISBN 978-626-355-624-9(平裝)

1.CST: 長生法 2.CST: 健康法

411.18 112022687

定價 — NT550 元
書號 — BWS191
ISBN — 9786263556249 ｜ EISBN — 9786263556218（EPUB）；9786263556201（PDF）
天下文化書坊 — http://www.bookzone.com.tw

天下文化
BELIEVE IN READING